U0266923

射波刀肿瘤治疗新技术

主　　编　段学章　　何卫平　　李文刚

副主编　张　弢　　张爱民　　孙　静

编　　委　（按姓氏笔画排序）

丁俊强　　万芝清　　王　卉　　王　权

王　佳　　王东方　　车金萍　　刘丽英

孙　静　　孙永先　　孙颖哲　　杜玉娟

李　延　　李　欢　　李　栋　　李文刚

杨　晓　　杨远游　　肖崇娟　　何卫平

张　丹　　张　弢　　张军华　　张爱民

陆浩然　　范毓泽　　欧阳灿　　郑　利

段学章　　袁庆中　　徐慧军　　郭　冰

唐子淋　　常小云　　梁　燕　　韩　萍

温　珂　　薛　慧

学术秘书　孙　静（兼）

科学出版社

北京

内 容 简 介

　　射波刀是主要用于肿瘤的一种图像引导放射治疗的治疗模式，对一些不能耐受手术治疗或化疗，或手术后复发的情况均可以取得很好的疗效，对部分肿瘤甚至可以达到根治性效果。本书基础部分讲解了射波刀治疗原理、治疗流程、物理质量控制及立体定向放射治疗新设备、新技术等，各论部分阐述了射波刀治疗部分恶性肿瘤的方法，包括肝脏恶性肿瘤、肺部恶性肿瘤、胰腺癌、前列腺癌、脑部肿瘤、骨继发性恶性肿瘤、肾脏恶性肿瘤等。每种治疗包括治疗适应证、禁忌证、具体治疗方案、操作步骤、注意事项、不良反应及应对措施，并精选典型病例加以解析。病例提供病情分析及临床各项检查资料，并将治疗前后的检查加以对比。

　　本书内容丰富、实用性强，适合于临床肿瘤科医师、内科医师、外科医师及相关专业人员参考阅读。

图书在版编目（CIP）数据

射波刀肿瘤治疗新技术 / 段学章，何卫平，李文刚主编 .—北京：科学出版社，2019.11

ISBN 978-7-03-063129-9

Ⅰ . ①射… Ⅱ . ①段… ②何… ③李… Ⅲ . ①肿瘤－放射治疗学 Ⅳ . ① R730.55

中国版本图书馆 CIP 数据核字（2019）第 243749 号

责任编辑：马　莉 / 责任校对：张林红
责任印制：赵　博 / 封面设计：龙　岩

版权所有，违者必究，未经本社许可，数字图书馆不得使用

科 学 出 版 社 出版
北京东黄城根北街 16 号
邮政编码：100717
http://www.sciencep.com

保定市中画美凯印刷有限公司 印刷
科学出版社发行　各地新华书店经销
*

2019 年 11 月第 一 版　开本：889×1194　1/32
2019 年 11 月第一次印刷　印张：12 1/8
字数：320 000

定价：66.00 元
（如有印装质量问题，我社负责调换）

前　言

威胁人类健康的疾病谱一直在发生着动态的变化。20世纪以前，传染病一直是威胁人类健康的主要元凶，随着疫苗的普及、新型抗生素和抗病毒药物的推陈出新，炭疽、鼠疫等细菌性疾病和艾滋病、慢性病毒性肝炎等病毒性疾病得到了有效的管控。非感染性慢性病如糖尿病、高血压、冠心病等患者也能通过生活方式的改变和有效的药物治疗而获得健康的生活。但肿瘤仍是威胁人类健康的主要病种之一，攻克肿瘤目前成为医学科学家和临床医师要攀登的下一个高峰。

"工欲善其事，必先利其器"，作为肿瘤治疗三大手段之一的放射治疗，与外科、内科治疗一同在肿瘤治疗中具有重要的地位。作为放射治疗利器之一，射波刀作为图像引导放射治疗的治疗模式，以其特有的大分割和呼吸追踪等特点而具有不可比拟的优势。射波刀不仅可作为部分肿瘤的根治性治疗手段，如肺癌、肝癌、前列腺癌和孤立性浆细胞瘤等，同样也可作为肿瘤综合治疗方案中的重要一环。对于某些良性疾病，如三叉神经痛、脑动静脉畸形等，射波刀也是很好的治疗手段。

解放军总医院第五医学中心，即原解放军第302医院，从2012年开始先后开展第四代射波刀（G4）和第五代射波刀（VSI）治疗，治疗范围包括肺癌、肝癌、胰腺癌、前列腺癌和神经系统肿瘤等全身肿瘤，取得了较好的疗效。许多不能手术的患者、不能耐受化疗的患者或手术后复发的患者接受治疗后均获得了很好的疗效。尤其针对肝脏肿瘤，解放军总医院第五医学中心每年的治疗例数达到1000例左右，是目前国内乃至全球治疗例数最多的机构，治疗范围包含了小肝癌、大肝癌、巨块型肝癌、肝癌合并门静脉癌栓、肝癌手术或消融后复发、肝癌移植前的过渡和降期治疗等。

我们总结射波刀治疗肿瘤的多年临床实践经验，结合国内外的文献资料，撰写了本专著，希望能够帮助外科医师、肿瘤内科医师了解放射治疗专业知识，希望放射治疗科医师在制订肿瘤放射治疗方案时有所参考。今年开始，许多医院即将引进和开展射波刀治疗技术，希望能给相关工作人员提供帮助。同时，也希望接受射波刀治疗的患者及其家人，通过阅读本书，能够了解射波刀相关医学知识，以便配合医师更好地选择治疗方案。

限于我们医学知识和水平的不足，以及目前医学知识的迅猛发展，本书包含的内容可能还不全面，衷心希望专家学者和各位读者提出宝贵意见。

段学章

2019年11月

目　　录

【基础部分】

【各　　论】

【基础部分】

第一章

放射外科的概念与发展

近年来，放射治疗领域有两项不断发展并颇受赞誉的治疗技术：立体定向放射外科（stereotactic radiosurgery，SRS）和立体定向放射治疗（stereotactic radiotherapy，SRT），这两项技术均对肿瘤治疗贡献卓著，首先在神经肿瘤学领域开展，其后逐渐扩展到全身肿瘤的治疗。

1949年，Leksell首先提出放射外科（radiosurgery）的理论，设想利用立体定向技术，使用大剂量的高能质子束一次性摧毁靶点的组织。此后，该理论经过不断的临床实践逐渐发展为一门学科——立体定向放射外科（SRS）。该学科根据立体定向原理，将颅内的正常组织或病变组织选择为靶点（称为颅内靶点），一次性地将大剂量窄束电离辐射精确地聚焦于靶点，使之产生局灶性破坏而达到治疗疾病的目的。随着技术和设备的不断发展，一些学者将SRS的概念进行了进一步的完善，SRS是指将高能射线高度聚焦于颅内某一局限性靶区的单次照射，使之发生放射性反应，而靶区外组织因剂量迅速跌落而免受累及，从而在其边缘形成如刀割一样的界面，达到类似外科手术的效果。该方法不同于外科手术，也不同于常规放射治疗及近距离治疗。SRS是一种单次放射治疗过程，该治疗通过非共面、非等中心照射方式，利用立体定位和窄束多射束照射相结合来治疗颅内病灶，现已扩展到颅外病灶。相同的过程，当用于颅内多次照射时称为SRT，当用于体部时称为体部立体定向放射治疗（stereotactic body radiotherapy，SBRT）。立体定向照射的主要特点是，采用多射束（固定方向和非固定方向）、多弧照射（离散和连续）等聚焦技术在立体空间中以等中心、非等中心、共面、非共面等方式，将预设的处方剂量高精度投照到空间立体精确定位的病变靶区。立体定向技术包括三维图像的立体定位和立体方向的入射，要求靶区得到高剂量照射的同时尽可能地减少正常组织受量，由于剂量高度适形，因此立体定向放射治疗设备具有严格的质量保证与质量控制（QA/QC），并保持很高的精度和安全性。几十年来，4000多份出版文献已证实了 SRS 治疗良性和恶性病灶及功能紊乱的临床有效性。SBRT 的放射生物学原理与 SRS 的原理类似，即在相对短的总治疗时间内分几次施加大剂量治疗以产生更有效的生物学效应。

考古学家已经从穴居人颅骨发现了证据，证明人类的医疗实践至少可以追溯至 36 000 年前。值得注意的是，已知的神经外科手术起源至少可追溯至 5500 年前，这是目前已知的最古老的人类手术。环钻术（开颅切割的做法）在全球多个文明古国的骨骼残骸中都有发现，但其实践原因仍是未解之谜。从这些原始的根源中衍生出颅相学这一伪科学，它试图将颅骨隆凸与智力和性格联系在一起。这种流行的文化现象导致真正的脑电图出现，从中发现了人脑的不同区域与不同的技能和能力相关联，而在形态学上人与人之间的变化不大。SRS 及其进化产物——SRT，已经对神经外科、放射肿瘤学及最近的肿瘤外科等领域产生了巨大而深远的影响。而从起源上讲，SRS 的概念开始于斯德哥尔摩的一个小地方，然后从立体定向神经外科的相关领域演变而来。早期的伽马刀系统结合了立体定向技术，兼具质子放射外科的极窄射束，同时具有由 Harold Johns 等在加拿大发明的钴-60（^{60}Co）远距离放射治疗设备的紧凑性和经济性。

1951 年，Lars Leksell 创建了放射外科，并迅速从 X 射线技术发展至质子治疗。颅内放射外科随着技术的逐步改善得到了迅速发展。John Lawrence（回旋加速器发明者 E. O. Lawrence 的兄弟）和 Cornelius Tobias 于 1954 年在加利福尼亚的 Lawrence Berkeley 国家实验室先于 Leksell 开展粒子束治疗。这些临床医师扩大了放射外科的概念，其中包括了轻离子带电粒子束等，其中有一些为之前从未被实践过的新领域。Leksell 和他的同事——物理学家 Borje Larsson 积极探索和创新，发明了具有划时代意义的 SRS 治疗设备，即在1967年发明的 Leksell 伽马刀单元（现在的伽马刀，Gamma Knife）。此后，伽马刀的全球推广和高能物理研究中心的轻离子束临床应用的成功，以及20世纪80年代中期人们积极地对直线加速器进行巧妙的改造，使其也用来开展 SRT。经过约10年的发展，新的专用直线加速器，如 Accuray 公司的射波刀（Cyber knife）及 Varian 和 Brainlab 研发的诺力刀投入临床使用。许多以前难以控制的病灶，现在均可以通过采用放射外科治疗和 SRT 得到更好的控制。

所有大胆创新的新领域都要在遭遇一些成长的痛苦后才能繁荣发展起来。世界各地的放射外科研究小组在控制肿瘤生长和过于激进治疗之间寻求最佳平衡时，不可避免地出现错误及发生事故。美国核管理委员会在对1987～1999年批准的伽马刀用户的上报数据（Goetsch，2002）进行核查后，在报告中呼吁关注15种治疗过程中的"管理失当"。所有这些事故发生的原因在于，使用早期的 Leksell U 型、B 型和 B2 型伽马刀的中心均没有自动校验或记录验证系统。而大多数的治疗误差源于手动设置 Y 轴和 Z 轴坐标时的坐标转换或位置错误，以及治疗时照错了患者，当然这些问题在目前仍然存在，虽然没有完全解决，但已经引起了人们足够的重视。Goetsch 等对带有自动摆位系统（APS）的新型 4C 型伽马刀使用结果的分析表明，尽管新系统不能消除所有可能的误差，但所有的人为误差几乎可以完全避免。

提高质量保证和质量改进已经成为整个放射外科60多年历史的持续性主题，包括美国医学物理师学会（AAPM）第一个关于 SRS 的报道（Schell 等，1995）。《关于立体定向放射外科质量改进的共同声明》由美国放射治疗及肿瘤学会（ASTRO）和美国神经外科医师协会（AANS）针对立体定向放射外科共同撰写。由22位著名神经外科医师、放射肿瘤学家和放射治疗物理师共同撰写的联合报告，*Consensus statement on stereotactic radiosurgery quality improvement* 于1994年1月发表在《国际放射肿瘤学-生物学-物理学杂志》（红皮杂志）和《国际放射神经外科学杂志》上（Larson等，1993）。2007年2月，在得克萨斯州的达拉斯市，AAPM、ASTRO和美国国家癌症研究所共同举办了一场题为"放射治疗的质量保证：先进技术的挑战"的特殊研讨会，所有接收论文均于2008年发表在《国际放射肿瘤学-生物学-物理学杂志》的特刊上。此次研讨会，有4篇论文涉及质量保证，分别针对直线加速器和伽马刀放射外科（Goetsch等，2008）、SBRT（Galvin和Bednarz，2008）、射波刀（Dieterich和Pawlicki，2008）和无框架立体定向颅内及颅外低分割放射治疗（hypofractionated radiation therapy）（Solberg等，2008）。另外两个AAPM任务组也先后发布了机器人放射外科的SBRT（Benedict等，2010）和质量保证的报告（Dieterich等，2011）。针对实施SBRT建议的操作指南在2010年由ASTRO和美国放射学会联合发表（Potters等，2010）。一些国家新闻媒体对放射治疗事故和剂量过量时有报道，SRS和放射治疗的安全性仍然是调查和强调的重点。显然，物理师、放射治疗医师、剂量师、放射治疗技师等人员的知识全面性、综合技术储备和专业技术领域的水平影响着SRS或SRT的技术水平、质量和安全性，医师和物理师的有效沟通、高质量的质量保证和流程质量控制是非常必要的，当然SRS或SRT的成功开展也需要医院的大力支持。

将光子束高度适形地、精准地照射颅内深处或颅外靶区的技术挑战，到21世纪初在很大程度上得到了解决，目前剩下的问题主要有照射的质量保证、每日影像引导、肿瘤的实时追踪、肿瘤体积的形变及更好地理解个体肿瘤的生物学反应与正常组织耐受等。20世纪80年代中期，Lawrence Berkeley重离子实验室引入了剂量体积直方图（DVH）的概念，并且直到多排CT计划和三维治疗计划系统出现后才在传统放射治疗中广泛使用（Austin Seymour等，1986）。类似DVH和Paddick适形指数（Paddick，2000）的计划评估工具允许临床人员在实施放射外科治疗之前，根据已发表文献和他们自己内部经验来评估治疗方案的合理性和安全性。

电子射野成像系统，尤其是使用平板电子设备的电子射野成像系统，大概在1991年开始被引入到放射治疗中（Boyer，1992）。电子成像与胶片暗盒相比，优势是显而易见的，这些影像可立即使用并且可进行数字增强以提供更好的对比度。专门的设备，如诺力刀、射波刀和螺旋断层设备，被设计为与每日机载成像设备一同使用（Yang等，1997）。

William Beaumont医院的Jaffray等报道的在另一台Elekta SL-20直线加速器上装载锥形束计算机断层扫描（Cone-Beam Computed Tomography，CBCT），是另一个重大突破（Jaffray等，2002）。这台设备使放射治疗人员能够获取与CT模拟时类型相同的图像，尽管分辨率较低。图像可以并排比较或使用"缩放"技术相叠加。这是一个重大创新，尤其是对SBRT来说。目前，通过监测体内植入的金标图像允许每日检查运动器官（如肝、肺、前列腺）的在线三维位置。Princess Margaret医院的Douglas Moseley、David Jaffray等报道了利用CBCT进行金标定位，可以达到亚毫米精度和准确度（Moseley，2007）。

体部立体定向放射治疗（stereotactic body radiotherapy，SBRT），有时也被称为立体定向消融治疗（stereotactic ablative therapy，SABR），针对先前的难治性病灶取得了更好的疗效（Brown等，2010）。大胆的新型治疗方案，如采用10Gy×5F或18Gy×3F的分割方式治疗患者，都显示出较好的疗效，如原发性肺癌的2年局部控制率达到了90%（Olsen等，2011）。技术和治疗模式不断进步，促使放射治疗的教科书每年更新，一些指导性的报告也要不断更新。

SBRT对因各种原因不能手术切除的早期肺癌的疗效已得到人们的认可。以此为基础，SBRT的治疗应用领域不断拓展，包括肺癌之外的其他肿瘤治疗。目前为止，SBRT治疗原发性前列腺癌、胰腺癌和肝癌都取得了令人鼓舞的结果（Mahadevan等，

2010）。对于局限性脊柱、肺或肝转移的患者，长期局部控制率可达到90%甚至更高（Rusthoven等，2009）。通过更大规模的临床试验及更长时间的随访，进一步明确患者的选择标准、治疗技术和分割方式。此外，对于医师来说，先进技术的成本效益也是相当敏感的问题，显然SBRT和其他低分割放射治疗的主要优势在于缩短治疗周期，增加局部控制率，提高治疗获益，与此同时还有助于降低治疗成本。

· SRS和SRT的前景光明，非创伤性治疗相比住院和门诊的手术治疗，都有巨大优势。

（徐慧军）

第一节　射波刀系统简介

一、射波刀的发展历程

射波刀全称为射波刀立体定向放射外科治疗系统（Cyber knife robotic radiosurgery system），是神经外科医师John R. Adler教授在其同事Lars Leksell提出的放射外科手术概念及其发明的伽马刀的基础上，于1987年研发成功并应用于全身实体肿瘤放射治疗的无创放射外科手术治疗系统。经美国食品药品监督管理局（FDA）批准，射波刀于1999年上市，2001年治疗范围推广至可用于颅内、肝、肺等全身各部位实体肿瘤，2004年射波刀实现了新的追踪方式——呼吸追踪，它可以在治疗过程中实时追踪同时进行六维修正，解决了现代放射治疗的难题——患者摆位精度和重复性及器官运动带来的误差，开创了立体定向放射外科的精准放射治疗新时代。

二、射波刀的基本结构

射波刀作为一种新型立体定向放射治疗设备具有无创定位、影像引导、实时追踪等功能，其主要由直线加速器系统

（LINAC）、影像引导系统（TLS）、靶区追踪系统、机械臂系统、数据管理系统（CDMS）、治疗计划系统（MultiPlan）等组成。

（一）直线加速器系统

射波刀配备的加速器为紧凑型直线加速器，可产生6MV的X射线，剂量率为800cGy/min（G4）、1000cGy/min（VSI和M6），配备固定式圆形准直器（标配）、Iris 12边形可变式准直器（G4、VSI和M6）和多叶准直器（M6）；固定式圆形准直器尺寸为5mm、7.5mm、10mm、12.5mm、15mm、20mm、25mm、30mm、35mm、40mm、50mm、60mm，通过机械臂切换；Iris可变式准直器尺寸为7.5mm、10mm、12.5mm、15mm、20mm、25mm、30mm、35mm、40mm、50mm、60mm，可自由切换；新一代M6的多叶准直器（MLC）共52个叶片，最大射野为11.5cm×10cm。

（二）影像引导系统

影像引导系统由治疗床两侧上方的2个千伏级X射线源和内嵌在地面的非晶硅探测器构成；治疗时X射线源发出相互正交的射线穿过人体经探测器接收成像，重建后与患者CT定位影像（DRR）对比，从而引导患者摆位。

（三）靶区追踪系统

射波刀有六维颅骨追踪、脊柱追踪、肺追踪、金标追踪和同步呼吸追踪5种追踪方式，分别通过追踪颅骨、脊柱、肺部肿瘤及植入体内的金属标志物等来照射靶区；其中同步呼吸追踪是利用植入体内的金属标志物和体表呼吸运动之间建立的呼吸模型，引导机械臂同步追踪肿瘤，实现四维照射。

（四）机械臂系统

射波刀配备德国（KUKA）6轴机械臂，在特定的路径（防止碰撞）中驱动加速器到达准确的治疗节点，使直线加速器的射线入射方向更多，角度更灵活；相同路径下不同治疗位置、不同射波刀配置（影像板位置、治疗床和机械臂的相对位置、治疗床类型等）的节点不同，国内射波刀的节点数基本如下：头部130个，体部117个，前列腺114个；不同的计划设计，其射束方向也不同，等中心计划最大32个节点，每个节点133个射束，共4256个射束；非等中心计划在适形优化中最大射束为1200个，在顺序优化中射束数量由准直器数量决定，1个准直器2000个射束，3个准直器3000个射束，12个准直器6000个射束。

（五）数据管理系统

CDMS进行患者的数据信息备份、导入、导出、储存和计划管理。

（六）治疗计划系统

治疗计划系统用于影像加载和融合、靶区和器官勾画、计划设计、授权和评估。

三、射波刀的治疗原理

射波刀的治疗原理是利用高能X射线，在球形立体空间中非共面聚焦照射肿瘤，从而杀死肿瘤。射波刀的非共面照射方式分为等中心照射和非等中心照射，对于类似球形的靶区，可采用等中心照射，射束聚焦于靶区几何中心形成陡峭的剂量梯度；对于不规则的靶区，可采用非等中心照射，根据靶区形状调整射束分布，从而达到良好的靶区适形度。射波刀治疗患者时，应用体模固定患者后，一对与水平面成45°的X射线机发出X射线穿过人体，经地面的平板探测器采集所得影像，重建后与患者治疗前数字重建放射影像（digitally reconstructured radiograph，DRR）进行配准来引导摆位，借5种追踪方式（六维颅骨追踪、脊柱追踪、金标追踪、呼吸追踪、肺追踪）来照射靶区，并通过KUKA机械臂进行实时六维修正，使其综合误差小于0.95mm，从而实现精准放射治疗；其区别于常规加速器的低分割、共面照射方式，采用非共面聚焦照射，同时大幅减少治疗次数，提高单次剂量的方式治疗患者，减少了住院时间，为患者提供了更多的治疗选择。

（丁俊强）

第二节 射波刀治疗流程及其质量控制

射波刀治疗主要包括金标植入、体位固定、CT/MRI定位、靶区勾画、计划设计、治疗执行等环节。为了保证射波刀治疗的安全与精确，更好地衔接治疗中的每个环节，需要通过一套合理可行的流程质量控制方案来保证每个环节的质量。

一、金标植入

金标（fiducial marker）是一种用于软组织的标记，标志物大多由纯金制成（也可由其他材料制成），用于高精度追踪照射软组织（如肝、胰腺、肾）中的肿瘤。金标植入术是一种微创手术，在CT或超声引导下利用穿刺针将金标植入到肿瘤内或肿瘤旁，如图1-1所示。

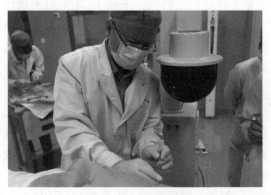

图1-1 金标植入术

二、体位固定器制作

为了确保CT/MRI定位时的体位与治疗时一致，需要利用体位固定器对患者进行固定。患者头颈部一般采用头架、头颈肩热塑膜固定，体部需真空袋固定（图1-2）。

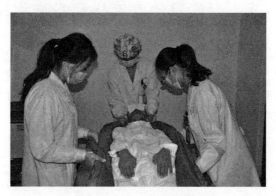

图1-2　为患者制作体位固定器

三、CT/MRI定位

患者固定于体位固定器内，平躺于CT/MRI平板床上，激光灯精确摆位后，利用CT/MRI获取患者的定位影像。该影像是按照特定成像条件精确、精细获取，主要用于靶区、危及器官等感兴趣器官的勾画及剂量计算、生成DRR影像。

（一）CT定位

定位影像分为基准影像和辅助影像，基准影像为CT平扫影像，辅助影像包括CT增强影像及MRI平扫与增强影像。满足扫描条件的影像才可被导入计划系统中进行准确计算。

CT定位（图1-3）扫描准则：①扫描前按不同部位靶区勾画需求，必要时患者应口服对比剂，以便临床医师勾画靶区时区分敏感器官；②扫描前对患者进行呼吸训练，嘱患者在保持平静呼

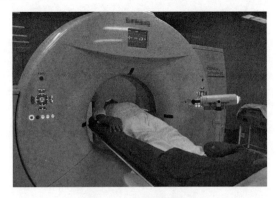

图1-3　CT模拟机定位

吸状态的基础上，按要求屏气后，进行扫描以获取影像；③机架角度为0°，垂直，居脊柱中线扫描；④扫描范围上下≥20cm，最多512层，水平位左右边界取最大扫描范围，包括患者横断面整个区域；⑤层厚≤1.5mm，连续，无间距，等厚度扫描，支持扫描后进行薄层重建；⑥管电压为120kV，管电流为400mAs或最大值；⑦CT增强影像只能作为辅助影像；⑧头颅定位扫描时除满足基本扫描要求外，同时要求扫描范围超出鼻尖和颅顶部1cm。

（二）MRI定位

MRI拥有良好的软组织分辨率，在中枢神经系统的定位中相较于CT优势更大，目前国内应用MRI进行放射治疗前定位的医院越来越多（图1-4）。

MRI定位扫描准则如下。

（1）去除患者身上的金属物品，严禁任何金属物品进入MRI机房。

（2）患者仰卧于体位固定器内，手臂置于身旁，体位固定器上加装线圈支架，线圈放于支架之上。

（3）机架角度为0°，垂直，居脊柱中线扫描。

（4）扫描范围上下≥20cm，最多512层，水平位取左右最大扫描范围，包括患者横断面的整个区域。

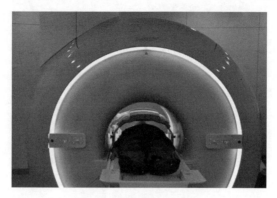

图1-4　MRI模拟机定位

（5）层厚≤3mm，连续，无间距，等厚度扫描［因MRI影像学参数的限制，采取1mm成像会导致影像的信噪比（SNR）较低，从而无法得到可用分辨率的影像］。

（6）采用呼吸触发的序列进行定位，患者在定位过程中处于平静呼吸状态（治疗前需训练患者呼吸）。

（7）MRI平扫和增强影像只能作为辅助影像。

（8）头颅定位扫描时除满足基本扫描要求外，同时要求扫描范围超出鼻尖和颅顶部1cm。

（9）MRI定位常用序列介绍（飞利浦Ingenia 3.0）

1）$T_2W\_TSE\_FB$ COR：冠状面T_2加权像，肝脏MR成像的基本序列。冠状位扫描有助于病变定位。由于多数肝细胞癌发生于肝硬化的基础上，肝内不同程度的纤维化和再生结节使肝组织信号不均，在T_2WI上可表现为各种不同信号。

2）T_2W_SPAIR Navi TRA：横断面T_2脂肪抑制成像配用呼吸触发导航技术，可有效抑制伪影。

3）$mDIXON\_pre\_W$ TRA、$mDIXON\_art$ dual TRA、$mDIXON\_portal$ TRA：动态增强扫描序列，可发现平扫不能发现的病变，有助于病变的定性诊断；采用水脂分离技术，一次采集2个回波，得到4个对比度的影像，IP（同相位图、T_1WI权重），OP（反相位图、T_1WI权重），Water（水图、脂肪抑制图、T_1WI

权重），Fat（脂肪图、水抑制图、T_1WI权重），作为辅助影像，可有效增加勾画靶区的精度。

四、靶区和正常器官勾画

定位影像传输至医师工作站，放射治疗医师将患者的CT平扫基准影像与辅助影像（增强CT、MRI、PET/CT）进行图像融合后，勾画出靶区和正常器官。经放射治疗专家讨论后，给予处方剂量。

五、计划设计

物理师按照要求，利用治疗计划系统进行计划设计和剂量计算。放射治疗专家评估和审核治疗计划后，授权为可执行计划（图1-5）。

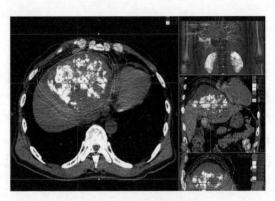

图1-5　治疗计划设计

六、治疗执行

患者自然平躺于体位固定器中，整个治疗过程无麻醉、无痛苦。患者在治疗过程中需要穿戴呼吸追踪背心，以获取体表动度数据。射波刀自动精确摆位和实时追踪靶区，机械手自动修正位置偏差，精确摧毁肿瘤（图1-6）。

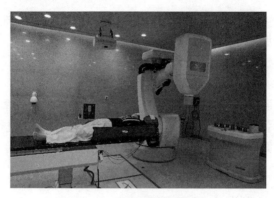

图1-6 射波刀精确治疗

（李 栋 李 延 王 佳）

第三节 金标植入术

一、金标介绍及植入方法介绍

射波刀治疗软组织的肿瘤时，没有可以追踪的骨性标志，在正交成像板上不能确定肿瘤的位置，也就不能实施高精度治疗。而金标追踪技术解决了传统放射治疗中无法对软组织部位肿瘤活动度进行把控的问题，从而避免生理运动和摆位误差大的影响，这也是立体定向放射外科治疗技术发展质的飞跃。所以金标植入成为射波刀治疗过程中一种非常必要和重要的技术方法。

（一）金标的概念与作用

金标（fiducial marker）是一种能够满足射波刀系统追踪算法和成像要求的金属标志物，所以金标的材质不只是黄金，也可以是不锈钢、钛合金，由于黄金是惰性金属，密度大，稳定性高，并且具有非常好的组织融合性，因此其应用较多。金标体积非常小，直径为0.6～0.8mm，长度为3～5mm，植入金标的规格必须满足追踪算法和成像的要求，否则会被错误识别并导致计算错误。

（二）金标植入术

金标植入术是一种经皮穿刺的微创手术，在医学影像设备的引导下，利用穿刺针将金标植入到肿瘤内或肿瘤附近。金标作为参照物，射波刀系统在治疗时可以通过金标追踪算法追踪金标位置进而精确地计算出肿瘤位置，其随肿瘤的动度而改变，尤其是胸部、腹部实质性脏器，从而减少误差，提高照射精度。

理想情况下，金标与靶区有稳定的几何关系，并与肿瘤的动度一致。在治疗前，一是利用金标实现引导摆位；二是通过建立金标的运动与体表运动的关联建立呼吸运动模型。治疗中，间隔一定的时间获取金标的位置并计算位置偏差以调整射束方向，同时更新呼吸运动模型。金标要准确地植入到指定位置，并要求金标在体内稳定，一般植入7～10日后执行射波刀治疗。植入的金标要符合植入原则，在追踪中才能够被精确追踪，金标和穿刺针如图1-7所示。使用3颗或更多金标（最多8颗）可显著提高照射精度。

1.金标植入原则

（1）两两金标之间的间距不小于2cm，由追踪算法而定。

（2）植入金标数量理想状态下推荐4～6颗，少于3颗只能

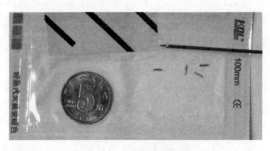

图1-7　金标和穿刺针

图中以5角硬币作为对照

计算3个平移偏差，3颗及以上可以计算六维偏差。针对肝脏肿瘤、肺部肿瘤、胰腺肿瘤、腹腔淋巴结转移等小病灶，如果考虑到患者安全，尽量避免气胸、高危部位局部出血等并发症，也可以植入1～2颗金标，在制订计划时予以修正。

（3）金标距离靶区的最大距离应小于5～6cm。距离较远，一是无法精确反映肿瘤的位置和动度，二是影响计划设计中射束的分布。

（4）金标在45°方向不能共线。射波刀的成像系统与水平面成45°，如果两颗金标在45°方向共线，则会在成像时重合到一点。

（5）金标两两连线的角度大于15°，由追踪算法而定。

（6）金标组应分布在20cm×20cm范围内，因在等中心处成像系统的扫描视野（FOV）是20cm×20cm。

2.金标植入术的常用方法　金标植入术在医学影像设备的引导下进行，现在国内应用较多的方式是在CT和B超引导下完成，但也有国外文献有报道但在国内应用很少的穿刺方式，包括数字减影X射线机透视、经支气管镜肺金标植入、超声内镜引导下胰腺内植入、经肝动脉造影金标植入等方式。结合笔者所在医院积累的经验对金标植入进行简述。

CT引导下进行金标植入曾被认为是唯一可行的植入方式，但随着超声成像定位精准技术的发展，B超引导下金标植入术也成为一种常见的植入方式。CT影像的组织分辨率较高，对比度好，可清晰地显示病变的大小、形态、位置及与周围邻近组织器官的关系，也可精确地确定入针的角度和深度。CT引导下金标植入术完成度比较高，CT可以结合患者的影像资料设计金标的空间结构，植入成功率达99%以上，但是CT在穿刺时不能实现实时动态观察血管、胆道、肠道等，因此，对于靠近血管、胆道、肠道等（胰腺、腹腔淋巴结等）部位的肿瘤具有一定的局限性。B超引导下进行金标植入术可以实时动态观察脏器的动度，在植入金标时可以直接避开血管、胆道、肠道等空腔脏器，减少了金标植入管道后游离的概率，同时也能避免针道经过空腔脏器导致大出血、胆汁外漏等情况，特别是针对门静脉高压或胆管梗阻性扩张的患者。B超引导下植入金标在金标空间设计方面不如CT引导下直观、清晰，因此，当病变部位植入金标达到3颗时，不好预估金标的空间位置，这两种常用的植入方式各有利弊。

3.CT引导下金标植入术的流程

（1）了解患者病史，明确病变部位及检验结果符合植入金标的标准，由医师告知术中风险并由患者或其家属签署知情同意书。

（2）应用医学影像设备辅助检查。

（3）结合医学影像阅片行金标植入术（图1-8）

1）术前准备：患者临床检验的各项指标都符合植入术要求。准备一次性手术包、一次性无菌手套、穿刺针（18G/15cm）、5ml注射器、利多卡因、穿刺引导仪。

2）体位选择：根据病灶的位置选择合适的体位，主要是规避危险的器官、注意患者的呼吸动度，若呼吸动度大，则术前一定让患者进行呼吸训练，将术中的风险降到最低。

3）CT扫描：在患者预植入金标部位贴上金属光栅（图1-8A），然后进行扫描，扫描范围在涵盖病灶的基础上，对上下范围适当外扩，获取图像用于医师进行穿刺点的选择。

4）穿刺点的选择：是术中至关重要的部分，是成功的关键，由手术医师在影像上选择适当的穿刺点，尽量选择肿瘤最大的层面与肋间隙对应处，选择距离病灶近的位置，记录穿刺点的入针深度及角度。主要避开危险器官、血管、骨性部位以防发生并发症和金标位置偏离预设位置的情况。由技师在患者体表标记穿刺点的位置（图1-8B）。

5）消毒、麻醉：执行常规消毒程序后进行局部麻醉，麻醉时可用手指按压确认穿刺点与周围骨性结构的关系，避开骨性位置进行麻醉，麻醉过程中要回抽以确保不将麻醉药注入血管，注意麻醉时针头的深度以避免损伤脏器（图1-8C）。

6）植入金标：将金标装入穿刺针内，在数字引导仪上设置入针角度，调整好穿刺针的入针深度，患者呼吸配合后将金标植入（图1-8D）。

7）再次进行CT扫描，观察金标植入的位置。

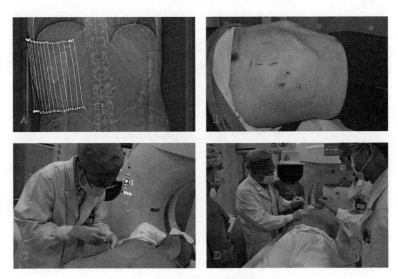

图1-8　CT引导下金标植入术

A.带有光栅的CT定位像；B.穿刺点的标记；C.麻醉过程；D.引导仪下进行穿刺

4.超声引导下金标植入术的流程

（1）术前准备：患者临床检验的各项指标都符合植入术要求。准备一次性手术包、一次性无菌手套、穿刺针（18G/15cm）、5ml注射器、2%盐酸利多卡因。

（2）体位选择：根据病灶的位置选择合适的体位，主要是规避危险的器官、注意患者的呼吸动度，若呼吸动度大，则术前一定让患者进行呼吸训练，将术中的风险降到最低。

（3）超声探查及定位：应用超声探查清楚肿大淋巴结，如胰腺、盆腔处肿大淋巴结等需植入金标的具体位置，进行体表定位。

（4）消毒、麻醉：执行常规消毒程序后进行麻醉，进行皮肤消毒，铺无菌巾，应用2ml 2%盐酸利多卡因进行局部皮肤麻醉。

（5）植入金标：穿刺针进至皮下，沿引导线迅速刺入病灶内或周围，经超声探查可见针尖是否到达预定位置，退针芯，沿管套用针芯依次推入金标，超声显示金标位于预设位置，退针芯，局部消毒，无菌纱布覆盖穿刺点处，按压至无出血，手术结束，观察患者无明显不适后，用轮椅或平车送患者回病房。

5. 金标植入术的禁忌证与注意事项

（1）禁忌证：未控制的高血压及心脏病、肝功能受损、肝脏肿及胆系感染、血小板低（<$50×10^9$/L）或者凝血功能差（凝血酶原活动度<60%），白细胞过低（<$1.5×10^9$/L）或者过高者，高热的患者慎穿。

（2）注意事项：穿刺点应选择避开血管、胆道和胃肠道等空腔脏器、危险器官、骨性部位的位置。

6. 术后常规　返回病房后，嘱患者卧床休息，常规应用止血药，监测血压，半小时1次，测4次后改为1小时1次，共监测6次。金标植入术后7日进行常规定位。

（张　丹　陆浩然）

二、金标植入的病例示范及术中的注意事项

在金标植入过程中，为保证手术顺利进行，每个环节都应避免发生差错，包括在CT定位影像上确定的穿刺角度，设定激光穿刺引导仪的激光线角度，在激光引导下进行穿刺时，操作医师和配合人员要确保植入坐标的准确性，双人核对，避免左右方向、穿刺深度等错误的发生。选取穿刺点时需满足金标追踪系统的要求，层间距要达到2cm以上，避免金标重叠或共线。如遇特殊情况则可选择同一层面平行植入2颗金标或垂直

层面上下植入，间距要超过2cm。植入后的金标影像如图1-9所示。

　　金标植入虽然是一种微创手术，但具有一定的手术风险，可能导致肺内、肝内出血等。因此穿刺位置和深度要确保准确，术后要严密观察。图1-10为1例金标植入术后肝内出血的案例。颜某某，男，79岁，CT提示"肝脏右后叶下段巨大占位性病灶"，于2012年9月12日植入6颗金标，术后2小时患者血压波动较

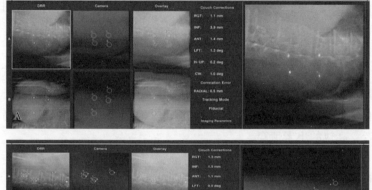
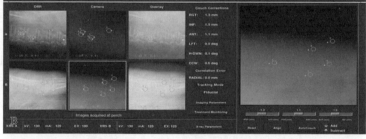
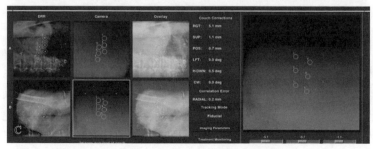

图1-9　不同数量金标植入后的追踪影像

A. 4颗金标追踪影像；B. 5颗金标追踪影像；C. 6颗金标追踪影像

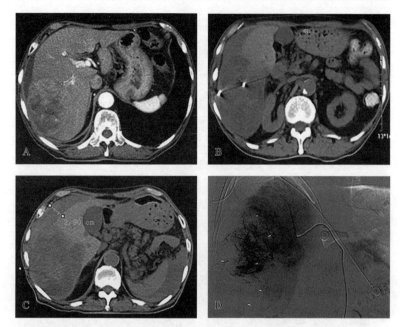

图1-10 金标植入术后肝内出血的案例

A.金标植入前；B.金标植入后；C.CT检查肝内出血；D.应用介入术止血

大，急查腹部CT，支持肿瘤破裂出血诊断，随即行介入止血治疗。

在金标植入过程中并不是所有金标都能满足追踪条件，不能满足金标植入原则的金标在追踪时可能被弃用，图1-11是金标植入失败案例。金标45°共线、两两连线角度小于15°、金标间距小等都会造成植入的金标无法使用。

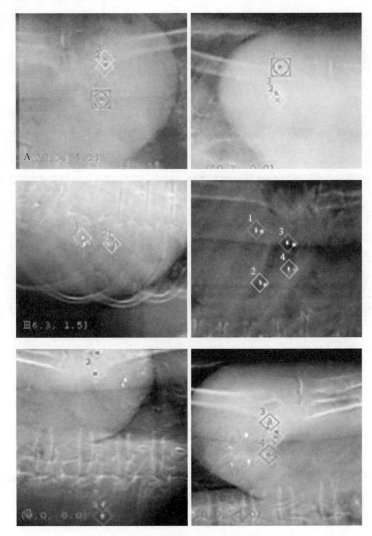

图1-11　金标植入失败案例

A.金标2和金标3间距小，造成追踪时金标2、金标3容易被认错，为了安全，停用金标2和金标3；B.金标1、金标2共线，金标3、金标4在45°共线，即使停用金标2、金标4，也容易认错；C.金标1、金标2、金标3、金标4共面，之间连线角度小于15°，无法计算旋转偏差

（张　丹）

三、金标植入术并发症及其处置

（一）共性并发症

肝、肺和胰腺等实质脏器的金标植入术与该器官的穿刺术类似，各器官在金标植入过程中常见的并发症及可能出现的情况如下。

1. 诱发高血压或脑血管意外　在操作之前，常规测量血压、脉搏，如有异常，则慎重行此操作。

2. 出血　金标植入过程中，一般穿刺脏器会出现少量出血，在金标植入术后常规应用止血药物治疗，并监测血压、脉搏（可根据患者实际情况增加监测频率）。除穿刺部位局部出血以外，尚可能出现以下情况。

（1）肿瘤破裂出血：肿瘤常为动脉供血，如出现肿瘤破裂出血，则应启动急诊抢救流程，请介入科/外科会诊，可行急诊动脉栓塞术，必要时请外科会诊行动脉结扎术等进行止血治疗。

（2）腹腔血管误伤出血：启动急诊抢救流程，请介入科/外科会诊，可行动脉栓塞术或动脉结扎术等术式。最危险的是胸壁或腹壁动脉血管出血，需要外科会诊行手术下止血处理。

3. 感染　如术后患者出现发热，应警惕感染。化验血常规、降钙素原、C反应蛋白等反映感染的指标，同时留取血培养。如结果不支持感染，则给予对症退热治疗。如感染证据充分，积极给予抗炎治疗，警惕感染性休克发生。

4. 皮下血肿　如穿刺术后患者出现皮下血肿，除局部压迫止血外，可考虑24小时内冷敷，24小时后热敷。尤其注意排除局部小动脉破裂出血，如患者出现血压下降，外周血血红蛋白降低，则请外科会诊，确定是否需要手术止血处理。

5. 金标游走、移位　金标植入后，48小时内行CT平扫再次明确金标位置，确定金标所在位置与设计点是否相符。如出现金标游走、移位，剩余金标不能满足治疗需要，则需要再次进行金标植入术。

6.疼痛　金标植入术常为局部麻醉，术后30%～50%的患者主诉穿刺处疼痛，大多数患者可耐受，可给予观察处理。如患者疼痛剧烈无法忍受，予以常规查体、化验排除出血、胰腺炎等并发症后，可适当给予镇痛药物治疗。

7.针道转移　金标为射波刀的参照点，根据其位置可追踪邻近肿瘤的位置。为减少针道转移的发生，应尽量避免将金标直接植入肿瘤内。如确为必要，可以考虑利用肝动脉造影术进行肿瘤内金标植入。

（二）脏器相关并发症

除以上穿刺器官可能出现的共性并发症以外，不同脏器的金标植入术后还有可能出现相应脏器相关的并发症。

1.肺部　在进行肺部金标植入时要注意两点：明确肺裂的位置，避免穿刺针穿过肺裂；为防止胸腔出血，需避开胸廓内动脉。

（1）气胸：如患者出现少量气胸，不伴有呼吸困难者应绝对卧床休息，充分吸氧，尽量少讲话，使肺活动减少，有利于气体吸收和肺的复张。如患者出现大量气胸并伴有呼吸困难，应给予胸腔穿刺引流抽气。如以上治疗方法均无法缓解症状，应请胸外科会诊，必要时行胸腔闭式引流或者手术治疗。

（2）血胸：如积血量少，则不需做穿刺抽液处理。如积血量较多，应行胸腔穿刺引流抽积血，促进肺膨胀，以改善呼吸功能。如患者病情继续加重，胸腔内持续性出血、血压下降和血红蛋白进行性降低，甚至出现失血性休克，则应在积极抗休克及输血的同时，急诊请胸外科会诊，行紧急开胸止血术。

（3）咳嗽、咳痰：给予镇咳、化痰药物治疗，警惕气胸发生。

（4）咯血：患者需侧卧位，禁止叩背，适当镇咳，给予患者吸氧、监护、药物止血等对症治疗，多数患者症状可自行缓解。如患者出现呼吸衰竭等症状，需立即进行血气分析，急诊请呼吸内科、胸外科和麻醉科会诊，决定是否需要气管内插管和呼吸机支持。除常规止血药物外，可加用垂体后叶素、硝酸甘油等药物。上述非手术治疗无效后，应尽快选择行纤维支气管镜下止血、支气管血管造影选择性栓塞或胸外科手术。

2.肝脏

（1）肝功能异常：一般情况下不会发生。如果发生，可根据肝功能化验结果，给予相应的保肝、降酶、退黄治疗。

（2）肝脓肿：一般情况下，严格无菌操作应该不会发生。对于急性期肝局限性炎症，脓肿尚未形成或仅有多发性小脓肿者，应给予积极的内科非手术治疗。在治疗原发病灶的同时，使用大剂量抗生素和全身支持疗法，以控制炎症，促进炎症吸收。如脓肿较大，应先请外科会诊，如仅需肝脓肿引流，应尽可能吸尽脓液后注入抗生素至脓腔内，可以隔数日反复穿刺吸脓，也可置管引流脓液，同时冲洗脓腔并注入抗生素，待脓肿缩小，无脓液引出后再拔除引流管。必要时可行手术切除治疗。

（3）胆系感染：按"感染"处理。

3.胰腺 位于腹膜后，周围血管多，前面有胃肠道遮挡，CT引导下穿刺胰腺时往往经过胃肠道，也难以避开血管，难度较大，建议选择超声引导下穿刺，提高安全性。穿刺术后经常会出现以下并发症。

（1）胰腺炎：持续监护，观察生命体征、腹部体征，监测血糖及尿量。给予吸氧、禁食水处理，必要时行胃肠减压。给予补液、营养支持、镇痛等治疗。如发热，则警惕感染。

（2）胰瘘：应充分引流、控制感染、防止腐蚀性出血、注意查看电解质情况（如有异常则及时纠正），同时给予营养支持治疗。通过积极的非手术治疗，大部分胰瘘可以获得愈合。

（3）胃肠道穿孔：禁食水、镇痛、吸氧、补液、营养支持，持续胃肠减压，应用抗生素、抑酸药等。必要时进行手术治疗。

4.淋巴结

（1）邻近脏器、血管损伤：见上面内容。

（2）淋巴漏：非常罕见，如内科治疗无效，需考虑手术治疗。

5.肾脏

（1）血尿：术后镜下血尿发生率几乎为100%，常于术后1～5日消失，无须处理。其具体机制为植入时穿入肾盏或肾盂，此时可以出现肉眼血尿。如患者出血严重，应考虑行选择性肾动脉造影，以明确出血部位，再选用介入或手术治疗。

（2）肾周围血肿：一般较小，无临床症状，多可自行吸收。部分患者伴有发热，排除感染因素后，可对症退热治疗。较大血肿少见，多因肾撕裂或穿至大中血管，一般采取非手术治疗，若出血不止，可采取手术治疗。

（3）腰痛及腰部不适：一般可自行缓解。

（4）腹痛、腹胀：排除急腹症等其他原因，多数患者可自行缓解。

6.宫颈

（1）直肠阴道瘘：一般在术后出现的小瘘管经抗感染治疗和加强瘘管局部的清洁后可自行痊愈。如非手术治疗后无法痊愈，则可考虑行手术治疗。

（2）膀胱阴道瘘：可应用亚甲蓝试验确诊。少数早期、小的膀胱瘘孔可给予导尿管引流，2周左右可能愈合。必要时可采用手术治疗。

7.前列腺

（1）血尿：叮嘱患者多饮水，症状多可自行缓解。

（2）急性尿潴留：先行热敷与按摩膀胱区，必要时行导尿治疗。

（段学章　孙　静）

第四节　射波刀治疗的物理质量控制

质量保证（quality assurance，QA）和质量控制（quality control，QC）一直以来是放射治疗的核心问题。随着放射物理与计算机在医疗工作中应用技术的不断进步，现代放射治疗技术越来越趋于精细化和复杂化。严格的QA是取得预期效果的必要条件。射波刀在治疗过程中采用影像引导技术，实时影像引导及同步呼吸追踪可确保治疗的准确性与重复性，由于要对病灶进行少次大剂量照射，因而设备的QA工作尤为重要，可以为最精确的治疗做好保证。与传统加速器截然不同的治疗方式和整体亚毫米级精度标准，意味着射波刀系统的QA也有着特殊的内容。

射波刀的质量控制包括安全联锁、系统状态、射波刀X射线辐射源、射波刀追踪精度、成像系统及放疗计划系统（TPS）相关项目等几个方面。

一、每日质量保证

（一）安全联锁及系统状态检查

对X射线球管进行预热，防止因电压或电流的激增引起球管损坏，还需进行X射线探测器的多重增益校准，以检查X射线探测器是否损坏，在校准过程中需注意X射线源和探测器之间没有物体遮挡，否则会影响追踪区的配准和计算。每日治疗之前需进行加速器预热和剂量率检查，利用A和B 2个穿射型电离室测量和检查剂量率的稳定性，要求剂量率在标称值±15%以内，2个电离室的读数差在5%以内。

（二）直线加速器的输出稳定性检查

使用60mm准直器，指形电离室置于鸟笼上，电离室带6MV平衡帽，源皮距（source skin distance，SSD）为800mm，校准剂量仪的温度和气压后，出束200MU，将测得的数值与标称值相比较，X射线剂量指示值的偏差在规定的吸收剂量率测量条件下，剂量检测系统的剂量指示值与实际测量结果不应高于2%。若超过2%，则需对直线加速器的校准因子进行调整，通过测量10MU、30MU、50MU、100MU、200MU的数值，输入到校准软件中进行校准。

（三）自动质量保证测试

自动质量保证（AQA）测试是一种简单、快速、直接的QA方法，可测试垂直和水平两个方向射束的可重复性，精度要求在0.5mm以内，依靠AQA模体和胶片实现。AQA模体中心包含一个3.2cm的丙烯酸小球和一个1.9cm的钨球。水平和垂直方向的射束照射模体时，因中心的钨球阻挡，可在胶片上观察射束的同心性，AQA测试只能确定3个方向上的平移误差，因在测试过程中机械臂不对位置进行六维修正，所以在操作时，六维偏差调整尽量小。

首先利用CT扫描装有胶片的AQA模体，将获得的影像传至计划系统进行计划设计，设计金标追踪的双节点治疗计划，共有4颗金标，电子密度模型为水/空气模型，选用35mm准直器，计划设计完成后进行照射。由于AQA无六维修正，故在摆位时尽可能准确，平移误差＜0.5mm，旋转误差＜0.5°。将扫描后的胶片置于扫描仪下扫描并分析，得到AQA测试结果，要求照射精度优于0.5mm。

二、每月质量保证

（一）射波刀X射线辐射源

测量X射线辐射质，在测量吸收剂量时，射波刀X射线辐射质由直径60mm的准直器的百分深度剂量（percentage depth dose，PDD）20/10或组织模体比（tissue phantom radio，TPR）20/10确定，SSD为800mm。测量PDD和2个正交方向的离轴比曲线（profile）时，源轴距（source axis distance，SAD）为800mm，水下深度为50mm，辐射质检定结果与实际使用的数值偏差不应超过2%。均整度检定结果与实际使用的数值偏差不应超过2%，射野半影小于4.5mm。

（二）机械臂定位准确性检查

选择一个体部的金标追踪计划，对1颗金标进行照射，在模体上贴1个直径为2mm的金属小球或1颗金标，在演示模式下进入操作界面，用激光灯来模拟加速器射束的照射，要求误差在1mm以内。

（三）射波刀激光射野重合性检查

选择SAD为800mm，准直器为60mm，下方放置一张胶片，在激光照射处标记一小点，照射800MU。照射完成后，使用ImageJ软件分析胶片照射野，激光标记点与射野中心重合度在1mm内。

（四）剂量输出验证

X射线剂量指示值的重复性检测，在规定的吸收剂量率测量条件下，剂量监测系统的剂量指示值的重复性不应高于0.5%。检测周期为月。X射线剂量指示值的线性检测，在规定的吸收剂量率测量条件下，剂量检测系统的剂量指示值的线性不应高于1%。

（五）端对端测试

端对端（E2E）测试可以检查射波刀整个系统的照射精度，应用CT扫描E2E头颈模体、呼吸追踪模体、肺追踪模体，将模体影像传到射波刀计划软件上设计验证计划。在模体中安装胶片，执行计划，扫描分析胶片，得到各个追踪方式的照射精度，要求颅骨追踪、脊柱追踪及金标追踪的照射误差＜0.95mm。同步呼吸追踪及肺追踪的照射误差＜0.95mm。

E2E测试是对治疗靶区、治疗计划、图像处理、直线加速器及安全子系统的整体测试，使得计划的剂量分布与实际照射的剂量分布相匹配，要求误差在一定范围之内。

CT模拟机扫描模体，层厚为1mm，垂直于模体，无间距，螺旋扫描。CT扫描条件：管电压120kV，管电流400mAs。

将获取的影像数据传到射波刀计划系统上，分别设计颅骨追踪、脊柱追踪、金标追踪及呼吸追踪4种追踪方式的计划，计划都为等中心计划。然后，将计划传至数据管理服务器。

将EBT3免洗胶片按标注方向装入模体中（图1-12），其中颅骨追踪、金标追踪及呼吸追踪都使用的是大球方模体，而脊柱追踪为小球方模体。执行E2E测试计划，完成后取出胶片分析。分析时需在扫描仪上扫描，检测胶片与本底胶片排成纵列扫描，并且检测胶片与本底胶片为同一批次，以减少误差。扫描条件为16bit灰度、300dpi分辨率。扫描完成后使用E2E软件分析得到结果，如图1-13所示。

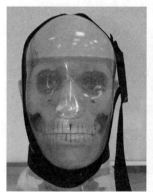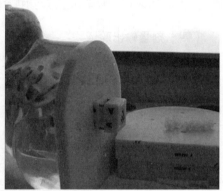

图1-12　Lucy头颈模体

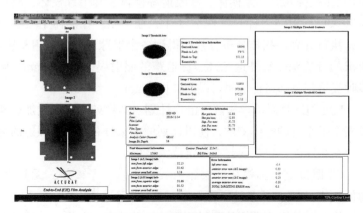

图1-13　E2E软件分析结果图

从E2E软件分析的结果中我们可以得到射波刀照射总的偏差及各个方向的偏差，为工程师的调试提供数据。

（六）成像系统和影像系统校正

利用特制的支架将中心水晶球（Isocrystal）放在系统中心位置（Isopost），获取Isocrystal影像，分析Isocrystal是否在影像中心位置。在主屏幕上，打开任意治疗计划，调整成像参数，并获取Isocrystal的最佳影像，将缩放比例设为400%，然后使十字坐标放在Isocrystal的中心点上，从坐标中确认十字中心是否在影像中心，误差＜1mm。

（七）加速器激光精度检测

安装激光辅助准直器，移动机械手，在40cm处平面上放一张纸，松开停止针和把手，使准直器旋转，要求激光旋转范围不超过1mm。

三、季度质量保证

靶区定位系统与治疗床移动一致性检查：选择模体计划，调整治疗床偏差，使其接近于0，输入数值自动移床，获取影像，得到治疗的六维偏差。偏差允许范围：左右±2mm，前后±2mm，上下±2mm，旋转±0.3°，俯仰±0.3°。

校准胶片扫描仪。对有英制、公制的透明直尺进行扫描，使用ImageJ软件分析刻度并进行校准。

四、年度质量保证

评估每日、每周、每月及每季度的QA结果，分析其是否能够达到系统要求的各项性能指标。

验证射波刀定位CT模拟机的定位几何精度，获取含有已知金标距离的固体水模体影像，将影像传到治疗计划系统中，确定金标位置，利用系统自带的距离测量工具测量金标之间的距离，然后计算出金标之间的距离，要求实际测量的距离与CT扫描后的误差＜1mm。

重建CT密度模型，利用电子密度模型，建立射线追踪算法所需要的电子密度模型和蒙特卡罗算法所需要的质量密度模型。

射波刀以其精密的硬件设施保证了患者高精度的治疗，放射治疗的物理技术质量控制为精准放射治疗的实施提供依据。

（王　佳　王东方）

第五节　立体定向放射治疗新设备与新技术介绍

随着基于传统加速器放射治疗技术的发展，新型放射治疗设备在设计上进行了很大的改进和创新，其照射精度和剂量率更高，并融合了图像引导放射治疗（IGRT）技术，使肿瘤定位更加精确。多模态影像引导技术已成为主要配置方式，部分影像系统兼具治疗中肿瘤的实时追踪和剂量验证。MRI由于其在软组织成像方面的独特优势，以及无电离辐射损害，用于靶区定位和影像引导越来越受到青睐。新型设备在专用功能上不断强化和提升，如在SBRT和SRS方面的配置更加丰富。这些对不规则形状的肿瘤照射具有很好的适形度，同时能保护邻近的危及器官，使得这些系统更适用于剂量递增方案，有望提高肿瘤控制率和减少毒副作用（Jaffray等，2007）。放射治疗设备技术参数对比如表1-1所示。

表1-1　放射治疗设备技术参数对比

设备名称	射线	能量	机架	影像引导	准直器	治疗范围	实时监测
射波刀	X射线	6MV	机器人	正交成像	圆形/MLC	全身	射线/光学
伽马刀Icon	γ射线	1.25MeV	半球体	CBCT	圆形	头部	光学

续表

设备名称	射线	能量	机架	影像引导	准直器	治疗范围	实时监测
速锋刀 Edge	X射线	6MV/10MV	C形臂	CBCT	圆形/MLC	全身	电磁
TOMO	X射线	6MV	环形机架	CBCT	MLC	全身	无
诺力刀	X射线	6～20MV	C形臂	正交成像/CBCT	圆形/MLC	全身	射线
Proteus-One	质子	70～230MeV	旋转机架	CBCT	扫描	全身	无
MRIdian Linac	X射线	6MV	环形机架	核磁	MLC	全身	MRI

一、射波刀

射波刀机械手放射外科手术治疗系统（Cyber knife robotic radio surgery system）简称射波刀，其原理最初是于1991年由Guthrie和Adler提出，它综合了许多与众不同的技术，如图像引导靶区定位、机器人执行照射、紧凑型X波段直线加速器和呼吸运动的动态补偿。直线加速器（LINAC）产生9.5GHz、X波段6MV的X射线。LINAC为紧凑型直线加速器，没有均整器，可安装固定式准直器（G2、G3、G4）、Iris可变孔径准直器（G4、VSI）和多叶准直器（M6），由电子枪、驻波加速器管、真空系统、磁控管、微波导管组件、脉冲转换器、水循环、PTW穿射型监测电离室、激光灯等组成，由具有6个自由度的机械手携带到达指定位置。剂量率因型号而异，G2为300MU/min，G3为400MU/min，G4为800MU/min，VSI为1000MU/min，M6为1000MU/min。

M6™ FI、M6 FM和配备了InCise™多叶准直器的M6 FIM射波刀（图1-14）在2012年获得美国FDA的售前批准，2016年获得CFDA认证。这些型号的射波刀可配备机器人治疗床，其中

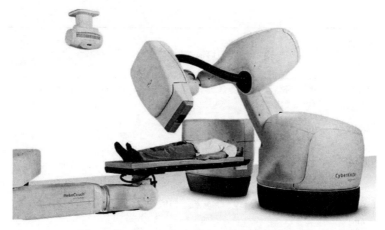

图1-14　配备了InCise™多叶准直器的M6FIM射波刀（Accuray公司）

FM和FIM型号带有InCise™多叶准直器。早期型号的MLC（第一代）叶片数量为82片，叶宽为2.5mm（SAD＝80cm），钨合金材质，在SAD为80cm时最大射野为10cm×12cm（Fahimian等，2013）。2013年2月，在欧洲射波刀中心慕尼黑的Grosshadern利用该设备治疗第1例患者。ACCURAY公司对InCise™ MLC进一步改进，2015年开发出新型的InCise™2。InCise™2叶片数量为52片，叶宽为3.85mm，SAD为80cm时最大射野为11.5cm×10cm，其运行更加稳定可靠（Fuerweger等，2015）。对于MLC治疗，头部有171个节点（固定式准直器和Iris可变孔径准直器有179个），体部有102个节点（固定式准直器和Iris可变孔径准直器有117个），节点密度分别减少了4%和13%（Gasmerom等，2016）。对于全身各部位肿瘤（包括受呼吸动度影响的肿瘤），照射精度均优于0.95mm。

二、伽马刀系统

2015年4月25日，在西班牙巴塞罗那举办的欧洲放射治疗大会上，医科达公司（Elekta，瑞典）正式推出了新一代、具有超高精度的微放射外科设备——Leksell伽马刀Icon™系统（图

1-15）。与上一代的主要区别是，Leksell 伽马刀Icon™系统增加了影像引导（CBCT）、实时位移管理、在线计划剂量调整、在线剂量估算。在保留原有创框架固定的基础上，增加了基于CBCT的无创固定（图1-16，图1-17）。

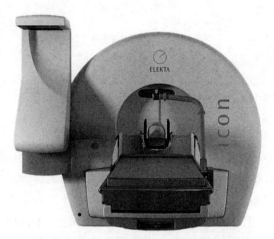

图1-15　Leksell伽马刀Icon™系统

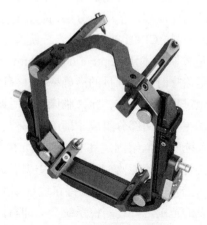

图1-16　Leksell伽马刀有创固定头架

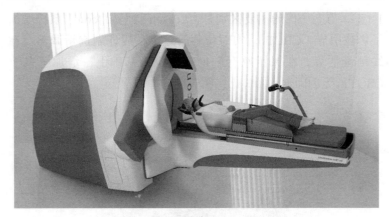

图1-17　基于CBCT技术的无创固定

Icon™系统集成了一套立体定位断层扫描系统（如CBCT），如图1-17所示，用于确定骨质解剖三维图像中立体定位坐标。CBCT和MR图像配准后，治疗计划会对患者所需位置进行自动调整。由于Leksell伽马刀采用独特的技术设计，系统能逐步适应患者旋转，无须机械性移动，从而保证高精度。Icon™系统的另一个特点是在线剂量估算，它能帮助比较实际照射的剂量和计划剂量。可通过控制台直接操作，如有需要，还可在线修改计划。有多种方式可供选择：有创框架固定或无框架固定，图像引导或基于基准的工作流程，单层或分层治疗，标准的放射外科或超高精度微放射外科。CBCT技术的引入，使治疗方式更加灵活。

自适应剂量控制技术（adaptive dose control™）是一个复杂的理念，能确定治疗时放射剂量的准确率，并保证精度。集成控制系统能进行全过程连续监控，允许临床治疗时调整方案。自适应剂量控制技术主要由两部分组成，即绝对移位管理和实时剂量递送。Icon™系统的无框架固定和有框架固定的精度是相同的。实时高精度移位管理系统能监控治疗过程中患者的状态，精度达0.15mm。精准的剂量实时评估，支持在线计划剂量调整。如果患者移动到预设的范围之外，门控系统会立即阻挡射线。高精度移位管理监控整个治疗过程，利用Infra-red红外系统持续追踪患者头部的标记参考点，Icon™系统的平均精度为0.15mm，可等中心照射，也可多个固定射束照射。

三、速锋刀放射外科系统

速锋刀（Edge）放射外科系统是瓦里安（Varian，美国）公司开发的专门用于SRT的新型直线加速器，基于TrueBeam平台。2013年1月，Varian公司获得美国FDA的售前批准，开始销售Edge放射外科系统。该直线加速器系统的设计是为了满足放射外科和立体定向分次放射治疗的需求（离轴比曲线较TrueBeam系统小）。

Edge颅内SRS利用光学体表监测系统（optical surface monitoring system）和患者外体表的三维体表映射为放射外科治疗提供实时追踪和运动管理（Vision RT运动管理解决方案）。一种电磁导航系统（Calypso）在颅外SBRT治疗时使用，同时配有四维定位与追踪系统，用于确保在整个治疗时间段内肿瘤始终在射束的辐射路径上，这是一种电磁追踪系统，在追踪时不会向患者施加额外的电离辐射。Calypso利用射频波追踪靶区，这种创新技术也就是所谓的体部GPS技术（Body® Technology），如图1-18所示。它利用外部天线阵列驱动和监测转发器，每个标志物都有其特有的共振频率，其位置根据与天线阵列的相对关系确定。一般在医院的门诊将3颗电磁信标转发器植入患者体内，用于传输靶区的位置信息。电磁信标密封在玻璃管中，通过经皮穿刺植入体内。在制订计划时将转发器与治疗等中心建立关联。在治疗室内，天线阵列置于靶区上方，实时监测转发器与天线阵列的相对位置。通过耦联的光学跟踪系统天线阵列可以将转发器的实时位置与治疗等中心进行比较。追踪系统在患者摆位过程中锁定信号，然后在整个治疗过程中持续追踪该信号（Kirkby等，2008）。该系统配有电磁转发器、四维电磁阵列（传输和接收射频信号的天线）、3个红外摄像机的光学系统和四维追踪站。此系统的独特之处在于无须透视即可实现对内置标志物实时监测，监

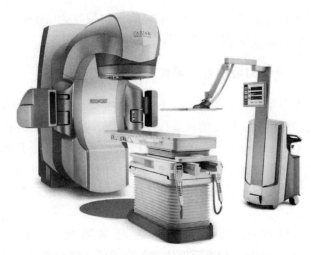

图1-18 Edge放射外科系统与Calypso系统

测的体积为15cm^3。目前，内部转发器经美国FDA批准只能植入前列腺。Calypso体表信标转发器扩大了Calypso系统的使用范围，它可对体内任何运动部位进行实时运动追踪。美国FDA批准其在一般用途中也可使用。

尽管如此，目前仍然存在几个技术问题。首先，电磁波平板阵列探测器与发射器之间的距离不能超过27cm，因此，对患者身体前后径的厚度提出了限制，过厚或过于肥胖的患者将不能采用该系统进行影像引导（Murphy等，2008）。类似于金标植入，发射器植入也是有创的，同时在体内可能出现的移位风险同样值得关注。为了确保靶区定位准确，发射器周围不能存在任何导体或含导体的物体，以防止干扰信号。因此，如果患者体内安装人工髋关节或前列腺附近区域内存在较大金属植入物，则不能使用Calypso系统（Langen等，2008）。对于装有起搏器的患者，应用时需极为谨慎且需密切监护，因为磁场可能影响起搏器的正常工作。理想的IGRT系统应能够呈现详细的解剖信息，但Calypso系统不具备直接显示靶区的能力，仅能根据射频读数监视数个标记点，间接地提示靶区的位置。为了扩展其应用能力，目前正对Calypso

系统和透视影像的协同应用展开研究（Santanam等，2008）。

Egde放射外科系统配置了一套新型的具有6个自由度的PerfectPitch™放射外科治疗床，可以在6个方向调整患者的位置，而非早期四维治疗床。此外，它还采用无均整滤过器的高剂量率放射外科模式，对于6MV射束，剂量率为1400MU/min；10MV时剂量率为2400MU/min，并具有二维、三维、四维成像功能。系统配置HD120 MLC和限光筒（0.4～1.75cm）两套准直器用于射野形成，后者与设备操作系统联锁。对于患者固定，Egde放射外科系统支持框架和无框架两种方式。

四、螺旋断层放射治疗系统

螺旋断层放射治疗是一种IMRT照射技术，由美国Wisconsin-Madison大学开发，后由威斯康星州麦迪逊的TomoTherapy公司以TomoTherapy Hi-ART系统出售（Mackie等，2006），现在由Accuray公司销售。自2003年该设备在临床上常规应用以来，该设备是市场上唯一一个使用基于切片式螺旋出束的放射治疗设备（Langen等，2010）。TomoTherapy HD治疗机综合了IMRT治疗技术、兆伏计算机断层扫描成像（MVCT）和一体化治疗计划系统（图1-19）。

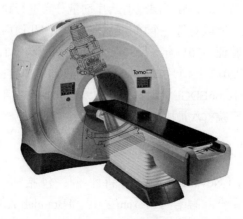

图1-19 TomoTherapy HD系统（Accuray公司）

Tomo Therapy HD治疗机的一个重要组件是成像系统。环形机架内置一个探测器系统，它是一个弧形氙气CT探测器，源自第三代CT扫描仪的标准阵列探测器，安装在加速器的对侧，用于采集MVCT数据。为进行成像，调节加速器使X射线束的最高能量约为3.5MeV，平均能量约为1MeV（Jeraj等，2004）。标准影像的矩阵大小为512像素×512像素，FOV直径为40cm，利用经过滤的逆向投影算法进行影像重建（Ruchala等，2002）。

这一系统的另一特点是机器的输出用每单位时间的吸收剂量定义，而不是每MU或HU（hounsfield units）的吸收剂量，用相对质量密度而非相对电子密度进行校准。计划参数都是基于时间的。出于治疗计划的目的，假定了一个瞬时的针对机器的剂量率（等中心处约为850cGy/min，水中深度1.5cm，射野大小为40cm×5cm），且出束结束于所有照射完成之后（Langen等，2010）。2个平行板密封电离室位于钨门的上方，用于监测剂量率。每个计划出束的前10秒，MLC的叶片是闭合的，以保证射束稳定。注意，允许的最慢机架旋转周期是60秒。大的分次剂量（如SBRT）要求较长的机架周期，需要将它们分解为2个或2个以上的子分次。每一个旋转分为51个投射，对于每个投射、每个MLC叶片都有一个特定的打开时间。

目前，没有对螺旋断层放射治疗剂量分布进行独立计算的商业软件可用，所以对每一个单独的计划，模体几何内的计算通过测量完成和验证。2011年6月，Accuray公司收购了TomoTherapy公司，并于2012年10月宣布推出改进版的TomoTherapy系统，该系统带有TomoEDGE™动态钨门技术。2013年3月，该系统在海德堡大学医院首次被应用于患者治疗。

五、诺力刀

诺力刀（Novalis）放射外科平台，包括Novalis系统和Novalis Tx系统，融合了Varian公司和Brainlab AG公司的技术，可以开展SRS和SART/SBRT治疗技术（Solberg等，2001）。

Novalis系统采用的是Varian加速器三维CBCT影像引导、BrainLab的六维治疗床、ExacTrac X Ray精确影像引导系统及Iplan/Elements计划系统，如图1-20所示。

Novalis放射外科系统能够实现全身各部位肿瘤的SRS和SART/SBRT治疗，提供无创、无框架、适形射束（shaped-beam）治疗。高精细的射野形成技术使治疗射野与病灶更加适形，同时使周围正常组织受量更低。使用图像引导放射治疗和固定技术，SRS治疗质量未受到影响，无须植入任何侵入性框架。在许多医疗中心，基于直线加速器的无框架SRS正逐渐取代基于框架的治疗并逐渐成为标准治疗技术之一。头肩面罩可以改善成像、计划和治疗的灵活性，同时克服基于框架的放射外科的诸多限制。各种颅内靶区的治疗由特定的软件工具监测。在患者摆位和治疗的过程中，ExacTrac X线6维图像引导放射治疗成像系统

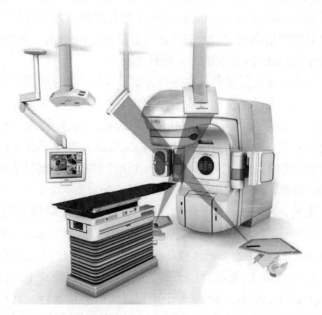

图1-20 带有机载成像设备和ExacTrac X射线的Varian/Brainlab Novalis Tx放射外科系统

采集并验证X线影像。影像系统能探测并显示出位移偏差，从而进行摆位调整，包括旋转修正。

Novalis系统采用6MV加速器和52片的微型MLC（Brainlab M3高精细MLC），能够产生高度适形的剂量分布，改善外扩。配有专门的放射治疗计划系统Brainlab iPlan，以及用于患者自动准确定位的系统Exac Trac（Brainlab）。该系统还包括用于立体定位的硬件，用于固定、摆位和QA装置，如头环、圆形准直器和靶区定位硬件。

Novalis Tx系统能量输出范围为6～20MV，配置有120片（HD120）MLC、iPlan RT治疗计划系统、ExacTrac和六维机器人治疗床，通过图像引导进行患者定位、修正方向和旋转偏差。PortalVision^{TM}在剂量输出时能够提供治疗验证和剂量QA。此外，Novalis Tx也有机载成像系统（OBI），能为软组织辨别提供CBCT影像，并为呼吸运动验证提供千伏级透视成像。该系统结合了基于治疗室和基于机架的成像解决方案，为颅内与颅外靶区照射提供精确的定位。圆形准直器最初在Novalis系统中使用，目前是Novalis Tx系统的一个配置选项。

这些系统提供多种分次治疗方案，包括功能性障碍、良性肿瘤和恶性肿瘤的单次和分次治疗，并支持动态适形弧形照射、弧形照射、调强放射外科（IMRS）及IMRT等治疗技术。Novalis Tx系统配有3种不同的成像装置：ExacTrac X射线、kV-CBCT和MV射野成像系统，这些成像技术在治疗前和治疗期间帮助定位肿瘤，精度达到亚毫米级（Ackerly等，2011）。

此外，Novalis Tx系统扩大了准直器最大射野尺寸，从10cm×10cm扩大到40cm×40cm，叶片宽度为2.5mm（Novalis系统的叶片宽度为3mm）。Novalis系统不能治疗较大体积的病灶，而Novalis Tx系统克服了这一缺点。在SRS模式下（仅适用于Novalis Tx系统），6MV光子束穿过薄的均整器后，其剂量率为1000MU/min。与Novalis系统（其剂量率最高为800MU/min）相比，更高剂量率的Novalis Tx系统治疗速度更快。

对于更小的圆形靶区，1cm甚至更小，当靶区紧邻敏感器官（如脑干）时，更陡峭的剂量降落和更小的半影就变得非常必要了。在这种情况下，需要使用立体定向限光筒。限光筒的锥形孔设计充分考虑了射束的辐射散射，减少了半影且剂量梯度更陡峭。在基于直线加速器的SRS中，限光筒的一个典型应用是治疗三叉神经痛。作为Brainlab组件的一部分，这些限光筒与Brainlab软件相兼容，也与大多数的直线加速器和主流的立体定向框架相兼容。限光筒的外层由黄铜制成，内部材质为铅，尺寸为4～50mm，通过带有卡口的准直器锁定装置固定于治疗头上。

六、质子重离子系统

1932年，劳伦斯发明回旋加速器。1946年，威尔逊建议使用质子放射治疗。1961年，美国哈佛大学加速器实验室与麻省总医院合作开展质子放射治疗。20世纪90年代，Loma Linda与麻省总医院分别开展基于医院专用质子治疗系统的放射治疗。21世纪初，笔形束扫描开始代替传统散射质子放射治疗，并把三维影像引导技术引入质子放射治疗系统中。2004年12月，山东淄博万杰肿瘤医院引进比利时IBA公司的质子治疗系统，其拥有360°旋转束治疗室和水平固定束治疗室。2006年12月，甘肃武威引进中国科学院近代物理研究所研发的重离子设备并成立甘肃兰州重离子治疗中心，配备一个水平固定束治疗装置。2015年6月，上海市质子重离子医院引进德国西门子重离子治疗设备，有水平固定束和45°斜角固定束2个治疗室。2015年11月，中国台湾林口长庚质子治疗中心引进日本日立公司生产的质子治疗系统。

质子重离子系统主要包括回旋或同步加速器、束流传输线、旋转或固定机架、治疗头、治疗床或治疗座椅、影像定位系统、安全控制系统，以及治疗计划系统、放射治疗信息系统、模拟定位系统（CT、MR、PET/CT）等（图1-21）。回旋加速器通常提供单一固定能量，需采用基于降能器的能量选择系统，因而加速

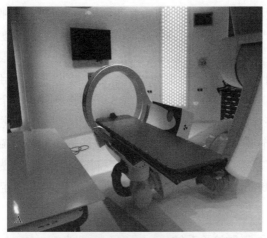

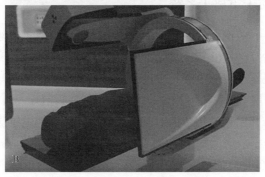

图1-21 MedAustron重离子治疗与研究中心的影像引导系统

A.治疗床和影像系统由机械臂托举；B.X射线球管和平板能够独立运动，可以进行单平面和CBCT成像

器室所需屏蔽墙厚度较大。运行时产生较高放射性活化，放射治疗结束后需等待一定时间才能进入机房。等时性回旋加速器（常温和超导）能够提供连续固定能量束流和较大流强（达数百纳安）；常温加速器（IBA多室系统与住友系统）技术较简单，体积与重量较大（直径为7m，自重200吨），耗电量较高；超导加速器（Varian系统）技术较为复杂，体积与重量较小，耗电量较低（图1-22、图1-23）。超导同步回旋加速器（synchrocyclotron）

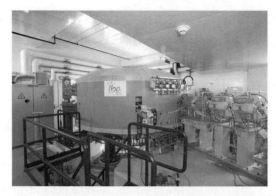

图1-22 IBA 230MeV常温等时性回旋加速器，重约200吨

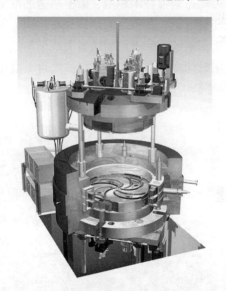

图1-23 Varian 250MeV超导等时性回旋加速器，重约90吨

（IBA单室系统与MEVION系统）能够产生高频脉冲固定能量束流，束流频率为500～1000Hz，因而在临床上相当于连续束流；提供的流强略低（数十纳安），耗电量较低（不到常温加速器的50%）。

IBA Proteus-One质子治疗系统设有3种机架。一是360°全向旋转机架，可独立提供所有照射所需角度；二是半旋转机架，与治疗床配合提供所有照射所需角度（图1-24）；三是固定机架，多为水平束，由治疗床提供有限的照射角度。现代质子系统均采用具有6个自由度移动的治疗床（平移和旋转），治疗座椅与水平束机架配合治疗头颈部肿瘤。该系统可以开展三维适形质子放射治疗（3D-CPT）和扫描调强技术（PMRT和PMAT），在质子（重离子）扫描调强技术中，束流能量选定为靶区最深处，使用小直径笔形束（约3mm）对靶区平面高速扫描。质子（重离子）点扫描与光子束静态调强技术相似，束流关闭后移动到靶区中选定的一点，递送指定剂量后移动到下一点。质子（重离子）连续扫描与光子束动态调强技术相似，束流递送剂量是连续的。靶区中每点接受剂量可调，各点之间剂量分布差别（靶区内部剂量调制梯度）取决于系统在每点可递送最大剂量与最小剂量差别。分层扫描，使用射程调制板高速降低束流能量（对应深度减少数毫米），调强扫描照射第2层，以此类推。

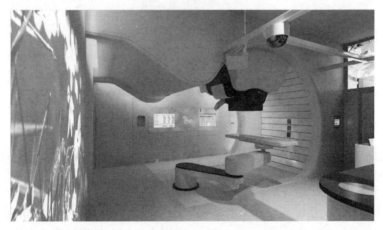

图1-24　IBA Proteus-One 220° 半旋转机架

未来，为了提高质子扫描治疗速度与效率，会进一步提高每层扫描的速度、能量/层次切换速度、治疗室束流切换速度和影像引导定位的效率。对束流光斑直径、间距、扫描路径、分层厚度可做出对患者、靶区、危及器官的个体化最优选择，如靶区周边使用小直径射野以减少射野半影与危及器官剂量，靶区中心使用大直径射野以提高扫描速度。同时，采用更加高效的照射方式，如美国宾夕法尼亚大学 Alejandro Carabe-Fernandez 的双拉弧质子旋转调强放射治疗，如图 1-25 所示。

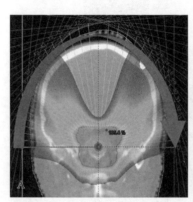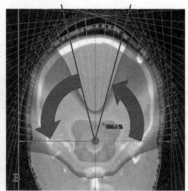

图 1-25　美国宾夕法尼亚大学 Alejandro Carabe-Fernandez 的双拉弧质子旋转调强放射治疗技术

A.使用113.2MeV射束，照射角度为180°；B.使用110.2MeV射束，照射角度选择180°中的部分子弧

七、磁共振引导加速器系统

MRIdian Linac 系统（VIEWRAY，美国）创新性地将 MRI 影像系统与直线加速器系统有机整合，是以 MRI 为实时影像引导的肿瘤放射治疗系统。MRIdian Linac 系统于 2016 年通过欧洲 CE 认证，2017 年通过美国 FDA 认证，目前已装机 22 台。MRIdian Linac 系统可以每日利用三维 MRI 影像引导摆位，能够开展基于 MRI 引导的 3D-CRT、IGRT、SBRT、ART，在肿瘤或器官的运动管理上采用 MRI 影像引导追踪的方式自动控制射束的开与关。MRI 引导的优势是可以提供高质量的软组织成像，无电离辐射，无须植入金标（图 1-26）。

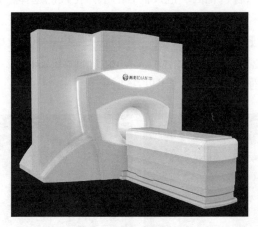

图1-26 MRIdian Linac系统（VIEWRAY，美国）

MRIdian Linac系统采用S波段加速器，产生6MV X射线，无均整器，剂量率为600MU/min。加速器安装在一个环形机架上，绕机架旋转运动。配备两种不同结构设计的MLC：单层和双层MLC。双层MLC是指沿射束方向有上下两套MLC（结构类似常规加速器治疗头中的上下两套钨门设计）。单层MLC采用双聚焦设计，有60个叶片，单个叶片的物理宽度是0.5cm，在SAD为90cm处的投影宽度是1.43cm，在等中心处形成的最大射野是25.7cm×25.7cm。双层MLC也采用双聚焦设计，有138个叶片（上层是34对，下层是35对），在SAD为90cm处的投影宽度是8.30mm。双层MLC结构中上下两套MLC互相补偿，在SAD为90cm处的有效叶片宽度是4.15mm，在等中心处可形成的最大射野为27.4cm×24.1cm。MLC最大叶间泄漏小于1%，平均透射率小于0.375%。

八、医科达UNITY系统和瓦里安Halcyon系统

2017年，在维也纳举办的第36界欧洲放射肿瘤治疗学会大会上，Elekta公司公发布了1.5T磁共振引导的放射治疗系统，

Varian公司发布了新的容积调强放射治疗系统Halcyon（图1-27）。

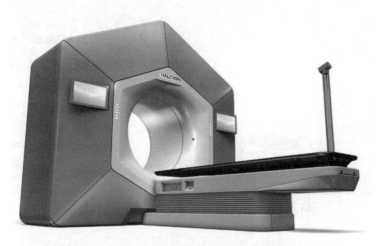

图1-27　Varian公司的容积调强放射治疗系统Halcyon

Halcyon采用与CT系统相似环形机架设计，孔径约为100cm，可以被方便地固定在地板上。MLC采用双层设计，可以执行快速束流调制，并且降低叶片之间的泄漏。减少了CBCT的扫描时间（＜15秒），增大了机架旋转速度，治疗流程也大大简化了，使得整体治疗时间减少。从安装调试到临床应用，所有的流程都是流水线操作。Halcyon在设计时也考虑了如何使患者感到更加舒服，它的治疗床更低，患者易于上下，操作也十分安静。在设备端还有一个显示患者姓名、照片和ID号的触摸屏。Halcyon并非是要取代Varian公司现有的TrueBeam等设备，而是一种补充。

Unity是Elekta公司推出的基于飞利浦MRI的放射治疗系统（图1-28），MRI的磁场强度为1.5T，孔径为70cm。电子打靶时的能量为7.2MeV，靶到等中心的距离为1435mm，产生的X射线剂量率为7Gy/min，TPR20/10约为0.697。照射靶区的同时可获取MRI图像，临床医师在治疗时能观察到肿瘤，并采取自适应治疗。射束对侧装有射线阻挡装置，有效降低主屏蔽厚度。

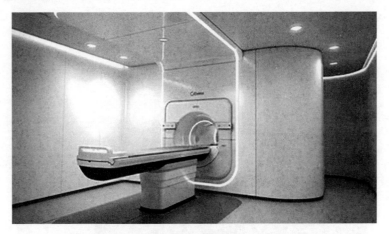

图 1-28　Elekta 公司的 Unity 磁共振放射治疗系统

（徐慧军）

【各　　　论】

第二章

肝脏恶性肿瘤

第一节　原发性肝癌

原发性肝癌（primary hepatic carcinoma，PHC）是世界上常见的恶性肿瘤之一。每年全球新患病人数为84.1万人，因PHC死亡者高达78.2万人，PHC居全球恶性肿瘤发病率第6位，死亡原因第4位。而新发肝癌病例中55%发生于中国，并且肝癌病死率在各种癌症病死率中居第3位，对国民健康构成严重威胁。由于肝癌起病隐匿，早期诊断困难，恶性度高、病情进展快，大部分肝癌患者（＞80%）就医时已经为晚期，虽然经导管动脉栓塞化疗、全身化疗及射频消融等各种治疗手段被广泛应用于临床，但总体上还未取得令人满意的临床疗效，手术切除及肝移植被认为是肝癌可能的治愈方法，但只有约15%的患者能够受益，即使可以手术切除的肝癌，2年复发率高达50%。针对具体患者，选择何种方法要根据肝癌的不同阶段及肝功能状况、患者身体情况等，酌情选择合适的治疗方案或组合的多学科综合治疗模式（MDT）。

美国国家综合癌症网络（NCCN）指南、欧洲肝脏研究学会（EASL）指南、美国肝病研究学会（AASLD）指南和我国《原发性肝癌诊疗规范（2017年版）》（图2-1）都对原发性肝癌的治疗做了推荐。最新版本的指南基本一致，认为手术切除是符合适应证的原发性肝癌主要治疗手段，各个指南的手术切除标准略有差异，一致的是肝切除是治疗无肝硬化患者的主要选择，对于非酒精性肝病、脂肪性肝病和代谢综合征患者及肝硬化的患者选择需谨慎，其

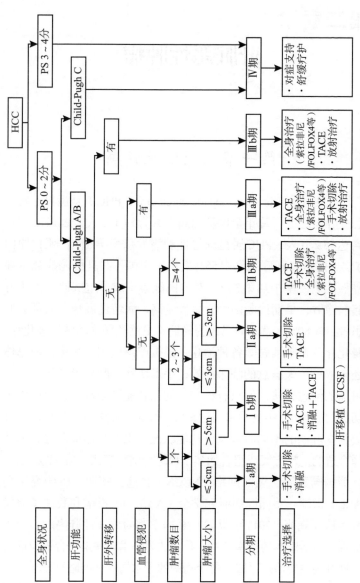

图 2-1　肝癌临床分期及治疗路线图（我国 2017 年版原发性肝癌诊疗规范）

有发生肝衰竭的风险。由于我国的肝癌患者大部分都有肝硬化病史，肝功能减退不能耐受手术，以及多数患者发现时已经相对较晚，失去手术机会，故临床能接受手术治疗的肝癌患者比例并不高。肝移植是肝细胞癌（hepa tocellular carcinoma，HCC）的适应证，尤其对符合标准且肝功能较差的患者。肝癌肝移植是目前唯一被普遍接受的实体癌症器官移植。符合常规 Milan 标准（米兰标准）的HCC 患者有条件获得肝移植，超标准者只能在成功降期治疗达到米兰标准后才可进行肝移植。大血管肿瘤侵袭（门静脉或肝静脉水平）和肝外肿瘤播散是肝移植的绝对禁忌证。局部消融技术大多通过经皮途径，有时也推荐腹腔镜下消融。影像引导技术的进步提高了肿瘤消融疗效。对于决定选择外科还是消融时必须考虑影响预后的因素，即肝功能、肿瘤大小及两种治疗之间显著不同的权重和进展率。经导管动脉栓塞化疗（TACE）是治疗不可切除 HCC 最常用方案，推荐作为中期 HCC 的一线治疗。TACE 的适应证应考虑肿瘤负荷、基础肝病和体质状态。各个指南都对肝癌的放射治疗做了推荐，其主要用于姑息性局部治疗。美国 NCCN 指南自 2015 年起就推荐肝癌的外放射治疗，且适应证不断扩大，对于早期肝癌不愿手术或位置特殊不能手术的患者可行立体定向放射治疗（放射外科技术），也可以达到局部根治的目的。全身治疗也是 HCC 多学科综合治疗的重要部分。全身治疗包括化疗、分子靶向治疗和免疫治疗。但 2018 年 EASL 等多个指南认为多柔比星或 FOLFOX4（含奥沙利铂）全身化疗方案没有生存获益，不推荐其作为 HCC 全身化疗方案，而且不应将其作为任何试验的对照方案。激素化合物他莫昔芬对 HCC 既没有抗肿瘤作用，也没有生存优势，因此不推荐。索拉非尼是第一个用于晚期 HCC 患者的分子靶向药物，之后仑伐替尼、瑞戈非尼也相继出现。卡博替尼（cabozantinib）在二线和三线治疗中显示优于安慰剂，尤其是针对甲胎蛋白（AFP）升高的患者。靶向程序性死亡分子 1（PD-1）的免疫检查点抑制剂纳武单抗（nivolumab，纳武利尤单抗）和派姆单抗（pembrolizumab，帕博利珠单抗）在总生存时间（OS）、客观缓解率（ORR）和反应持续时间方面有一定优势，美国FDA有条件地批准其作为HCC的二线治疗。程序性死亡受体配体1（PD-L1）和抗细胞毒性T淋巴细胞抗原4相关抑制剂目前多处于临床试验阶段，尚无明确结论。目前尚无能证实精准医疗功效的生物标志物。

一、原发性肝癌的治疗现状

1. **手术治疗**　是肝癌患者获得长期生存的重要手段，主要包括肝切除术和肝移植。

（1）肝切除术：肝脏储备功能良好、体力评估尚可的Ⅰa期、Ⅰb期和Ⅱa期肝癌是手术切除的适应证。部分Ⅱb期和Ⅲa期或肿瘤数量≤3个的患者可从手术中获益，但需注意术前评估。一般认为Child-Pugh A级、吲哚菁绿15分钟滞留率（ICG R15）＜20%～30%是实施手术切除的必要条件；肝硬化患者的剩余肝体积占标准肝体积的40%以上，无肝硬化患者的剩余肝体积占标准肝体积的30%以上也是实施手术切除的必要条件。肝癌手术切除后5年肿瘤复发转移率高达40%～70%，这与术前可能已存在亚临床病灶、微血管癌栓或其余肝硬化结节癌变有关，故所有患者术后需定期复查与随访。

（2）肝移植（表2-1）：是肝癌根治性治疗手段之一，尤其适用于有失代偿肝硬化背景、不适合切除的小肝癌患者。关于肝移植适应证，国际上主要采用米兰（Milan）标准、美国加州大学旧金山分校（UCSF）标准等。国内也陆续提出了多个肝移植标准如杭州标准和复旦标准，对前两个标准的适应证略有扩展。移植时应严格把握适应证，使宝贵的肝资源能得到合理的应用。

2. **经导管动脉栓塞化疗**（transcatheter hepatic arterial chemoembolization，TACE）　适用于肝功能分级Child-Pugh A级或B级不能或不愿接受手术、多发结节型肝癌、门静脉主干未完全阻塞（或完全阻塞但肝动脉与门静脉间代偿性侧支血管形成）、肝癌破裂出血或肝动脉-门静脉瘘造成门静脉高压出血的患者。肝癌切除术后，肝动脉造影术可以早期发现残留病灶或复发灶，并可给予介入栓塞治疗。但Child-Pugh C级、凝血功能差、体力评分低及造影剂过敏者为介入禁忌证。

表2-1　常见的肝移植适应证标准

标准	内　　　容
Milan标准	1.单个肿瘤直径不超过5cm，或肿瘤数目不超过3个，最大直径不超过3cm 2.不伴有血管及淋巴结侵犯
UCSF标准	1.单个肿瘤直径不超过6.5cm，或肿瘤数目不超过3个，最大直径不超过4.5cm，总的肿瘤直径不超过8cm 2.不伴有血管及淋巴结侵犯
杭州标准	1.无门静脉癌栓 2.肿瘤累计直径≤8cm或肿瘤累计直径＞8cm、术前甲胎蛋白≤400ng/ml且组织学分级为高/中分化
复旦标准	1.单个肿瘤直径不超过9cm，或多发肿瘤不超过3个，最大直径5cm、全部肿瘤直径总和不超过9cm 2.无大血管侵犯、淋巴结转移及肝外转移

TACE还可与放射治疗联用，便于勾画肿瘤的轮廓。但应注意肝功能变化。

3.消融治疗（射频消融、微波消融和冷冻消融）　局部消融治疗适用于单个肿瘤直径≤5cm，或肿瘤结节不超过3个、最大肿瘤直径≤3cm，无血管、胆管和邻近器官侵犯及远处转移，肝功能分级为Child-Pugh A或B级的肝癌患者，可获得根治性的治疗效果。位于肝包膜下的肝癌，特别是突出肝包膜外的肝癌，经皮穿刺消融风险较大者，或影像学引导困难的肝癌的患者，可考虑采用开腹消融和经腹腔镜消融的方法。

4.放射治疗

（1）外放射治疗：包括三维适形放射治疗（3-D conformal radiotherapy，3D-CRT）、调强放射治疗（intensity modulated radiation therapy，IMRT）、图像引导放射治疗（Image guided radiation therapy，IGRT）或体部立体定向放射治疗（stereotactic body radiation therapy，SBRT）。

既往观点认为，肝癌是对放射线不敏感的肿瘤，但越来越多数据表明肝癌是放射敏感肿瘤，敏感性仅次于骨髓和淋巴组织。近年来关于肝癌SBRT的研究结果在国内外发表，其对肝脏病灶、门静脉癌栓甚至转移病灶，都有较为理想的效果。

（2）放射性粒子植入治疗：放射性粒子植入是局部治疗肝癌的一种有效方法，包括^{131}I单克隆抗体、^{125}I粒子植入等，在肿瘤组织内或在受肿瘤侵犯的管腔（门静脉、下腔静脉或胆道）内植入放射性粒子后，通过持续低剂量辐射杀伤肿瘤细胞。

5. 化疗　含奥沙利铂的FOLFOX4方案为我国目前常用的化疗方案，且耐受性和安全性较好。但应注意血常规和肝功能变化。

6. 靶向治疗　包括索拉非尼、仑伐替尼、瑞戈非尼和卡博替尼等，后面章节有详细介绍。

7. 免疫治疗　包括PD-1、PD-L1等药物，后面章节有详细介绍。

（李文刚）

二、原发性肝癌的射波刀治疗

近年来，以射波刀为代表的体部立体定向放射治疗（SBRT）技术在肝癌治疗领域的应用越来越多。美国NCCN指南从2002年第二版到2018年第一版在原发性肝癌的治疗中均对外放射治疗做了推荐，包括不可手术切除、无法接受手术或不愿意手术的早期小肝癌的根治性放射治疗，大肝癌、合并门静脉或下腔静脉癌栓及肺、脑、骨、肾上腺及淋巴结等远处转移病灶的姑息性放射治疗。2014年亚太原发性肝癌专家组（Asia-Pacific primary liver cancer expert，APPLE）制定了肝细胞癌治疗专家共识，推荐早、中、晚各期肝癌均可选择外放射治疗。2016年APPLE制定了小肝癌SBRT共识，推荐小肝癌SBRT治疗指征、放疗剂量及随访等。2017年我国国家卫生健康委员会推出的《原发性肝癌诊疗规范（2017年版）》也明确了放射治疗作为中、晚期肝癌的治疗方法之一。

射波刀是精准放射治疗手段，其优势是肿瘤定位精准，美国放射治疗学会（ASTRO）定义的SBRT是通过精确放射治疗手段，用一次或者小分割次数给予体部（颅外）病灶高剂量的治疗方式。SBRT除了对肿瘤细胞有直接杀伤作用，还可以导致微血管损伤，引起肿瘤死亡。另外，近年来发现，SBRT对肿瘤杀伤的同时可以释放肿瘤相关抗原，增加抗原提呈细胞、树突状细胞的作用，进而增强了针对肿瘤的自身免疫。

以射波刀为代表的SBRT适合于肝脏几乎所有位置的肿瘤，是原发性肝癌的有效治疗手段之一。随着放射治疗技术的不断进步，其有效性和安全性也在逐渐提高。但其在适应证把握、总剂量、分割方案及呼吸运动控制方面仍存在相当大的异质性，需要更多的前瞻性、随机对照、多中心临床研究，提供循证医学证据，不断优化治疗方案，使更多患者获益。笔者所在中心根据既往治疗肝癌患者的经验，对适应证及治疗前要求进行了总结。

（一）适应证与治疗前的指标要求

1. 适应证

（1）不能（高龄、有心脏或其他基础疾病）或不愿接受手术的原发性肝癌患者。

（2）肿瘤邻近大血管、胆管、膈肌、肺等器官组织，不适合行消融治疗的患者。

（3）合并门静脉癌栓（主干及二级以上分支）的患者。

（4）既往治疗（手术、射频消融、介入等）后肝内病灶复发的患者。

（5）原发病灶控制良好，伴肺、骨、颅脑、肾上腺、淋巴结等转移的患者。

（6）肝移植术后复发的患者。

（7）肝切除术的术前辅助降期治疗。

（8）合并/不合并梗阻性黄疸的肝门恶性肿瘤。

（9）门静脉癌栓堵塞致门静脉高压者（如大量腹水），可行姑息性射波刀治疗。

2. 射波刀治疗的要求

（1）肝功能 Child-Pugh A 级 /B 级的肝硬化患者（国外也对部分 Child-Pugh C 级的患者进行了研究，但目前多数中心仍将 Child-Pugh C 级纳入禁忌证）。

（2）正常有效肝体积≥700cm^3。

（3）患者一般情况好，ECOG 评分 0～1 分。

（4）白细胞≥3×10^9/L、血小板≥100×10^9/L（如患者有肝硬化合并脾功能亢进病史，白细胞、血小板标准可适当放宽至白细胞≥1.5×10^9/L、血小板≥50×10^9/L）。

（5）对于根治的患者，病灶应距食管、胃肠道一定距离，建议治疗前常规行胃镜检查。

（6）患者能够维持平卧位 30～60 分钟。

（7）无进展性感染，如患者出现发热，排除感染因素外，需将体温控制在 38℃以下。

3. 原发性肝癌射波刀治疗的具体措施及注意事项

（1）完善相关检查与化验

1）治疗前常规检查：常规行腹部增强 MRI 和（或）腹部增强 CT、肺部 CT 检查以明确病灶范围及肿瘤分期，必要时行颅脑 MRI 或 CT 检查。

2）治疗前常规化验：血常规、生化系列、凝血功能、肿瘤标志物检测（主要为甲胎蛋白、糖类抗原 CA19-9）、甲状腺功能五项、乙型肝炎血清标志物五项（如既往有乙型肝炎病史，建议加病毒定量）、丙型肝炎抗体检测（如既往有丙型肝炎病史，建议加病毒定量）、尿便常规、梅毒及艾滋病相关化验。

（2）金标植入术：排除禁忌证后，行 CT/超声引导下金标植入术，植入标准与要求见金标植入章节。金标植入术后患者应避免剧烈运动，平卧 6～8 小时，常规应用止血药物，并监测血压、脉搏（可根据实际情况增加监测频率）。

（3）体膜制作：具体见体位固定章节。

（4）CT/MRI 定位：具体定位参数与要求见 CT/MRI 定位章节。

（5）靶区勾画与处方剂量：具体见本节"（二）靶区的勾画与处方剂量"部分。

（6）执行计划。

（7）治疗过程中的注意事项

1）患者行射波刀治疗的过程中，应常规检查血常规、肝肾功能、凝血功能等指标。如出现肝功能恶化（腹水量增多、胆红素升高、凝血酶原时间延长）或骨髓抑制导致白细胞、血小板明显下降，放射治疗需暂停或终止。

2）治疗中及治疗后应注意对皮肤的保护，嘱患者治疗过程中及治疗后避免对照射区域皮肤刺激。

3）多数的原发性肝癌患者合并肝硬化，饮食以软饭、流食为主，降低消化道出血风险。治疗过程中饮食应以清淡为主，避免生冷硬辣刺激性食物。如患者出现恶心、腹部不适症状，在排除消化道出血、溃疡等因素外，可给予对症、止吐治疗，严重者可给予补液支持、营养治疗。并复审计划，查看食管、胃肠道剂量，如有调整空间，需重新制订计划。

（二）靶区的勾画与处方剂量

1.靶区勾画 根据定位的影像，以CT平扫为基准图像，以增强/非增强MRI或增强CT为辅助图像进行融合。在影像图上确认大体的肿瘤范围，并进行靶区勾画。根据国内外文献，与常规加速器放射治疗不同的是，肝癌射波刀治疗时，肿瘤区（gross target volume，GTV）与临床靶区（clinical target volume，CTV）是等同的，不需要额外再扩CTV。计划靶区（planning target volume，PTV）是在CTV（GTV）的基础上，根据肿瘤具体情况，不同程度地外扩，一般对与正常胃肠组织重叠部分进行避让与修回。肿瘤确认之后，需在基准图像上再次确定靶区范围，并在CT基准图像上勾画正常组织（食管、胃肠道、有效正常肝体积、脊髓、十二指肠、双侧肾脏）。

2.处方剂量 原发性肝癌的处方剂量目前无统一标准，根据肿瘤大小、位置及肝功能情况，给予的放射治疗剂量不同。常规给予处方剂量36～60Gy的总剂量，也有总剂量达到75Gy的报道，国外常规给予次数为3～5次，国内根据肿瘤位置，常给予3～10次的分割方式。

3. 随访　每位患者在完成治疗后1个月进行1次临床和生化学评价，第1年每3个月随访1次，以后每3～6个月随访1次。每次随访对患者的症状、体征、血常规、肝功能、肿瘤标志物及腹部CT或MRI（均为对比增强扫描）进行评价。同时伴有病毒性肝炎的患者要注意外周血中病毒量（HBV-DNA和HCV-RNA）的变化。

（三）放射性肝损伤

1. 放射性肝损伤（radiation-induced liver disease，RILD）定义

（1）典型的放射性肝损伤：发病快，患者在短期内迅速出现大量腹水及肝大，伴碱性磷酸酶（ALP）升高到正常值上限的2倍以上，或丙氨酸转氨酶（ALT）上升到正常值上限的5倍以上。

（2）非典型的放射性肝损伤：仅有肝功能的损伤，ALP在正常值上限的2倍以上，或ALT上升至正常值上限的5倍以上，没有肝大和腹水；能排除肿瘤发展造成的临床症状与肝功能损害。

（3）以上为放射性肝损伤的经典定义，近些年也有研究将Child-Pugh评分较基线≥2分纳为放射性肝损伤的诊断标准。

2. 放射性肝损伤的预防

（1）在治疗之前，应全面完善患者的检查与化验，严格把握适应证，确定正常有效肝体积及肝功能、凝血情况。多中心文献提出：Child-Pugh评分、分级与放射性肝损伤发生具有相关性，Child-Pugh B级的患者发生放射性肝损伤的概率要明显高于Child-Pugh A级的患者。

（2）乙型肝炎、丙型肝炎病毒阳性（外周血HBV-DNA和HCV-RNA阳性）的肝癌患者应给予积极的抗病毒治疗。

（3）如患者同步行肝动脉栓塞及其他有创治疗，应避免两种治疗重叠毒性的累积，确保肝功能恢复后再行射波刀治疗。

（4）制订治疗计划时应严格控制有效正常肝体积受量，表2-2为

表2-2 AAPM TG 101 报告中肝脏射波刀治疗时常见的器官限量

	阈值之上最大的临界体积	单次		三次		五次		损伤（≥3级）
		阈值剂量	最大点剂量	阈值剂量	最大点剂量	阈值剂量	最大点剂量	
食管	<5cm³	11.9Gy	15.4Gy	17.7Gy（5.9Gy/Fx）	25.2Gy（8.4Gy/Fx）	19.5Gy（3.9Gy/Fx）	35.0Gy（7.0Gy/Fx）	狭窄/瘘
胃	<10cm³	11.2Gy	12.4Gy	16.5Gy（5.5Gy/Fx）	22.2Gy（7.4Gy/Fx）	18.0Gy（3.6Gy/Fx）	32.0Gy（6.4Gy/Fx）	溃疡/狭窄
十二指肠	<5cm³	11.2Gy	12.4Gy	16.5Gy（5.5Gy/Fx）	22.2Gy（7.4Gy/Fx）	18.0Gy（3.6Gy/Fx）	32.0Gy（6.4Gy/Fx）	溃疡
	<10cm³	9.00Gy		11.4Gy（3.8Gy/Fx）		12.5Gy（2.5Gy/Fx）		
空肠/回肠	<5cm³	11.9Gy	15.4Gy	17.7Gy（5.9Gy/Fx）	25.2Gy（8.4Gy/Fx）	19.5Gy（3.9Gy/Fx）	35.0Gy（7.0Gy/Fx）	肠炎/肠梗阻
结肠	<20cm³	14.3Gy	18.4Gy	24.0Gy（8.0Gy/Fx）	28.2Gy（9.4Gy/Fx）	25.0Gy（5.0Gy/Fx）	38.0Gy（7.6Gy/Fx）	结肠炎/狭窄
肝脏	700cm³	9.1Gy		19.2Gy（4.8Gy/Fx）		21.0Gy（4.2Gy/Fx）		基本肝功能

肝脏射波刀治疗时常见的器官限量（来源于AAPM TG 101报告）。

（孙　静）

三、小肝癌的射波刀立体定向放射治疗

小肝癌的定义尚存在争论，根据中华医学会外科学分会肝脏外科学组2001年制定的标准，将单发的直径≤2cm的肝癌定为微小肝癌。单发的直径＞2cm且≤5cm的肝癌定为小肝癌。依据我国《原发性肝癌诊疗规范（2017年版）》，小肝癌诊断标准为：单个癌结节最大直径≤3cm；多个癌结节数目不超过2个，其最大直径总和≤3cm。小肝癌除了体积小，多以单结节性、膨胀性生长为主，与周围肝组织的分界清楚或有包膜形成，具有生长较慢、恶性程度较低、发生转移的可能性小及预后较好等特点。

手术是小肝癌传统和最为常用的根治性治疗方法，一直被视为治疗小肝癌的金标准，可获得较好的疗效，主要包括肝切除术和肝移植。近年来，微创技术迅速发展，小肝癌的治疗方法呈现出多样化的局面，以射频消融（radiofrequency ablation，RFA）为代表的局部治疗发展迅猛，其治疗小肝癌疗效不断提高，能够达到与手术治疗相同的疗效，且具有并发症发生率较低、创伤较小的特点。

SBRT的出现使肝癌的放射治疗跨进了一个新的阶段，关于SBRT治疗小肝癌的报道不断增多，已成为小肝癌首选的放射治疗方法，主要包括伽马刀和射波刀。

（一）小肝癌治疗现状

1.手术治疗　肝切除术目前仍是早期肝癌的主要治疗方法，也是小肝癌的标准治疗方式，手术切除后5年生存率为60%～80%，肿瘤体积越小术后生存率越高，微小肝癌术后5年生存率高达90%以上。自从1991年Reich等完成首例腹腔镜肝切除术以来，腹腔镜肝切除术在临床上已得到广泛开展。肝移植是

目前已知治疗早期肝癌成功率最高的手术，国际上认为米兰标准是其最严格和最佳适应证，该标准下的肝移植治疗早期肝癌，5年生存率能够达到75%，5年复发率不超过10%。

2.局部消融治疗　以RFA为代表的局部消融治疗发展迅猛，其治疗小肝癌的疗效不断提高，已接近手术切除。相比开腹手术切除，RFA具有创伤小、恢复快、并发症发生率低的特点，并且适应证较手术切除广泛，适用于各种单发或多发的小肝癌。目前RFA对于肿瘤直径≤3cm肿瘤的治疗效果已经获得一致认同，但对于直径3～5cm的小肝癌，RFA还存在消融不完全、术后局部复发的问题。虽然很多研究结果表明局部消融治疗小肝癌的疗效和手术切除相近，但能否完全代替手术切除还存在较大争议。RFA治疗小肝癌术后的总体复发率较手术切除高。

3.经导管动脉栓塞化疗（TACE）　对于失去手术机会的中晚期肝癌，TACE被认为是目前的首选治疗。TACE对部分小肝癌也可起到一定的治疗作用，但相对于外科治疗和RFA，TACE对小肝癌的治疗为姑息性治疗。因此，单独采用TACE治疗小肝癌不予以推荐。目前常采用联合治疗的模式，如TACE联合RFA、TACE联合手术、TACE联合放射治疗等。以TACE联合RFA的序贯治疗研究最多。中山大学肿瘤防治中心回顾性报道了一项病例-对照研究，结果显示，对于肿瘤＜3cm的单个肿瘤而言，TACE联合RFA和RFA单独组的生存率差异无统计学意义，而对于肿瘤直径＞3cm和多个肿瘤而言，TACE联合RFA治疗效果优于单独RFA治疗。

4.小肝癌放射治疗现状　既往由于肝癌的放射治疗敏感性低、低剂量全肝照射后发生放射诱导性肝病的风险及毗邻放射敏感器官（如胃、十二指肠）等原因，肝癌的放射治疗应用受到很大限制。近年来，放射治疗设备的发展使得放射治疗肝癌的同时避免发生放射诱导性肝病等风险成为可能。目前，以射波刀为代表的SBRT和RFA一样，已成为不适合外科切除手术、肝移植术的小肝癌的替代治疗方法。

日本Sanuki等报道185例直径＜5cm的肝细胞癌接受SBRT，处方剂量：肝功能Child-Pugh A级，40Gy/5Fx；肝功能Child-Pugh B级，35Gy/5Fx。3年局部控制率、总生存率分别为91%、70%，其中24例患者发生了≥3级急性毒性反应，19例患者肝功能轻度恶化，Child-Pugh评分增加2分，2例患者发生了肝衰竭。2016年Wahl等报道224例不能手术切除的小肝癌患者，其中161例接受RFA，63例接受SBRT，回顾性分析显示RFA和SBRT的1年、2年总生存率分别为70%、74%和53%、46%，两组无显著差异。在RFA组，随着肿瘤直径增加，局部控制率下降，对于肿瘤直径≥2cm者，SBRT组局部控制率优于RFA组。笔者所在中心回顾性总结了28例单个直径≤3cm的肝细胞癌患者接受射波刀立体定向放射治疗，1年、2年和3年总生存率分别为92.86%、85.71%和78.57%；1年、2年和3年局部控制率分别为96.43%、92.86%和89.28%（图2-2A，图2-2B）。对77例单个直径≤5cm的肝细胞癌患者回顾性研究中，其中37例接受射波刀立体定向放射治疗，40例接受RFA，两组3年的OS和局部控制（LC）率差异无统计学意义（图2-2C，图2-2D），均与文献报道相近。因此，射波刀SBRT可以作为不宜手术切除小肝癌的替代治疗手段。

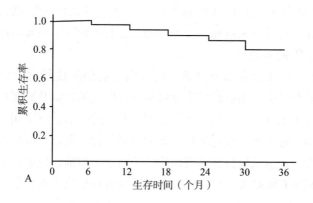

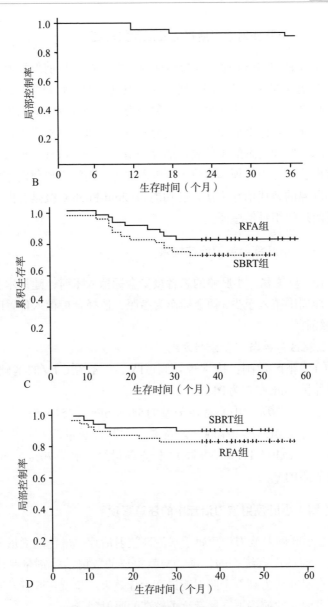

图2-2 射波刀治疗小肝癌患者的生存曲线

A.射波刀治疗小肝癌生存率；B.射波刀治疗小肝癌局部控制率；C. 2组（射波刀组与射频消融组）总生存率对比；D. 2组（射波刀组与射频消融组）局部控制率对比

（二）小肝癌射波刀治疗适应证和禁忌证

小肝癌的SBRT应该以根治性为目的。虽然目前射波刀治疗并非指南推荐的小肝癌的一线治疗，但近年的研究表明，无论是局部控制率还是总生存率方面，射波刀治疗小肝癌疗效与手术相近，因此，理论上射波刀治疗适合所有的小肝癌。对于不适合手术切除、射频消融的小肝癌，如合并基础疾病，病灶靠近大的胆管或血管、位于肝顶部或位于肝脏深部等，射波刀放射治疗可作为小肝癌的替代治疗方法。肝功能为Child-Pugh C级是肝内病灶放射治疗的相对禁忌证。

（三）小肝癌射波刀治疗技术

1.常规流程　小肝癌的患者接受金标植入术时，建议术者在其病灶周围植入至少3颗金标作为参照，选择金标植入位置时尽量包绕肿瘤。

2.靶区勾画与剂量分割方式

（1）靶区勾画：按常规勾画GTV。一般在GTV的基础上，均匀外扩5mm左右为PTV。

（2）笔者所在中心常用剂量为54Gy/6Fx或55Gy/5Fx，生物等效剂量（BED）≥100Gy，周围正常器官受量均在正常耐受范围内（AAPM TG 101报告）。处方剂量线一般为70%～80%，包绕全部PTV。

（四）小肝癌射波刀治疗中的注意事项

1.小肝癌射波刀治疗属于根治性放射治疗，最佳的剂量分割模式目前还没有统一的标准，文献报道的放射治疗剂量跨度较大。有研究认为高剂量照射能提高治疗效果。建议在肝脏及周围脏器可耐受的前提下，尽量给予较高的照射剂量。

2.肝功能评分为Child-Pugh C级是肝内病灶放射治疗的相对禁忌。有研究显示，预测放射诱导性肝病（radiation-induced liver disease，RILD）方面，Child-Pugh分级是重要的预测参数。Child-Pugh评分越高，RILD发生的可能性越大。笔者所在中心对肝内病灶的放射治疗，要求总胆红素≤40μmol/L。

（五）典型病例

患者，男性，55岁，有乙型肝炎、肝硬化病史10余年，例行体检发现肝右叶小肝癌，肝功能Child-Pugh分级为A级，甲胎蛋白125ng/ml。处方剂量为55Gy/5Fx。治疗前、治疗后6个月及3年的影像资料如图2-3所示。

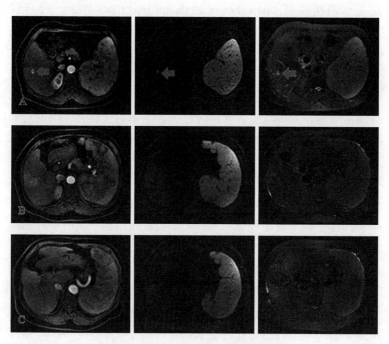

图2-3　射波刀小肝癌治疗典型病例

A.原发性肝癌射波刀治疗前（MRI检查：动脉期、DWI、T_2相）；B.射波刀治疗后6个月（MRI动脉期无强化，疗效评价为完全缓解）；C.射波刀治疗后3年（MRI动脉期仍无强化，评价仍为完全缓解）

（张　弢）

四、大肝癌的射波刀立体定向放射治疗

（一）大肝癌的治疗现状

临床上一般将肿瘤直径为5～10cm的肝癌称为大肝癌。治疗方法包括手术切除和非手术治疗。由于肝癌起病较为隐匿，多数肝癌诊断时已为中期或晚期，且约90%合并明显肝硬化，从而使大部分患者丧失了最佳手术治疗时机。非手术治疗对肝癌起着越来越重要的作用。目前，肝癌非手术治疗包括射频消融、经皮无水酒精注射（percutaneous ethanol injection，PEI）、经导管动脉栓塞化疗、全身化疗、靶向药物治疗、免疫治疗和放射治疗等。

1.手术治疗　目前多数学者认为手术切除仍是大肝癌的首选治疗方法，由于受肝硬化、一般身体状况、血管癌栓、肝外转移等因素限制，大多数患者就诊时已失去手术治疗机会，即使行根治性肝切除术，由于肿瘤体积大易挤压周围的重要管道并侵犯邻近器官且多伴有周围卫星灶，手术过程中易挤压癌肿导致癌细胞脱落至腹腔形成转移灶，因而术后复发率较高，术后肝内复发和远处转移成为肝癌患者术后治疗失败的主要原因，术后5年生存率、10年生存率普遍较低，预后差。以往报道显示大肝癌肝切除术患者5年生存率为36%～60%。Chen等报道2012例大肝癌患者行手术切除，术后1年生存率、3年生存率、5年生存率分别为71.2%、58.8%和38.7%，1年无瘤生存率、3年无瘤生存率、5年无瘤生存率（DFS）分别为61.5%、38.6%和23.8%。吴孟超院士报道了2763例大肝癌患者行手术切除，术后患者1年生存率、3年生存率、5年生存率分别为49.0%、31.9%和24.2%。罗嘉等报道手术治疗162例大肝癌患者，男性126例，女性36例，年龄26～78岁，肿瘤直径5.2～26.3cm，平均直径（9.4±2.6）cm，肝功能Child-Pugh A级者92例，肝功能Child-Pugh B级者70例，平均5年生存率为45.1%，与其他研究报道大肝癌术后生存率基本接近。

2.介入治疗 经导管动脉栓塞化疗（TACE）治疗常作为不能手术切除的中晚期肝癌的首选治疗方法，美国、亚太地区及欧洲专家制订的共识指南均推荐，对于肿瘤过大或多发病灶无法切除且无血管浸润或肝外播散的中、晚期肝癌患者，TACE可作为一线非根治性治疗手段。2017年版原发性肝癌诊疗规范中TACE术已经成为大肝癌的常规治疗方案。单纯TACE可以达到缩小肿瘤体积、减轻肿瘤负荷的目的，但肝脏具有肝动脉和门静脉双重血供，肝癌组织除80%的血供来源于肝动脉外，仍有20%的血供由门静脉提供，肿瘤生长最活跃的边缘区及包膜外浸润的癌组织、门静脉癌栓等以门静脉供血为主，大肝癌血供来源丰富，且多易侵犯肝包膜、邻近脏器和血管，故单纯TACE并不能完全阻断肿瘤区血供，甚至缺血、缺氧环境易导致血管内皮生长因子的表达提高与新生血管的形成；对于肿瘤体积较大及乏血供或存在动脉-静脉瘘、侧支循环患者，单独行TACE的疗效较为局限，大多数肿瘤坏死不完全，需要多次治疗，多次重复进行TACE治疗会加重患者肝功能损伤，从而影响患者生存期，反而无法达到治疗效果。因此，对大肝癌临床治疗，亟待采用基于TACE治疗为基础的联合治疗。Shi等报道对1830例肝癌患者行TACE，平均年龄为（49.36±11.62）岁，平均肿瘤大小为（10.53±4.09）cm（1～28cm），中位生存时间为10.37个月，1年生存率、5年生存率、10年生存率分别为47%、10%和7%。余海滨报道对34例大肝癌患者单独行TACE术，其中男性患者22例，女性患者12例，肝功能Child-Pugh A级者15例，Child-Pugh B级者19例，治疗有效率为73.53%，平均随访时间为（17.2±3.5）个月，1年生存率、2年生存率分别为52.9%（18/34）和26.5%（9/34）。安建立等报道TACE治疗35例大肝癌患者，其中男性22例，女性13例，年龄49～67岁，最大直径为5.5～9.2cm；Child-Pugh A级20例、B级15例，随访时间8～28个月，中位无进展生存时间为7.5个月，中位总生存时间为11.5个月，1年生存率、2年生存率分别为42.9%和10.7%。Meta分析报道了TACE联合微波消融治疗大肝癌1年生存率、2年生存率和3年生存率均明显高于单独TACE组；联合组的完全缓解（CR）和部分缓解（PR）均明显高于单独TACE组，疾病稳定（PD）和疾病进展（SD）明显低于单独TACE组，疗效有显著差异。

3.分子靶向药物治疗　具体见靶向治疗与免疫治疗相关内容。

4.局部消融治疗　以射频消融（RFA）和微波消融（microwave ablation，MWA）为代表的局部消融治疗方法在小肝癌治疗方面的安全性、有效性已得到普遍认可。随着设备的更新和技术的发展，局部消融治疗的适应证不断扩大，国内外局部消融治疗应用于5cm以上大肝癌的报道越来越多，局部消融治疗在大肝癌方面也取得了一定的成就。司增梅等报道MWA对大肝癌的完全消融率为69.0%～81.8%。Seror等应用RFA治疗26例大肝癌患者，1年生存率、2年生存率分别为68%和56%。单纯的局部消融治疗对于大肝癌的疗效欠佳。南京医科大学杨正强等Meta分析报道局部消融治疗联合TACE在大肝癌的治疗上比单纯局部消融治疗优势明显。Takaki等应用RFA联合TACE治疗了20例大肝癌患者，其1年生存率、3年生存率、5年生存率分别达100%、62%和28%。T.Y. Zou等报道66例大肝癌患者，肿瘤直径5.2～19.7cm，其中肿瘤直径5～10cm者38例，＞10cm者28例，男性39例，女性27例，平均年龄（54±11.3）岁（28～78岁），乙型肝炎患者47例，丙型肝炎患者10例，无肝炎基础者9例，肝功能Child-Pugh分级A级者21例，肝功能Child-Pugh分级B级者45例，经RFA联合TACE治疗，随访7～82个月，中位生存时间为18.3个月，平均PFS为（14.2±6.2）个月；1年生存率，3年生存率和5年生存率分别为93.2%（55/59）、42.5%（17/40）和27.3%（9/33）。至随访截止日期，共死亡30例，其中6例死于急性食管静脉曲张破裂出血，5例死于肝性脑病，3例死于多发肺转移合并感染和呼吸衰竭，3例死于阻塞性黄疸，2例死于肝肺综合征，其他11例死于其他肝癌并发症，如恶病质、破裂和出血。在66例患者中均未观察到与TACE和RFA相关的严重并发症（如严重感染、皮肤烧伤、大出血、肝脓肿、异位栓塞、膈瘘、胆囊和肠坏死穿孔、肝衰竭或肾衰竭）。主要的术后并发症是栓塞综合征，66名患者均出现不同程度的发热，体温在38.1～39.5℃波动。根据数字评定量表（NRS）疼痛标准，36例患者出现轻度疼痛，25例出现中度疼痛，5例出现右肩疼痛，但经镇痛治疗2～5日后疼痛明显缓解。19名患者在TACE＋RFA后观察到中度恶心和呕吐，对症治疗后缓解，且在大多数患者中没有发现明显的恶心或呕吐。6名患者出现呃逆，对症治疗2～3日缓解。在TACE＋RFA后未观察到3级和4级副作用（CTCEA）。

（二）大肝癌放射治疗概述

以现代放射治疗为代表的精确放射治疗技术在肝癌治疗中取得了令人满意的效果，已参与到肝癌治疗的各个阶段，当前已作为美国国家综合癌症网（National Comprehensive Cancer Network，NCCN）指南推荐的治疗手段之一。随着放射治疗技术的发展，放射治疗在大肝癌治疗方面的应用越来越广泛，目前临床上常用的放射治疗技术主要有三维适形放射治疗（three dimensional conformal radiotherapy，3D-CRT）、调强放射治疗（intensity modulated radiotherapy，IMRT）、体部立体定向放射治疗（stereotactic body radiation therapy，SBRT）、螺旋断层放射治疗（TOMO Therapy）等。既往诸多研究均证实了放射治疗在肝癌治疗中的作用，且放射治疗适合于各个分期的肝癌。

1.大肝癌放射治疗方式的选择

（1）3D-CRT：是近年来发展起来的一种高精度的放射治疗，放射高剂量区的空间分布和肿瘤的空间形态基本一致，明显改善靶区的剂量分布，在保证肿瘤组织区域得到充分高的照射剂量的同时又较大限度减少了周围正常组织的照射剂量，大大减轻了放射治疗的不良反应，增强了放射治疗的局部疗效。3D-CRT放射治疗技术虽然能在靶区达到较高的治疗剂量，但是在放射治疗时还是会累及周围正常器官和组织，其特异性较差。M.T. Liu等对

44例无法切除的肝癌患者行3D-CRT，其中男性患者37例，女性7例，平均年龄62岁（34～88岁），10例患者ECOG评分为0分，19例为1分，15例为2分；肝功能Child-Pugh分级A级者32例，B级者12例；肿瘤大小＜5cm者16例，5～10cm者16例，＞10cm者12例；慢性乙型肝炎者35例，慢性丙型肝炎者9例；根据美国癌症联合委员会（AJCC）癌症分期系统（第5版），Ⅱ期（T2N0M0）患者8例，Ⅲ期（T3N0M0）患者19例，Ⅳ期（T4N0M0）17。研究结果显示，44例肝癌患者经3D-CRT治疗后，客观反应率为61.4%，1年生存率、2年生存率、3年生存率分别为60.5%、40.3%、32.0%，中位生存期为15.2个月，不良反应较轻，通过药物治疗可控制。Wu等对94例直径3～18cm的肝癌患者行三维适形放射治疗（3D-CRT）联合TACE，其中男性84例，女性10例，中位年龄51.5岁（23～73岁），肿瘤直径＜5cm者7例，5～10cm者30例，＞10cm者57例，乙型肝炎基础者90例，丙型肝炎基础者4例，所有患者均存在肝硬化，肝功能Child-Pugh分级A级者43例，B级者51例，中位随访时间37个月（10～48个月），有效率为91%，1年生存率、2年生存率、3年生存率分别为93.6%、53.8%、25.9%，中位生存期为25个月。急性毒性方面，肝功能改变23例（24.5%）和发热51例（54.3%）；15例患者出现血液学毒性；亚急性和慢性毒性方面，5例患者死于胃十二指肠溃疡，12例患者出现放射性肝病，其中4例死于放射性肝病。研究表明，3D-CRT联合TACE是一种有效可行的方法。韩守云等报道35例不能手术切除的原发性大肝癌患者接受3D-CRT治疗，患者肝功能均为Child-Pugh A级或B级，肿瘤直径为8～12cm，分次照射剂量为4～5Gy，总剂量为50～55Gy。放射治疗后2～3个月行CT复查，结果显示，完全缓解（CR）17.1%、部分缓解（PR）65.7%、疾病稳定（SD）11.4%，1年生存率、2年生存率、3年生存率分别为71.4%、42.9%、20.0%。

（2）IMRT：适用于肝癌体积较大以致正常肝组织受到较

大剂量照射或因肝硬化严重而不能耐受大剂量照射的患者。Kang等报道了应用IMRT治疗27例大肝癌患者，肿瘤直径为8.8～11.4cm，肝功能Child-Pugh分级A级者19例，B级者8例，放射治疗后总有效率为44.4%，肿瘤局部控制率为63.6%，PFS为3个月，总生存期为5个月。另有临床研究显示，肿瘤局部控制率为63%，中位生存期12.9个月，1年生存率和3年生存率分别为87%和55%。

（3）SBRT：被广泛用于原发性肝癌的治疗，M.Fraczek等研究报道SBRT治疗了13例原发性肝癌患者，共有22个病灶，患者平均年龄为64岁（48～86岁），中位随访时间为10.8个月（7～16个月），中位放射治疗剂量为41.5Gy（30～45Gy），局部控制率达到86%，1年生存率和2年生存率分别达94%和48%，仅1例患者出现轻度消化道反应，表现为恶心、呕吐。Chan等对16例晚期肝癌患者行SBRT，男性患者15例，女性1例，中位年龄为58岁（23～69岁），肿瘤直径1～7cm，肝功能Child-Pugh分级A级者12例，B级者4例，中位随访时间24个月（2～54个月），局部反应率为45%，局部控制率为91%，中位生存期为23个月，1年总生存率、3年总生存率为62%和28%，2例肝功能Child-Pugh B级患者出现放射性肝病，没有其他3/4级毒性。G.Eleni等对47例大肝癌患者行SBRT治疗，共64个病灶，中位直径为7cm（5～10cm），1年局部控制率为77%，中位生存期为9个月，3例患者出现2级以上胃肠道毒性反应。Bujold等报道应用SBRT治疗局部晚期肝癌患者，中位随访时间为31.4个月（24.3～36.4个月），1年局部控制率达87%，中位生存期17个月。

（4）螺旋断层放射治疗：陈一兴等回顾性分析螺旋断层放射治疗对46例肝癌患者的治疗，其中男性36例，女性10例，中位年龄63.5岁（22～86岁），肝功能Child-Pugh A级者43例，Child-Pugh B级者3例，肿瘤直径0.9～5.8cm，直径＞3cm者16例，≤3cm者30例，1年生存率、2年生存率、3年生存率分别为

95.4%、75.7%和69.9%，没有出现典型的放射性肝损伤，考虑和入选病例肿瘤稍小有关。

2.射波刀治疗大肝癌的优势　由于射波刀可以将金标追踪和Sychrony同步呼吸追踪方式联合起来，追踪随呼吸运动的病灶，从而治疗过程中可实时追踪肿瘤运动、实时监测和修正肿瘤位置偏差，可以最大程度地消灭肿瘤和最大限度保护周围正常组织，真正实现了精确定位、精确计划、精确治疗。因此其适合用于大肝癌的治疗。国内外对其治疗效果进行了回顾性研究，结果令人满意。J.Y.Que等2016年报道射波刀治疗115例不能手术的肝癌患者，中位随访时间为15.5个月（2～60个月），中位年龄为66岁（31～91岁）肿瘤直径1.8～18cm，直径＜4cm患者40例，4～9cm者47例，≥10cm者28例，中位生存期为15个月（4～25个月），1年生存率、2年生存率分别为63.5%和41.3%，1年无进展生存率、2年无进展生存率为42.8%和38.8%，1年、2年野内无复发生存率为85.3%和81.6%，1年、2年野外无复发生存率为52.5%和49.5%。T.K.Hsing等报道应用射波刀治疗55例大肝癌患者，客观反应率为90.9%，1年生存率、2年生存率、3年生存率分别为60.09%、51.32%和45.29%，1年无进展生存率、2年无进展生存率、3年无进展生存率分别为48.84%、33.33%和31.65%。Huang等2012年报道应用射波刀治疗36例不能手术肝癌患者，中位总剂量37Gy（25～48Gy），中位随访时间14个月，1年、2年野内无复发生存率为87.6%和75.1%，2年总生存率为72.6%，与对照组（未接受射波刀治疗）的42.1%相比有统计学意义。笔者所在中心也对近几年治疗的28例大肝癌（部分合并门静脉癌栓）的患者进行了回顾性分析，1年、2年、3年、5年的累积总生存率分别为75.0%、57.1%、53.6%、22.1%；1年、2年、3年、5年的无进展生存率分别为59.3%、47.4%、35.6%、17.8%；1年、2年、3年、5年的局部控制率分别为91.8%、86.0%、86.0%、86.0%，疗效较其他方法具有明显优势（图2-4）。进一步大样本的研究正在进行中。

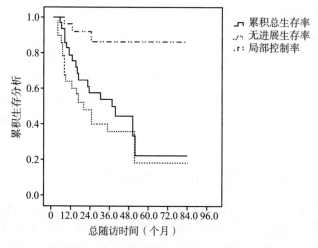

图2-4 笔者所在中心应用射波刀治疗大肝癌患者的生存曲线

（三）大肝癌射波刀治疗适合患者的选择

临床诊断标准以CT、MRI、AFP 水平和（或）肝穿刺活检病理学作为依据，所有患者均符合大肝癌临床诊断及分期标准，由于高龄、病灶位置或其他因素而不能手术者，初治及复发者均可，所有患者体力状态均可，ECOG评分为0分或1分，肝功能Child-Pugh分级为A级或B级。

（四）大肝癌射波刀治疗技术与注意事项

1.靶区勾画 大肝癌的靶区勾画原则同总论靶区勾画部分，但由于病灶体积大，勾画靶区时要注意与危及器官的严格区分。左肝病灶常与胃关系密切，右肝病灶常与肠道（包括十二指肠）关系密切。这些器官组织耐受量低，为了保证治疗的安全，在从GTV外扩到PTV时，如发现PTV与胃肠道有重叠，需将PTV修回至GTV边界，因此往往做不到等距离均匀外扩。

2.处方剂量和分割方案 关于射波刀治疗大肝癌的放射治疗

剂量和分割方案缺乏统一的标准，没有最佳的剂量分割模式，文献报道的放射治疗剂量跨度很大，总剂量为24～60Gy，分割次数为3～10次。目前笔者所在中心射波刀治疗大肝癌的放射治疗剂量为40～56Gy/（5～10）Fx，处方剂量为75%～85%的等剂量曲线。如何根据患者肝硬化程度、受照肝体积等情况估计最高耐受量，如何在可耐受的范围内给予最高剂量，提供最佳治疗方案，临床尚待进一步深入研究。

（五）大肝癌射波刀治疗中的注意事项

对于肝癌患者，因存在肝炎、肝硬化等肝脏的基础疾病，放射性肝损伤的发生率稍高。大肝癌的射波刀治疗虽然比常规治疗有更好的局部控制率，但也不可避免地会出现放射治疗毒副作用，包括肝脏毒性反应、胃肠道毒性反应、血液学毒性反应等，须根据肿瘤大小、位置、分期、邻近器官、肝功能分期及患者身体状况等制订可行的个性化剂量分割方式。同时，只有剩余足够的正常肝脏体积，且周围危及器官受照射剂量限制在AAPM TG-101报告研究建议的正常组织（危及器官）剂量限制范围内，射波刀治疗才是相对安全的。

（六）典型病例

患者，男，59岁，因无明显诱因出现厌食油腻于2012年6月22日第一次入笔者所在医院。入院后完善血常规：白细胞$5.93×10^9$/L、血红蛋白143.00g/L、血小板$201.00×10^9$/L；生化全项：白蛋白43g/L、天冬氨酸转氨酶47U/L、丙氨酸转氨酶41U/L；甲胎蛋白86ng/ml；凝血功能：凝血酶原时间10.60秒、活动度110.00%；乙肝表面抗体（发光法）246.1U/L、丙型肝炎抗体检测（增强化学发光）0.03s/co；完善检查后诊断为肝癌（肝右叶病灶：7cm×5cm），6月27日行肝动脉造影，显示肝右叶见大片状肿瘤染色，考虑为肝癌。综合上述检查化验结果，临床诊断为原发性肝癌。7月6日至7月13日行肝脏肿瘤射波刀治疗，放射治疗剂量为48Gy/8Fx。后定期复查与随访，均无肿瘤复发与进展，末次电话随访时间为2018年5月16日（图2-5）。

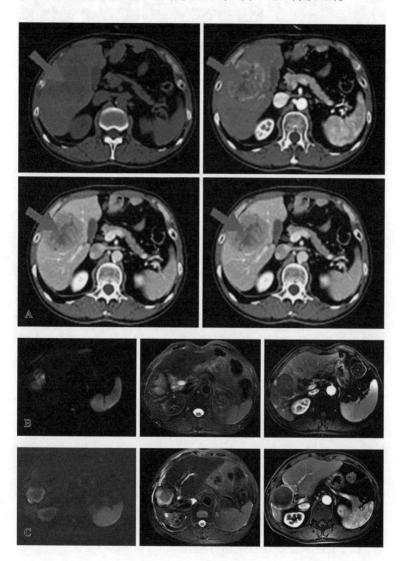

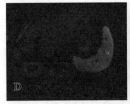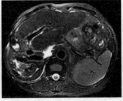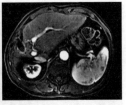

图2-5　射波刀治疗大肝癌患者的典型病例

A.治疗前；B. 2012年9月24日复查MRI的影像；C. 2013年11月21日复查MRI的影像；D.2014年12月3日复查MRI的影像

（万芝清）

五、巨块型肝癌的射波刀立体定向放射治疗

（一）巨块型肝癌的治疗现状

巨块型肝癌是肝癌中的最常见类型，约占33%。一般定义其直径＞10cm，其发病率高、恶性程度高、易侵犯重要血管（如门静脉、肝静脉及腔静脉）等，患者常合并肝硬化背景，手术风险极大，根治性切除率低。由于病灶体积大，形成对肝包膜及周围组织脏器的压迫后常出现癌痛，影响生活质量。临床上采用非手术治疗的患者常选用介入治疗，但效果欠佳。进展期肿瘤如存在门静脉癌栓、凝血功能障碍、腹水等情况则不适宜行经皮无水乙醇注射、射频消融、TACE。文献提示^{90}Y放射微球虽常用于弥漫性肿瘤的治疗，但却有侵入性技术风险。故临床常表现为进展快、病程短、预后差，肝癌晚期患者的6个月、1年的存活率仅为50%和14%。对于晚期肝癌患者，如何延长生存期，改善生活质量，急需探索其他有效的治疗手段。在这种情况下，临床上针对巨块型肝癌进行放射治疗的探索逐渐增多。

（二）巨块型肝癌放射治疗概述

针对巨块型肝癌进行放射治疗的理论依据如下：正常肝脏的再生能力强，只要保留有足够多的正常肝脏不受照射，即使受照射部分肝脏失去功能，也可以通过剩余的肝脏增生来代偿功能。但因为肿块巨大，正常肝脏组织较少，很多患者伴有肝功能异常，所以放射治疗的肝损伤耐受程度降低，并且因为靶区面积较大，照射野增大，所以周围邻近器官的放射性损伤也会加重。这对放射治疗技术的实施细节提出了更高的要求，如放射治疗技术的选择、靶区边界的确定、靶区剂量的确定、治疗对象的选择标准等。

　　国内外学者报道三维适形放射治疗（three dimensional conformal radiation therapy，3D-CRT）治疗中、晚期肝癌取得了较好的疗效。Greten 等报道 3D-CRT 治疗原发性肝癌的中位生存期为 16 个月，4 年生存率为 20%。韩守云等采用立体定向三维适形放射治疗方法治疗不能手术的原发性肝细胞大肝癌，肿瘤直径为 8 ～ 12cm，给予总剂量 50 ～ 55Gy，总有效率为 82.8%，1 年生存率、2 年生存率、3 年生存率分别为 71.4%、42.9%、20.0%。J.Y.Que 等对 22 例巨块型肝癌进行射波刀治疗，中位生存期为 11.5 个月，客观缓解率为 86.3%，1 年局部控制率为 55.56%，1 年总生存率为 50.0%。陈龙华等报道 3D-CRT 治疗 198 例中、晚期肝癌，1 年生存率为 68%。Wu 等对 93 例直径 5 ～ 18cm 的大肝癌患者行 3D-CRT，其中巨块型肝癌占 37%，1 年生存率、3 年生存率分别约为 70%、20%。梁世雄等报道 69 例巨大原发性肝癌的 3D-CRT 结果，1 年生存率、2 年生存率、3 年生存率分别为 41%、20% 和 17%。Kang 等报道了 27 例肿瘤直径为 8.8 ～ 11.4cm 的晚期肝癌患者行调强放射治疗后总的有效率为 44.4%。随访期内肝内肿瘤控制率及静脉癌栓控制率分别为 63.6% 和 60.0%。叶云飞报道了 190 例巨块型肝癌进行 3D-CRT，肿瘤缩小 5% ～ 10%，1 年和 3 年的存活率为 78.9%（75/95）、12.6%（12/95）；而逆向调强放射治疗能够让肿瘤缩小 15% 以上，1 年和 3 年的存活率为 85.3%（81/95）、16.8%（16/95）。以上研究结果显示放射治疗对于大肝癌患者具有一定的疗效。

（三）巨块型肝癌射波刀治疗适应证

1.肝功能Child-Pugh A级或较好的B级（≤7分）。

2.肝内病灶＞10cm，呈团块状，病灶局限，无病灶肝脏体积至少大于700cm^3。

3.无远处广泛转移。

4.患者一般状态良好：ECOG≤2分或KPS≥70分；血清转氨酶＜3倍正常值，无感染、严重心肺肾功能不全。

（四）巨块型肝癌射波刀治疗技术

1.靶区勾画　巨块型肝癌的靶区勾画除应用CT进行放射治疗定位外，MR定位可以更清晰显示肿瘤边界，区分炎性浸润、水肿、肿瘤和正常肝组织。对于肝脏肿瘤的GTV，多数研究者将其定义为影像学上可见的大体肿瘤。而对于PTV，一般将GTV横向外扩小于5mm，至多不超过10mm。通常这就包括呼吸运动引起的肿瘤内靶区（ITV）和摆位引起的误差。此外，由于SBRT的分次剂量较高，GTV外的梯度剂量已经能够满足CTV的剂量覆盖，因此不再单独定义CTV。

2.处方剂量及分割方案　射波刀最佳的剂量分割模式目前还没有统一的标准，文献报道的放射治疗总剂量为24～60Gy，分割次数为3～10次，可参考范围过大。巨块型肝癌的预后因素较为复杂，大多数文献报道认为其预后与Child-Pugh分级、肿瘤直径、肿瘤体积、肿瘤缓解率、放射治疗剂量等有关，但诸如肿瘤直径、肿瘤体积等指标目前尚无统一参考值明确其差异性。因肿瘤直径越大，要使其肝内肿瘤完全坏死所需放射剂量越高，所以正常肝损伤可能性越大。2016年原发性肝癌放射治疗共识中建议在肝脏及周围脏器可耐受的前提下，尽量给予较高的照射剂量。对姑息性放射治疗的肝细胞癌患者，肿瘤的放射治疗剂量取决于全肝和（或）周围脏器的耐受量。肝脏放射耐受剂量视患者肝功能情况及每次的分割剂量不同而有所不同。正常肝体积也是影响因素。肝功能为Child-Pugh A级的患者，射波刀治疗时，如正常肝体积＞700cm³可考虑单次剂量＜15Gy分3次，或正常肝体积＞800cm³时单次剂量＜18Gy分3次，这些剂量是安全的。肝功能为Child-Pugh B级的患者，肝脏对射线的耐受剂量明显下降。由于亚洲肝细胞癌患者常伴有肝硬化和脾功能亢进，从而存在胃肠道静脉扩张和凝血功能较差，因此，胃肠道的放射耐受剂量低于RTOG的推荐剂量，从而应采用剂量应低于RTOG的推荐剂量以避免放射线诱发的胃肠道出血。

在已报道的研究中，肝脏SBRT有许多不同的分割方式，如美国斯坦福大学采用18～30Gy/次，美国科罗拉多大学采用36～60Gy分3次等。根据笔者所在中心多年治疗经验，对于巨块型肝癌，在肝功能为Child-Pugh A级的情况下，总剂量为40～50Gy，单次剂量为5Gy，分割次数为8～10次，照射频率每周5～7次，从而使50%～75%等剂量曲线覆盖PTV，危及器官（organ at risk，OAR）不超过耐受剂量。放射治疗中采用金标追踪及呼吸追踪技术，通过剂量体积直方图进行评估并优化放射治疗方案。

在放射治疗前通过肿瘤体积比、肝功能指标等对肝功能储备做出评价，在制订具体放射治疗计划时通过对正常肝的受照剂量限定，制订安全合理的放射治疗计划。对于不能耐受手术切除的大肝癌甚或巨块型肝癌，只要肝功能尚可，在放射治疗计划的制订过程中，将正常肝作为受保护器官，严格控制正常肝脏受量，保证放射治疗后的肝脏代偿。

体积和剂量是决定射波刀疗效的主要因素。如何使靶体积最优化，如何确定放射治疗最佳剂量和治疗时间，如何提高定位技术的准确度，如何有效地防止放射治疗中出现的肝损伤，如何在严重肝硬化的肝癌患者中进行治疗，如何及时有效地评价放射治疗的疗效，以及如何推广肝癌SBRT的理念，均值得进一步探索。

3.不同巨块型肝癌类型的射波刀治疗

（1）巨块型肝癌伴门静脉主干癌栓：GTV尽量涵盖所有肝内

巨块型病变及门静脉癌栓，若靶区无法兼顾，由于属于姑息性放射治疗，临床中多以门静脉癌栓为重点进行靶区勾画。

（2）巨块型肝癌伴肝内多发转移：在肝功能允许情况下，针对巨块型病变行放射治疗，治疗给予姑息剂量为40～45Gy，后针对多发转移灶行TACE治疗。

（五）巨块型肝癌射波刀治疗的注意事项

1.注意皮肤保护，避免皮肤受量过高导致皮肤损伤。

2.由于巨块型肝癌肿瘤张力较高，加之肝癌具有富血供的特点，从而肿瘤破裂出血的风险较高，如肝功能允许，则可以联合TACE治疗，以降低出血风险。

3.射波刀治疗过程中可能伴随肿瘤逐渐坏死导致瘤灶缩小，瘤体缩小的过程中，可能牵扯肝包膜引发轻度肝区疼痛。部分患者因瘤灶坏死出现肿瘤吸收热。

4.治疗过程中应密切监测肝功能，积极给予保肝治疗措施。

（六）典型病例

患者，男，49岁，2008年体检时发现HBsAg阳性。2013年9月出现低热，胸部CT显示"肝脏多发异常密度影"。2013年10月2日患者首次于笔者所在医院就诊，AFP 190.2ng/ml。腹部CT平扫＋增强：①肝多发占位，考虑肝癌，右叶2处较大者呈融合状，共约有15.7cm×8.8cm。②肝硬化。诊断为原发性肝癌、乙型肝炎肝硬化代偿期。2013年10月10日行肝动脉栓塞化疗术。出院后行中药治疗，间断复查提示病情仍有进展。2014年7月9日因肝区疼痛进行性加重，行肝脏MRI平扫＋增强：①肝多发占位介入术后改变，与2014年2月13日CT比较，病变部分凝固坏死，仍见多发活性病变，11.0cm×16.4cm。②肝硬化。针对肝脏病灶行射波刀治疗，总剂量（DT）为56Gy/6Fx。具体如下：单次10Gy，共5次；单次6Gy，共1次。治疗后疼痛消失。后定期复查腹部MR提示原病灶未见活性病灶。末次随访时间为2018年12月，如图2-6所示。

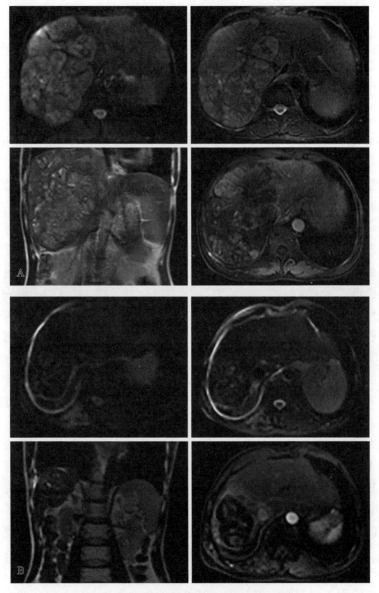

图2-6 射波刀治疗巨块型肝癌的典型病例

A.射波刀治疗前影像；B.射波刀治疗后6个月

（王 卉）

六、肝癌合并门静脉癌栓的射波刀立体定向放射治疗

（一）门静脉癌栓治疗现状

门静脉癌栓（portal vein tumor thrombus，PVTT）作为肝癌的生物学特征之一，发生率高，预后差，有文献报道，直径＜2cm的肝癌，镜下门静脉癌栓发生率为40.5%；直径2～5cm的肝癌，癌栓发生率为30%～60%；超过5cm的肝癌，癌栓发生率则高达60%～90%。门静脉癌栓极易导致肝内播散和门静脉高压，甚至出现消化道出血、肝衰竭、肾衰竭等严重并发症，可危及患者生命，如未治疗，患者的中位生存时间仅为3个月，患者的1年生存率约为25%。合并门静脉癌栓是原发性肝癌重要的不良预后因素，在肝癌的临床分期中占有重要地位。门静脉癌栓患者不仅预后差，临床治疗的选择还受到限制，临床的一般治疗方法为手术切除、TACE、系统治疗（包括化疗、靶向治疗）、放射治疗和免疫治疗等，但是大多数门静脉癌栓患者无法手术切除，且单一的治疗方法疗效甚微。因此，如何给予这类患者更好的治疗，成为临床急需解决的难题。

为了能更好地针对各种不同的门静脉癌栓进行个体化的、有针对性的、积极有效的治疗，程树群等根据门静脉癌栓的发展程度，将门静静脉癌栓分为Ⅰ0～Ⅳ型。①镜下门静脉微癌栓为Ⅰ0型；②癌栓累及二级及二级以上门静脉分支者为Ⅰ型，癌栓累及一级门静脉分支者为Ⅱ型；③癌栓累及门静脉主干者为Ⅲ型；④癌栓累及肠系膜上静脉者为Ⅳ型（图2-7）。日本肝癌研究会将门静脉癌栓分为4型。①VP1：门静脉癌栓局限于二级分支以远的门静脉分支；②VP2：门静脉癌栓累及门静脉二级分支；③VP3：门静脉癌栓累及门静脉一级分支；④VP4：门静脉癌栓累及门静脉主干或对侧一级分支。上述两种分型方法，日本的分型方法（表2-3）更加被广为接受。门静脉癌栓发生的部位及范围对患者预后有明显影响，癌栓分型越高，越接近门静脉主干，预后越

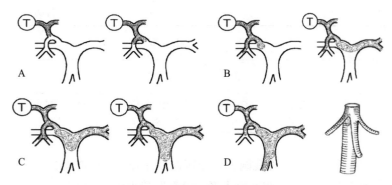

图2-7 门静脉癌栓程氏分型

A. Ⅰ型；B. Ⅱ型；C. Ⅲ型；D. Ⅳ型

差。为规范原发性肝癌合并门静脉癌栓患者的治疗，在肝细胞肝癌合并门静脉癌栓多学科团队综合治疗广东专家共识（2015版）中，根据肿瘤和门静脉癌栓的不同情况推荐了不同的治疗方案（表2-4）。

表2-3 门静脉癌栓的日本（VP）分型

VP1	门静脉三级分支癌栓
VP2	门静脉二级分支癌栓
VP3	门静脉一级分支癌栓
VP4	门静脉主干或对侧一级分支癌栓

表2-4 肝细胞肝癌合并门静脉癌栓初始治疗方案推荐（广东共识）

肿瘤数目	癌栓类型			
	Ⅰ型	Ⅱ型	Ⅲ型	Ⅳ型
单发	手术切除	手术切除	TACE或手术切除	系统治疗或TACE＋放射治疗
2～3个	手术切除或TACE	手术切除或TACE	系统治疗或TACE＋放射治疗	系统治疗或TACE＋放射治疗

续表

肿瘤数目	癌栓类型			
	Ⅰ型	Ⅱ型	Ⅲ型	Ⅳ型
>3个	TACE或系统治疗	TACE或系统治疗	系统治疗或TACE+放射治疗	系统治疗或TACE+放射治疗

1.手术治疗　在我国2017年版原发性肝癌诊疗规范中，对于有血管受侵的肝细胞肝癌患者，更是明确推荐行TACE、全身治疗（索拉非尼、FOLFOX4等）、手术切除、放射治疗。手术作为唯一有可能将肿瘤从肝实质和门静脉完全去除的方法，并能使剩余肿瘤负荷最小化，如果患者一般情况较好，无明显心、肺、肾等重要脏器器质性病变，肝功能Child-Pugh A/B级，肝脏储备功能在可耐受手术切除范围内，无远处转移，则可考虑外科治疗。

（1）门静脉主干切开取癌栓术，同时行姑息性肝切除。适应证：①按原发性肝癌肝切除手术适应证的标准判断，肿瘤是可切除的；②癌栓充满门静脉主支和（或）主干，进一步发展，很快将危及患者生命；③估计癌栓形成的时间较短，尚未发生机化。

（2）如行半肝切除，则可开放门静脉残端取癌栓。

（3）如癌栓位于肝段以上小的门静脉分支内，则可在切除肝肿瘤的同时连同该段门静脉分支一并切除。

（4）如术中发现肿瘤不可切除，可在门静脉主干切开取癌栓术后，术中行选择性肝动脉插管栓塞化疗或门静脉插管化疗、冷冻或射频消融治疗等。

Shi等研究显示，手术切除Ⅰ、Ⅱ、Ⅲ、Ⅳ型门静脉癌栓患者，1年生存率为54.8%、36.4%、25.9%、11.1%，术后效果明显，但是并发症发生率也非常高。在实际临床工作中，80%左右的中国肝癌患者均合并肝炎或肝硬化，对手术耐受性差，从而导致实际行手术切除患者人群较少，手术切除癌栓只能选择性实施。合并门静脉癌栓又是肝癌术后复发的一个重要危险因素，有数据表明，门静脉癌栓的存在导致肝癌复发率超过50%。尤其肝癌合并门静脉主干癌栓的手术疗效并不理想，对于这类患者将手术作为首选治疗方法应慎重考虑，特别是在有其他辅助治疗方法可供选择时，因为严重的术后并发症会使患者失去辅助治疗的机会。

2.TACE 对于无法行手术切除患者，TACE成为多数临床医师的选择，Meta分析结果进一步证实了介入治疗可延长此类患者的生存期，并使之成为标准治疗方案。但如果门静脉主干完全阻塞且侧支循环未形成，则无法选择介入治疗，此种情况属于介入治疗的禁忌证；但若门静脉主干未完全阻塞，或虽完全阻塞但肝动脉与门静脉可见代偿性侧支血管形成者，仍可行介入治疗。文献报道，对于不可手术切除的门静脉癌栓患者，介入治疗与非手术治疗比较，1年生存率、2年生存率分别为 30.9%、9.2%和3.8%、0（$P < 0.001$）。

3.系统治疗及免疫治疗 见本节十四、肝癌射波刀治疗、靶向治疗与免疫治疗部分。

（二）门静脉癌栓的放射治疗

1.门静脉癌栓的放射治疗概述 既往传统放射治疗肝癌临床效果均不满意，主要是受全肝放射耐受量的限制，全肝照射＞40Gy时患者会出现严重的放射性肝损害，而肝癌细胞的放射致死剂量为60Gy/6周，这是肝癌传统全肝大野放射治疗效果差的主要原因。随着放射治疗设备和技术的进步及对肝癌放射治疗敏感性认识的提高，放射治疗在肝癌中的应用逐渐增多，其疗效也被逐渐认可，且放射治疗不受病灶血供及病灶毗邻大血管、胆囊、膈肌等因素影响，耐受性好。文献报道，放射治疗对门静脉癌栓的总有效率为25.2% ～ 62.3%，1年生存率为25.0% ～ 57.6%，中位生存期为3.8 ～ 13.9个月。韩国学者Im等在全国范围内开展了一项多中心研究，共入组985例患者，采用3D-CRT或IMRT，中位总剂量为45Gy，中位分割剂量为2.5Gy，结果显示ORR为51.8%，DCR为91.9%，中位OS为10.2个月，与Rim结果基本一致，同样对放射治疗有反应者有着更长的生存获益（15.2个月比6.9个月）；以上研究结果均证实了放射治疗在原发性肝癌伴门静脉癌栓患者中的疗效。而在与姑息治疗、手术切除、射频消融、索拉非尼的疗效对比中，放射治疗也均显示出明显的生存获益。

随着循证医学的证据越来越多，美国NCCN指南已将三维适形放射治疗（3D-CRT）、调强放射治疗（IMRT）和体部立体定向放射治疗（SBRT）等作为肝癌局部治疗手段，与此同时，放射治疗在癌栓患者中的应用也越来越受到重视。2016年中华医学会放射肿瘤学分会刊出的《原发性肝癌放疗共识》及我国《原发性肝癌诊疗规范（2017年版）》中推荐门静脉/下腔静脉癌栓患者行外放射治疗：对于肝功能Child-Pugh A级的原发性肝癌合并门静脉癌栓和（或）下腔静脉癌栓患者，放射治疗是有效的局部治疗手段，可选择的放射治疗技术包括3D-CRT、IMRT、SBRT等；对于肝功能Child-Pugh B级合并门静脉癌栓的患者，放射治疗需慎重；肝功能Child-Pugh C级为放射治疗相对禁忌证。

2.门静脉癌栓的放射治疗技术选择　目前原发性肝癌中应用的放射治疗技术主要有3D-CRT、IMRT、SBRT等。

我国的原发性肝癌患者由于其独特的特点，对放射治疗精确度要求更高。①80%患者合并肝炎、肝硬化背景，肝脏储备功能差，要求放射治疗期间肿瘤周围正常肝组织需得到比其他危及器官更好的保护；②肝脏肿瘤常毗邻胃肠等放射治疗敏感器官，肿瘤侵及或包绕门静脉、下腔静脉等大血管，肝顶部病灶毗邻肺及膈肌；③肝癌具有多灶、多中心生长特性；④肝脏的呼吸动度较大。因此，以射波刀为代表的SBRT更适合原发性肝癌的治疗。

3.射波刀治疗门静脉癌栓的优势　随着SBRT在肝癌中的应用增多，门静脉癌栓采用SBRT治疗的报道也逐渐出现。Xi等采用容积调强治疗（V-MAT）技术对41例肝癌门静脉癌栓患者行SBRT，中位总剂量为36Gy/6Fx，结果CR率高达36.6%，ORR为75.6%，92.7%的患者没有进展，中位OS和1年生存率分别达到13个月和50.3%。2015年，国内学者张黎等报道了针对41例原发性肝癌合并门静脉和（或）下腔静脉癌栓用V-MAT技术实施SBRT后的疗效情况，41例患者均顺利完成治疗，全组中位随访时间为12.1个月，4例（9.8%）达到完全缓解，19例（46.3%）部分缓解，有效率为56.1%，应用SBRT治疗后3个月内无患者发生放射性肝炎和4/5级治疗相关毒性，仅1例出现3级胆红素升高，全组1年生存率为50.3%，中位生存期为13.0个月。国外学者Matsuo等比较了不同治疗方法对肝癌合并门静脉癌栓的疗效，其中43例患者接受了SBRT，27例采用射波刀，16例采用TrueBeam加速器，54例患者接受3D-CRT，SBRT组和3D-CRT组的中位生物等效剂量（BED_{10}）分别为73.4Gy和58.5Gy，ORR分别为67%和46%，1年局部进展率分别为20.4%和43.6%，1年生存率分别为49.3%和29.3%，提示SBRT较3D-CRT可实现更高的放射治疗剂量，且反应率、局部控制及长期预后均优于后者。亚组分析显示采用TrueBeam加速器治疗的患者疗效与3D-CRT组并没有差异，提示射波刀可能是更好的治疗手段。

2018年发布在"绿皮杂志"（*Radiotherapy and Oncology*）上的一篇Meta分析对原发性肝癌合并门静脉癌栓患者接受不同放射治疗组的疗效及毒副作用进行了对比，该Meta分析共入组了37个临床研究，包含门静脉癌栓患者2513例，涉及的放射治疗包含3种，分别为3D-CRT、选择性内放射治疗（SIRT）和体部立体定向放射治疗（SBRT）。结果显示，3D-CRT、SIRT和SBRT的1年生存率分别为43.8%、46.5%和48.5%，各组间差异无统计学意义（$P = 0.635$）；但3D-CRT、SIRT和SBRT的反应率（RR）分别为51.3%、33.3%和70.7%；3D-CRT与SBRT的反应率差异具有显著统计学差异（$P = 0.001$），3D-CRT与SIRT反应率差异具有统计学差异（$P = 0.031$），3D-CRT和SIRT组发现3级及以上最常见毒副作用分别为淋巴细胞减少和胆红素异常，而SBRT组发生3级及以上毒副作用发生率较低。因此，该Meta分析认为，在门静脉癌栓患者中，上述3种放射治疗技术的疗效无明显差异，但SBRT的缓解率明显高于另外两组。

越来越多的临床数据使我们认识到，SBRT在局部控制和生存预后方面均表现更佳，但SBRT技术较低的普及程度及更高的治疗费用使得其临床研究和接受SBRT治疗的患者数量远少于3D-CRT，其临床获益仍需要更多研究的支持。

射波刀作为一种图像引导放射治疗，治疗门静脉癌栓具有独特的优势，对肝功能保护更好，且不良反应低，耐受性好。笔者所在中心回顾性分析59例合并有门静脉癌栓的原发性肝癌患者接受射波刀的疗效情况，并对其预后因素进行初步探讨：收集笔者所在中心2011年1月至2015年5月原发性肝细胞癌伴门静脉癌栓接受射波刀治疗的患者59例，单次分割剂量为5～10Gy/Fx，照射次数为4～10次，肿瘤剂量为35～56Gy，每日或隔1～2日照射1次；PFS为5.19个月，OS为11.84个月，DCR为62.7%（37/59），治疗后1年、2年、3年的累积生存率分别为49.2%（29/59）、20.3%（12/59）、11.9%（7/59）。回顾性分析显示SBRT在肝癌伴门静脉癌栓患者中疗效更佳（图2-8）。

4.放射治疗与其他治疗联合　为了提高放射治疗效果，减少放射治疗后副作用，目前多主张外放射治疗与介入治疗或其他治

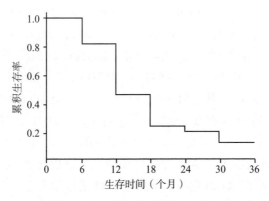

图2-8　射波刀治疗伴门静脉癌栓的肝癌患者的生存曲线

疗手段联合应用，既可互补各自的不足，又可取得协同抗癌效应。研究最多的当属介入治疗联合外放射治疗。肝动脉栓塞化疗与放射治疗技术结合可明显增加肝癌合并门静脉癌栓患者的疗效，其原因是两者间存在协同抗肿瘤作用，一方面可能是因为肝动脉栓塞化疗杀死大部分肿瘤中央部分癌组织，而周边由门静脉供血的部分由放射治疗有效控制；另一方面是因为一些化疗药物如顺铂本身具有放射增敏作用，加强放射治疗的效果。国内外已有报道证实TACE联合放射治疗对于门静脉癌栓患者是一种有效的治疗手段，Yoon等研究了412例肝癌合并门静脉癌栓患者，在TACE联合放射治疗后，27.9%的患者得到了部分缓解甚至完全缓解，中位生存期为10.6个月；Kim等统计了59例患者，应用了3D-CRT方法治疗2周后行TACE治疗，中位生存期可达17个月；复旦大学附属中山医院曾昭冲等对103例癌栓患者进行放射治疗，放射治疗剂量为36～60Gy（中位剂量为50Gy），并与同期114例未接受外照射的介入治疗组进行对比。结果显示：治疗组31.1%的患者癌栓完全缓解，24.3%部分缓解，38.8%疾病稳定，5.8%疾病进展，1年生存率为37.1%，中位生存期为9.9个月。对照组1年生存率为12.3%，中位生存期为4个月。芦东徽等报道了65例原发性肝癌伴门静脉癌栓患者接受3D-CRT联合TACE治疗的疗效，治疗有效率为69%左右，说明此法可以有效延长患者生存期。Huo等在对25项试验共2577例患者的预后分析中发现，在TACE基础上增加放射治疗可显著延长生存期，提高总有效率。近年来，TACE联合射波刀放射治疗目前已成为笔者所在中心收治的原发性肝癌合并门静脉癌栓患者的常用治疗方案（门静脉主干癌栓患者除外）。

5. 门静脉癌栓放射治疗适应证及剂量分割方式　肝癌的放射治疗究竟是采用低分割好，还是常规分割好？这是放射治疗界多年来一直争论不休的问题。根据常规放射治疗放射生物学原则，既往多数主张肝癌放射治疗应采用常规分割，以确保较低的RILD发生率和死亡率。然而，近年来有越来越多的放射肿瘤学家对肝癌低分割大剂量放射治疗持积极态度，认为低分割照射增加了单次处方量，提高了生物效应剂量，缩短了治疗时间，减少了肿瘤再增殖和乏氧细胞对放射治疗的抗拒，有利于提高肿瘤的局部控制率。近年来，SBRT治疗肝癌的临床研究结果论证了这一理论。在肝癌SBRT的 I / II 期临床试验中，加拿大多伦多大学采用了2周内照射6次的剂量模式（24 ～ 54Gy/6Fx），显示了良好的疗效和较高的安全性。我国学者张黎采用了相似的剂量分割方式，分次剂量为5 ～ 8Gy，随访过程中，无患者在SBRT治疗后发生RILD或4/5级急性治疗相关毒性，仅1例（2.4%）出现3级胆红素升高，安全性良好，不良反应的发生率低于既往的3D-CRT报道。习勉等采用V-MAT技术对41例肝癌合并门静脉癌栓患者行SBRT，中位总剂量为36Gy/6Fx，结果CR率高达36.6%，ORR为75.6%，92.7%的患者没有进展，中位生存期和1年生存率分别达到13个月和50.3%。

《肝细胞肝癌合并门静脉癌栓多学科团队综合治疗广东专家共识》（2015版）中明确推荐如下。

（1）对于一般情况好、肝功能Child-Pugh A级、不可手术切除肝细胞癌合并门静脉癌栓、射野外有足够正常肝体积患者，可行放射治疗。放射治疗技术和剂量：①靶区包括原发灶和门静脉癌栓；②3D-CRT/IMRT-95% PTV，总剂量40 ～ 60Gy，2 ～ 3Gy/Fx；③SBRT总剂量36 ～ 40Gy，5 ～ 6Gy/Fx。

（2）对于患者一般情况好、肝功能Child-Pugh A级、计划行手术或TACE者，可行术前放射治疗。放射治疗技术和剂量：①靶区包括原发灶和门静脉癌栓或仅门静脉癌栓；②3D-CRT/IMRT-95% PTV，总剂量40 ～ 50Gy，2 ～ 3Gy/Fx；③SBRT，总剂量30 ～ 36Gy，5 ～ 6Gy/Fx。

6.门静脉癌栓放射治疗期间的注意事项　放射治疗期间对症治疗消化道不良反应，防止门静脉高压导致的消化道大出血，每周随访肝功能（尤其总胆红素水平）；部分门静脉左支癌栓患者考虑到食管下段、胃或十二指肠出现糜烂、溃疡可能性较大，放射治疗开始即给予胃黏膜保护药物；同时还要密切观察骨髓抑制现象；部分患者肝功能Child-Pugh分级为B级，合并腹水，放射治疗期间应密切关注腹胀及腹水情况。

（薛　慧）

七、肝癌合并下腔静脉癌栓的射波刀治疗

原发性肝细胞癌恶性程度高，早期即可发生血管侵犯，肿瘤侵犯腔静脉，可造成管壁破坏、出血，但更多的情况是在腔内形成癌栓，或在癌栓的基础上继发血栓形成，导致血管阻塞、血流障碍。

癌栓是原发性肝癌分期分级、治疗方法选择和预后评估等方面的重要参考指标。下腔静脉癌栓（inferior vena cava tumor thrombosis，IVCTT）甚至心房癌栓是肿瘤晚期的表现，最大的风险在于其可以随时脱落导致肺栓塞而引发患者猝死，癌栓还可能侵入右心房引起心力衰竭。目前关于肝癌合并下腔静脉癌栓的发生率各家报道不一，下腔静脉癌栓占5%～10%，尚有1%～4%的患者合并右心房癌栓。但尸检发现肝癌经肝静脉扩展到下腔静脉的发生率高达20%。如未进行针对性治疗，中位生存期多为2～4个月。因此累及下腔静脉的肝癌是肝癌治疗的一个不容忽视的重要问题。

（一）下腔静脉癌栓的临床表现

临床表现主要有原发性肝癌的症状和下腔静脉（inferior vena cava，IVC）或肝静脉受阻的症状。肝癌合并的下腔静脉癌栓可使IVC有效回流管腔变窄，从而影响IVC血液回流，导致IVC高压，患者往往伴有双下肢、会阴部水肿，腹部浅静脉怒张，腹水、全身水肿及肾功能损害等症状，称为下腔静脉梗阻综合征，这不仅严重影响了患者的生存及治疗，且由于癌栓脱落甚至可发生肺栓塞等致命的并发症。若完全阻塞会表现为继发性布-加综合征，但在一般情况下常并未完全堵塞IVC管腔或IVC已有侧

支循环建立，因此往往并不引起明显的IVC受阻的症状和体征。

（二）下腔静脉癌栓的分型

临床上依据癌栓近心端在下腔静脉内所处的解剖位置，将下腔静脉癌栓分为3型。

1.肝后型（Ⅰ型）　癌栓位于肝后下腔静脉内，但在横膈平面以下。

2.肝上型（Ⅱ型）　癌栓已经越过横膈平面的下腔静脉，但在心房外。

3.心内型（Ⅲ型）　癌栓超过横膈水平的下腔静脉，进入右心房内。

（三）下腔静脉癌栓的治疗

原发性肝癌合并下腔静脉癌栓患者的临床症状明显，常伴会阴部及下肢水肿，生活质量低下，目前尚无标准治疗方案。巴塞罗那临床肝癌指南将索拉非尼作为唯一推荐。而在2018年中国临床肿瘤学会原发性肝癌诊疗指南中，下腔静脉癌栓患者按TNM分期属于Ⅲ～Ⅳ期，如患者PS 3～4分和（或）肝功能Child-Pugh B级（＞7分）、C级，其治疗方法为支持治疗、姑息治疗、中医治疗等。如PS 0～2分、肝功能Child-Pugh A级或较好的B级（≤7分），则可选择的治疗方法包括靶向药物、化疗、放射治疗，部分患者可选择手术切除或介入治疗。而我国肝癌合并癌栓诊治研究协作组建议对这类患者行积极的外科处理，术后再辅以综合治疗以延长生存期，其关于肝细胞肝癌合并肝静脉/下腔静脉癌栓多学科诊治的临床路径如图2-9所示。

1.手术切除　累及下腔静脉肝癌的治疗仍是医学难题，既往一直被视为手术禁忌，患者主要接受非手术治疗或放弃治疗，其生存率较低。近年来随着医学的进步，手术治疗使得这种晚期疾病由不可治变为部分可治，其预后及生存率有了较大改善。

手术切除的目的是根治性地切除肝癌原发灶并清除肝静脉/

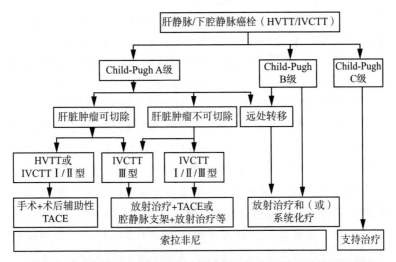

图2-9　肝细胞肝癌合并肝静脉/下腔静脉癌栓多学科诊治的临床路径

下腔静脉癌栓（HVTT/IVCTT），解除流出道梗阻。但常因肿瘤本身不能切除，这种情况下即使取出下腔静脉癌栓，肿瘤将通过肝短静脉或直接侵犯继续向下腔静脉中排出，从而不能彻底地解决下腔静脉癌栓的问题，加之术中分离肿瘤时挤压下腔静脉极易导致癌栓脱落而引起肺栓塞、心脏压塞等致死性并发症，术中存在高风险且技术上也有一定的难度。既往学者们认为合并下腔静脉癌栓的肝癌患者治疗不宜采取积极的手术方式。随着外科技术的发展，手术治疗不仅能去除原发病灶，而且能去除癌栓。文献报道，对于符合适应证的病例采用手术治疗能延长患者平均生存时间，中位生存时间可达19～29个月，改善患者生活质量，所以手术治疗有着积极意义。Nonami等和Asahara等通过他们数量有限的病例进行手术治疗与放化疗治疗的对照研究，认为对于没有手术禁忌的患者，手术治疗能够使他们获得更好的生活质量和更长的生存时间。Sarmiento等在2003年报道了19例肝癌合并腔静脉癌栓患者行肝脏肿瘤切除、腔静脉癌栓取出术，其中位生存期为38个月，5年生存率达到21%，无复发生存期为11.5个月。2013年Hemming等报道了60例患者行原发病灶切除及腔静脉癌栓取出，中位随访期为31个月，14名患者在22～44个月死于原发灶的复发，平均1年生存率和5年生存率为89%和35%。日本东京大学报道肝部分切除联合下腔静脉切开取栓术患者的1年总生存率和3年总生存率分别为81%和32%，中位生存期为16.7个月，中位无复发生存期为3个月。日本北海道大学报道术后患者的1年总生存率和3年总生存率分别为80%和30%，中位生存期为30.8个月。上海东方肝胆医院报道术后患者的1年总生存率、3年总生存率和5年总生存率分别为68%、22.5%和13.5%，中位生存期为19个月。研究显示，手术治疗能够明显延长患者的生存期，是影响预后的独立危险因素。

因此，满足以下条件者可积极进行手术治疗：①全身状态良好；②肝功能良好（Child-Pugh A 级患者可极大降低手术死亡率，取得较为满意的总体疗效）；③肝脏局部病灶可切除、癌栓完整取出可能性大；④无远处转移。

取栓手术结合放射治疗、化疗及介入治疗对于延长患者的生存期是有意义的。随着肝癌合并下腔静脉癌栓诊治经验的积累，对于合并单纯的肝静脉、下腔静脉癌栓，甚至右心房癌栓患者，在肝功能正常、全身状况良好的前提下，一些大型医学中心已经开始以手术为主的综合性治疗的尝试，并取得了可喜的效果。

2.非手术治疗　适用于肝肿瘤不可切除、肝外转移或者Ⅲ型下腔静脉癌栓的患者，目的在于控制肝内病灶及癌栓生长，防止癌栓脱落。肝癌原发病灶不可切除、合并肝外转移或下腔静脉癌栓Ⅲ型的患者选择以放射治疗联合TACE为主的综合治疗。目前国内报道的治疗方法包括TACE、放射治疗、腔静脉支架置入、靶向药物等。靶向药物治疗、化疗及免疫治疗的选择与门静脉癌栓患者相同。

（1）介入治疗：是目前公认的非手术性治疗晚期肝癌最常用的手段之一，针对肝癌合并血管腔内癌栓形成的情况，介入治疗包括了TACE和下腔静脉内支架置入。下腔静脉内支架置入可迅速疏通下腔静脉梗阻段，缓解患者症状，近期疗效明显，但有再狭窄的可能，且单纯支架置入对肿瘤无治疗作用；而放射性支架置入被认为可同时治疗肿瘤，安全可行，疗效好，但由于放射性支架应用时间短，文献报道样本量相对较少，有待进一步深入研究。文献报道认为，置入放射性支架后恶性阻塞症状缓解，肝功能储备改善后，加强对主瘤及癌栓行肝动脉栓塞化疗等综合介入治疗控制肿瘤进展为重中之重。

单一的TACE治疗通常疗效不佳。对于合并下腔静脉癌栓的肝癌患者，同样如此，且易发生肝坏死或肝功能恶化等并发症。陈胜利等报道肝癌伴下腔静脉癌栓患者接受TACE治疗后平均生存期不足半年。Lee等报道了82例接受TACE治疗的下腔静脉癌栓患者，1年生存率、3年生存率分别为35.8%、17.2%。Chern等报道了26例肝癌合并下腔静脉癌栓接受TACE治疗后中位生存期为4.2个月。樊庆胜等针对原发性肝癌合并下腔静脉癌栓和右心房癌栓16例给予TACE治疗后，6个月、12个月、24个月生存率分别为81.3%、56.3%和31.3%。Wang等对56例肝癌合并腔静脉癌栓的患者进行了回顾性分析，将患者分为手术组（25例）、TACE组（20例）及对症治疗组（11例），结果手术组1年生存率、3年生存率和5年生存率分别为68.0%、22.5%和13.5%，中位生存期为19个月；TACE组1年生存率和3年生存率分别为15.0%和5.0%，中位生存期为4.5个月。单一的TACE治疗疗效不甚理想，TACE与其他治疗的联合越来越受瞩目。下腔静脉内支架置入联合TACE既可以快速缓解梗阻症状，又可控制肝内肿瘤，文献报道该方法治疗下腔静脉癌栓安全有效。除此之外，关于TACE联合放射治疗、靶向药物用于下腔静脉癌栓患者的报道也越来越多。回顾性研究显示，TACE为主的多学科联合治疗则可延长其生存期。郝明志等报道TACE联合沙利度胺治疗中、晚期肝癌能够显著延长患者疾病进展时间与生存期。Koo等报道了42例肝癌合并HVTT/IVCTT患者，13例TACE联合放射治疗组的中位生存期为11.7个月，29例单纯TACE组的中位生存期仅4.7个月（$P < 0.05$）。Gao等报道了2例接受TACE联合索拉非尼治

疗的下腔静脉癌栓患者，生存时间分别为44个月、35个月。因此，建议 HVTT/IVCTT 患者接受TACE时应与其他治疗方法联用以提高疗效。

（2）放射治疗：可以减缓下腔静脉癌栓生长，部分患者可以达到降期，同时降低了癌栓脱落的风险，为肝癌合并下腔静脉癌栓患者提供了一条治疗途径，在下腔静脉癌栓患者的综合治疗中起着重要作用。Zeng 等报道了33例肝癌合并HVTT/IVCTT患者，14例放射治疗组的中位生存期达22个月，明显高于19例未接受放射治疗组的4个月（$P < 0.05$）。因此，建议肝脏肿瘤不可切除或者Ⅲ型下腔静脉癌栓的肝癌患者选择放射治疗。Rim 等采用高剂量3D-CRT方法治疗45例门静脉及下腔静脉癌栓，其中CR 3例（6.7%），PR 25例（55.6%），SD 14例（31.1%），PD 3例（6.7%），有效患者（CR＋PR）中位生存时间为16.7个月，1年生存率为63.7%。Sugiyama 等报道了15例肝癌合并下腔静脉侵犯患者接受放射治疗，中位生存期为10个月。Mizumoto 等报道了3例接受质子放射治疗的下腔静脉癌栓患者，生存时间超过12个月。季洪兵等对应用立体定向放射治疗方法治疗原发性肝癌伴下腔静脉癌栓的疗效进行评价，在66例肝细胞癌伴下腔静脉癌栓患者中，36例接受立体定向放射治疗，30例未接受放射治疗，接受立体定向放射治疗的癌栓患者，12例（33.3%）癌栓完全缓解，10例（27.8%）部分缓解，13例（36.1%）稳定，1例（2.8%）进展；癌栓治疗有效率为61.1%，1年生存率为27.8%，中位生存期为9.8个月；未放射治疗的30例患者1年生存率为11.5%，中位生存期为3.5个月。上述回顾性研究均提示，外放射治疗下腔静脉癌栓患者可明显延长患者生存期。放射治疗并可与其他治疗方式如TACE、腔静脉支架置入等联用以提高疗效。

随着放射治疗在静脉癌栓中的应用逐渐增多，临床学者发现似乎下腔静脉癌栓患者的放射治疗疗效优于门静脉癌栓患者，同时临床学者对放射治疗剂量的分割也进行了初步探讨。黄龙等收集23例原发性肝癌合并门静脉及下腔静脉癌栓患者，应用8MV直线加速器对患者行调强放射治疗，单次剂量为 3～6Gy，5 次/周，总照射剂量为 56～96Gy，中位剂量为 60Gy，1 例患者因上消化道出血未完成放射治疗，22 例接受调强放射治疗患者完全缓解 4 例，部分缓解 10 例，总有效率为 63.6%，中位生存时间为 13.43 个月，1 年生存率、2 年生存率、3 年生存率分别为 59%、27%、18%。李广欣等报道了调强放射治疗治疗 41 例原发性肝癌门静脉和（或）下腔静脉癌栓患者的结果，放射治疗等效生物剂量为 48～94Gy，CR、PR、SD、PD 者分别为 29.3%、31.7%、39.0% 和 0，客观有效率为 61.0%，全组患者 1 年生存率为 34.1%，中位生存期为 11 个月，且该临床观察同样发现，与门静脉癌栓相比，下腔静脉癌栓者 CR 率更高（25.9% 比 66.7%）。同时该研究发现生物等效剂量（α/β 按 10Gy 计算）≥ 70Gy 与 < 70Gy 相比，患者生存期显著延长，差异无统计学意义，但已看到有此趋势。解放军总医院第三医学中心放射治疗中心应用伽马刀治疗 31 例原发性肝癌门静脉和（或）下腔静脉癌栓患者，中位处方剂量为 44Gy（范围为 32～52Gy），1 次/日、5 次/周、3.5～5Gy/次，8～13 次完成，临床靶区根据需要为癌栓包括或不包括肝原发病灶，总生存期为 4～50 个月，中位生存期（MST）为 12 个月，癌栓有效率（CR + PR）为 83.9%，其中 CR 15 例（48.4%），PR 11 例（35.5%），SD 4 例（12.9%），PD 1 例（3.2%）；1 年生存率为 58.1%，2 年生存率为 9.7%；Kanplan-meier 单因素分析显示癌栓部位、处方剂量对生存差异有统计学意义（下腔静脉癌栓组好于门静脉癌栓组，处方剂量 > 44Gy 组好于 ≤ 44Gy 组）。而外国学者 Park 等报道增加照射剂量有利于控制肿瘤，研究中剂量与缓解率关系如下：< 40Gy 组缓解率为 29.2%，40～50Gy 组为 68.6%，> 50Gy 组为 77.1%。除此之外，如何进一步根据肿瘤直径、体积、癌栓类型、Child-Pugh 分级等个体化给予放射治疗剂量，并且适时联合其他局部治疗或全身治疗提高肿瘤控制率、延长生存期，需进一步通过临床实践探索。

（四）射波刀治疗下腔静脉癌栓的优势及放射治疗期间注意事项

静脉癌栓直径越大，毗邻器官越多，要使其完全坏死所需放射剂量越高，这对于正常肝损伤可能越大，调强放射治疗多个共面或非共面野照射，高剂量照射野与肿瘤的立体形态保持一致，而降低肿瘤周围正常组织放射剂量，尤其适合那些立体形态不规则或邻近重要器官的门静脉癌栓及下腔静脉癌栓。立体定向放射治疗是应用立体定位技术和特殊射线装置，将多源、多线束或多野三维空间聚焦的高能射线聚焦于体内某一靶区，使病灶组织受到高剂量照射，周围正常组织受量减少，从而获得临床疗效高和副作用小的一类放射治疗技术的总称。射波刀治疗是立体定向放射治疗的一种特殊形式。笔者所在中心应用射波刀治疗下腔静脉癌栓患者14例，2～3个月后复查影像学检查进行疗效评价，5例出现肿瘤进展（主要为合并心房癌栓及肿瘤播散患者），4例为疾病缓解，5例为疾病稳定（该9例主要下腔静脉受侵，无远处转移患者），癌栓局部控制率近100%，生存期为3～39个月，生存期较长的患者主要具有肝功能基础好、肝硬化程度轻，肿瘤相对局限、无远处转移等特点。从笔者所在科室的治疗经验来看，下腔静脉癌栓患者的放射治疗疗效似乎优于门静脉癌栓患者，且耐受性较好，究其原因可能与下腔静脉癌栓对肝功能的影响较门静脉癌栓小有关。

合并下腔静脉癌栓的肝细胞癌患者的死亡原因主要如下：①肝内肿瘤进展所致的肝衰竭；②癌栓脱落出现致命性并发症，如肺梗死和脑梗死；③上消化道出血。因此，在放射治疗过程中及随访期间，要注意保肝治疗，如在病毒性肝炎基础上要结合抗病毒治疗，食管静脉曲张患者要注意进软食，忌辛辣等刺激性食物，高血压患者要注意控制血压，避免剧烈运动以防止癌栓脱落造成死亡等。

（薛　慧）

八、原发性肝癌射波刀立体定向放射治疗联合经导管动脉栓塞化疗

经导管动脉栓塞化疗（transcatheter hepatic arterial chemoembolization，TACE）是中、晚期肝癌患者的首选治疗手段，但TACE属于姑息性治疗，其近期疗效较好。由于肝癌血供十分丰富且有肝动脉和门静脉双重供血、栓塞后侧支循环形成等，单纯TACE难以使肿瘤完全坏死，成为肿瘤复发转移的根源，远期疗效差。以往的研究资料显示，其2年生存率为31%～67%。研究表明肿瘤直径＞3cm时，TACE术后肿瘤坏死率不超过44%。因此，如何联合其他治疗手段以进一步提高疗效成为TACE治疗肝癌的关键。

《原发性肝癌诊疗规范（2017年版）》就明确指出，局限于肝内的肝细胞肝癌，放射治疗联合TACE可以显著提高有效率和生存率。近年来，体部立体定向放射治疗（stereotactic body radiotherapy，SBRT）和TACE联合治疗，已经在临床治疗晚期肝癌中得到应用，并取得了一定的疗效，且不良反应耐受性尚可。

TACE联合SBRT可以从以下几个方面提高肝癌的疗效。

（1）肝动脉造影可以进一步明确肝内肿瘤病灶的大小和数目。

（2）TACE可以杀死大部分由肝动脉供血的中央癌组织，而周边主要由门静脉供血的癌细胞，放射治疗可有效控制这部分癌组织。

（3）TACE后碘油选择性潴留在癌灶内，使病灶定位更加准确，有利于靶区的勾画。且接受TACE后肿瘤缩小，可以降低放射治疗剂量，同时也能减少正常肝组织和肝外放射敏感组织的损伤。

（4）化疗药物滞留在病灶内为后续的放射治疗增敏，促进肿瘤坏死。

最新荟萃分析比较了放射治疗联合介入治疗的疗效，研究

包括25篇文献，其中11个小样本的随机对照研究，14个非随机对照研究，共计2577例肝癌患者。结果发现，治疗有效率方面，达到完全缓解（completed response，CR）和部分缓解（partial response，PR）的概率，放射治疗联合TACE治疗明显优于单纯TACE治疗（$P < 0.01$）。生存率方面，放射治疗联合TACE治疗和单纯TACE治疗的中位生存时间分别为22.7个月和13.5个月（$P < 0.01$）。可见放射治疗联合TACE治疗的疗效明显优于单纯TACE治疗，放射治疗联合TACE是不能手术的原发性肝癌患者最有效的综合治疗手段之一。

（一）小肝癌（直径＜5cm）的SBRT联合TACE治疗

B. G. Jun等回顾性比较SBRT联合TACE与单纯TACE治疗直径＜5cm的原发性肝癌的疗效。85例患者接受SBRT联合TACE治疗，114例患者接受单纯TACE治疗。SBRT＋TACE组较TACE组获得更好的1年局部控制率、3年局部控制率（91.1%和89.9%，69.9%和44.8%，$P < 0.001$），以及1年无进展生存率、3年无进展生存率（progression-free survival，PFS）（56.5%和32.3%，42.2%和21.6%，$P = 0.022$）。但SBRT＋TACE组与TACE组的1年总生存率、3年总生存率、5年总生存率比较并无显著性差异（98.8%和89.1%、80.7%和99.7%、8.33%和71.0%，$P = 0.206$）。多因素分析提示SBRT联合TACE并不有助于延长无进展生存期，但对于直径＜2cm的患者，联合治疗有助于延长无进展生存期。结果显示，对于直径＜5cm的原发性肝癌，SBRT＋TACE治疗在局部控制率方面是优于单纯TACE治疗的。日本学者T. Kimura等回顾性比较SBRT联合TACE与单纯SBRT治疗小肝癌的疗效，共纳入150例患者，185个病灶。其中单纯SBRT组28例患者，SBRT＋TACE组122例，单纯SBRT组与SBRT＋TACE组2年生存率分别为78.6%和80.3%（$P = 0.6583$），2年无进展生存率分别为49.0%和42.9%（$P = 0.188$）。结论提示不适合手术和消融治疗的小肝癌，单纯SBRT治疗即可取得良好的

疗效。

（二）直径＞5cm原发性肝癌的SBRT联合TACE治疗

T. S. Su等回顾性评价单独SBRT治疗与SBRT联合TACE治疗直径＞5cm的原发性肝癌的疗效和预后因素，77例患者接受SBRT联合TACE治疗，50例患者仅行SBRT治疗，纳入标准为肿瘤最大直径＞5cm，Child-Pugh分级为A级或B级；排除标准为血管侵犯、淋巴结及远处转移。联合治疗组与SBRT单独治疗组的中位总生存期分别是42个月和21个月，联合治疗组和SBRT治疗组1年总生存率、3年总生存率和5年总生存率为75.5%、50.8%、46.9%和62.4%、32.9%、32.9%（$P = 0.047$）。联合治疗组和SBRT单独治疗组1年无远处转移生存率、3年无远处转移生存率和5年无远处转移生存率为66.3%、44.3%、40.6%和56.8%、26.1%、17.4%（$P = 0.049$）。两组无进展生存期和局部无复发生存期无显著差异。结论提示对于直径＞5cm的原发性肝癌，SBRT联合TACE治疗较SBRT单纯治疗可获得更好的总生存期和无远处转移生存期。薛慧等总结110例射波刀联合TACE治疗直径≥5cm的肝细胞肝癌，55例单独接受TACE治疗，55例接受射波刀联合TACE治疗，局部控制率联合组显著优于单独TACE治疗组（90.91%和63.64%，$P = 0.001$），联合治疗组和单独TACE治疗组的中位总生存期分别为19个月和10个月，中位无进展生存期分别为7.0个月和2.5个月，联合治疗可明显提高肿瘤局部控制率和生存率（图2-10）。

（三）肝癌合并门静脉癌栓的SBRT联合TACE治疗

由于癌栓本身阻断了门静脉血流，一旦把肝动脉阻断，将导致肝脏组织缺血坏死，TACE在肝癌合并门静脉癌栓患者中的应用一直存在争议。因此，有学者将放射治疗放在TACE之前进行，一方面癌栓的快速缩小可增加门静脉血供，为TACE提供更多的机会，另一方面放射治疗可以减少癌栓引起的动脉-门静脉

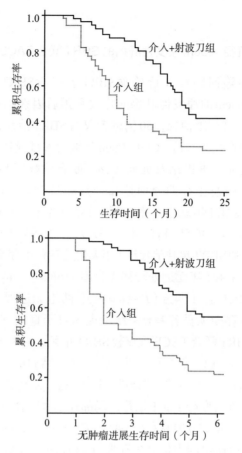

图2-10　射波刀联合（不联合）介入治疗大肝癌患者的生存曲线对比

瘘，提高TACE的疗效。Y.Shui等评价SBRT治疗初治的原发性肝癌合并门静脉癌栓的有效性。入选标准为不能手术切除的及有TACE禁忌的原发性肝癌合并门静脉癌栓的患者，治疗目的是使门静脉癌栓缩小、增加门静脉供血，以期后续可行TACE或手术治疗。本组患者中位生存期为10个月，6个月、12个月的生存率为67.3%和40%。SBRT术后联合TACE治疗的患者较SBRT术后没有TACE治疗指征的患者，有更好的总生存率［（12.0±1.6）个月和（3.0±1.0）个月］。结论是对于不能手术切除的及有

TACE禁忌的原发性肝癌合并门静脉癌栓的初治患者，大多数患者于SBRT治疗后门静脉癌栓缩小、门静脉血供增加，为后续治疗（TACE、手术治疗等）提供了机会。

目前临床上也有将放射治疗放在TACE治疗术后2～4周进行，一方面多柔比星等化疗药物可增加放射治疗的敏感性，另一方面放射治疗可杀死TACE术后残余的肿瘤细胞。Kim等回顾性分析了TACE联合放射治疗治疗晚期肝癌的疗效和安全性，在59例患者中，95%伴有血管侵犯，结果3例CR，27例PR，中位无进展生存期和生存期分别为4个月、17个月，1年生存率、2年生存率分别为60.1%、47.2%。Wang等共分析了1580例肝癌并门静脉癌栓患者的预后，包括手术切除745例、单纯TACE治疗604例、TACE联合索拉非尼治疗113例、TACE联合放射治疗118例。结果Ⅰ、Ⅱ、Ⅲ型门静脉癌栓患者的中位生存期分别为12.2个月、10.6个月、8.9个月。其中Ⅰ、Ⅱ型患者TACE联合放射治疗的生存期仅次于手术治疗，Ⅲ型患者的生存期甚至高于手术治疗。因此，该研究推荐Ⅲ型门静脉癌栓患者首选TACE联合放射治疗，同时也肯定了该联合方案的有效性。

TACE和放射治疗的联合对肝癌合并门静脉癌栓可以起到不错的疗效，但在先后次序、间隔时间等方面如何更好地结合以获得最佳的治疗效果仍需要更多的探索。

（四）肝癌TACE术后复发及残留活性接受射波刀治疗

TACE被作为不能切除中、晚期肝癌的首选治疗方法，但是栓塞后肿瘤侧支循环形成及门静脉供血等因素，单纯TACE治疗难以完全杀灭癌细胞，采取单一的治疗方法并不理想。E.Yao等评价原发性肝癌TACE术后复发及残留活性接受SBRT治疗的疗效，共纳入33例患者，63个病灶，总剂量为39～45Gy/（3～5）Fx，治疗6个月时客观缓解率（CR＋PR）达84.8%，6个月、12个月、18个月和24个月的总生存率分别为87.9%、75.8%、57.6%和45.5%。中位总生存期为19个月。提示对于原发性肝癌TACE术后复发及残留活性的患者，SBRT是较好的无创的治疗手段。

（五）典型病例

患者，男性，60岁，主因"右上腹疼痛3个月"入院。解放军总医院腹部MRI提示肝右叶占位，考虑肝癌。笔者所在医院查HBsAg（＋），AFP＞1200ng/ml，肝功能分级为Child-Pugh A级，确诊原发性肝癌（进展期）。入院后先行TACE治疗（图2-11），术后复查肝右叶碘油沉积较好（图2-12）。后行射波刀放射治疗，50Gy/10Fx。放射治疗后3个月（图2-13）、2.5年（图2-14）复查病灶均进一步消退。

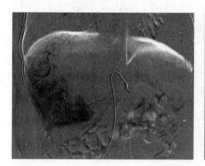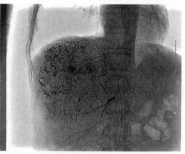

图2-11 TACE造影见碘油沉积良好

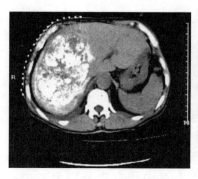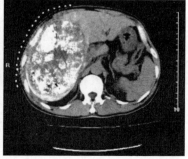

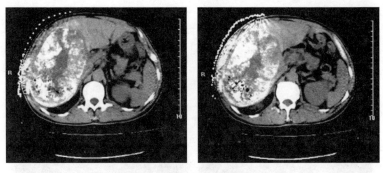

图2-12 复查CT显示肝右叶碘油沉积较好，大小约14cm×10cm

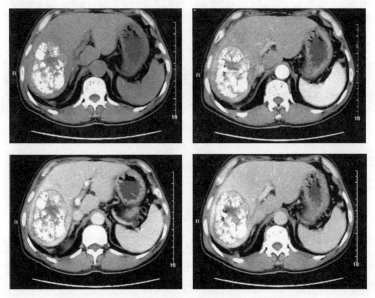

图2-13 复查腹部CT显示肝癌综合治疗后改变，大小约为9.4cm×6.0cm

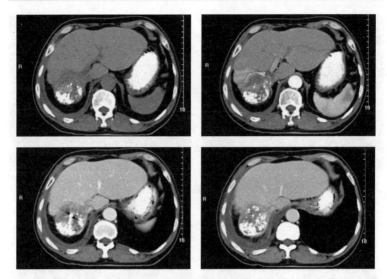

图2-14　腹部CT显示肝右叶可见片状碘油沉积影，其内可见多发低密度充盈缺损，病灶进一步缩小

（张　弢）

九、复发性肝癌的射波刀立体定向放射治疗

（一）复发性肝癌的治疗现状

随着以手术为基础的综合治疗措施在临床普及，原发性肝癌的预后已获得明显改善，但J. Luo等的研究显示肝癌切除术后3年复发率仍高达57%～81%。目前国际上对复发性肝癌的定义尚未统一。复发性肝癌病灶主要来自原发病灶或硬化结节病灶的恶变。

肝癌根治术后复发是影响原发性肝癌远期疗效的主要因素之一，制订合理、个体化的治疗方案以降低肝癌复发率、提高整体存活率已成为肝癌治疗的重点之一。复发性肝癌的治疗方法主要有经导管动脉栓塞化疗（TACE）、再次手术切除、肝移植及射频消融（RFA）、局部酒精注射、SBRT等方法在内的局部治疗。

国内外学者对各种治疗手段的疗效进行了比较，结果差异较大，目前观点不一。

1.**手术切除** 加拿大癌症协会（Canadian Cancer Society）指出可以通过肝切除术或部分肝切除以达到根治肿瘤的目的。前提是确保再次术后患者有足够的肝组织，肝功能代偿良好，肿瘤可以通过手术完全切除，这种方法可行性强。反之若肝脏剩余体积小、有远处转移、有门静脉血管侵犯等情况则手术切除受到限制。据S.Roayaie等有关学者统计，复发性肝癌的可切除率较低，很多肝癌复发的患者确诊后即已经失去手术机会，只有15%左右的再切除率。

2.**肝移植** K.Hanazaki等研究显示多发性复发性肝癌唯一可能根治的方法可能是肝移植。目前国际上常用的肝移植受体选择标准有Milan（米兰）标准、UCSF标准、Pittsburgh标准和Barcelona标准。但临床多数情况下肝癌复发后病情进展，肿瘤数量增多、增大，伴门静脉癌栓或肝静脉癌栓、腔静脉癌栓，或远处转移，超过肝移植治疗指征。部分符合手术标准患者可行肝移植，但结合腹腔粘连等情况，较无手术史的肝移植难度更大，以及需要考虑手术费用及供肝来源不足、患者对肝移植接受程度等情况，临床普及受限。2000年提出补救性肝移植概念，即符合米兰标准，肝功能正常的患者一期行肝切除手术，复发时仍符合米兰标准或肝衰竭时行二期肝移植，但治疗复发性肝癌的疗效评价不尽完全相同，研究尚处于初始阶段。

3. **TACE** 是肝癌复发患者较常用的治疗方案之一。W. Y. Lau等研究显示肝癌复发后行TACE治疗1年生存率为64%～88%，5年生存率下降至0～27%，对于肝动脉、门静脉双重供血患者，单用TACE难以达到良好效果，应联合其他治疗以增进疗效。

4.**局部消融治疗** 包括射频消融、微波消融、氩氦刀冷冻治疗、高功率超声聚焦消融及无水乙醇注射治疗。相关死亡率极低，风险系数小，但常见不良反应是肝区疼痛及发热，且患者耐受性稍差，临床上多需镇痛及退热对症治疗。其适用范围较窄，通常适用于单发肿瘤、最大直径≤5cm；或肿瘤≤3个，且最大直径≤3cm，无血管、胆管和邻近器官侵犯及远处转移。

5.分子靶向药物　目前包括索拉非尼、瑞戈非尼和仑伐替尼。详见靶向治疗与免疫治疗部分。

（二）复发性肝癌射波刀治疗的优势

目前有关射波刀治疗复发性肝癌的相关报道较少，尚缺乏系统数据。Huang等通过对36例复发性肝癌患者应用射波刀治疗的研究，结果显示治疗后患者2年总生存率高达72.6%，而对照组为42.1%，单因素及多因素分析均显示射波刀治疗显著改善患者预后。M.D.Lu等研究显示，射波刀与射频消融治疗疗效相当。Y.Zhou等研究显示，与术后复发再次手术切除患者相比，其2年总生存率差值仅＜10%。以上均提示射波刀治疗复发性肝癌疗效好。

笔者所在科室通过对2011年1月至2014年1月于本院行射波刀治疗的34例术后复发性肝癌患者进行回顾性分析，计算患者放射治疗后的生存率和生存时间，分析影响其生存的相关因素。其中男性27例，女性7例，中位年龄为56岁（38～72岁），根据肝功能Child-Pugh分级标准，A级33例（A_5 31例，A_6 2例），B级（B_7）1例。丙型肝炎病毒（HCV）感染者1例，乙型肝炎病毒（HBV）感染者33例。复发病灶直径≤3cm的18例，＞3cm的16例。肿瘤靶区（GTV）为1.48～1082.08cm³，中位值为162.99cm³，分割剂量7～20Gy/Fx（中位值9Gy），照射次数为2～8次（中位值5次），肿瘤剂量24～60Gy（中位值45Gy），每日照射1次。结果：射波刀治疗后患者1年总体生存率、2年总体生存率、3年总体生存率分别为91.2%、70.6%和44.1%，中位生存期为34个月（图2-15）。放射治疗相关副作用小，多为轻度胃肠道反应。一定程度上体现射波刀治疗后患者生存率较高，其为原发性肝癌肝内复发提供了新的治疗方向，可以作为复发性肝癌的选择之一。但目前入组病例较少，其治疗优势有待进一步

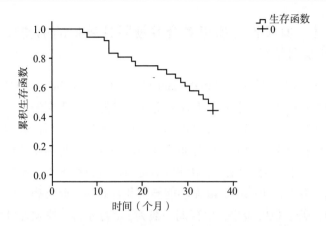

图2-15 复发性肝癌患者经射波刀治疗后总生存率曲线

证实。

（三）复发性肝癌行射波刀治疗的注意事项

首先，明确放射治疗的目的。若肝脏复发病灶局限在肝脏某特定位置且无远处转移，其放射治疗剂量又能达到根治性剂量，必须争取根治性治疗。

其次，放射治疗野设计的一个重要原则就是充分利用肝脏组织所具备的强大再生能力。设计时必须保留一部分正常肝组织不受放射，在部分肝脏受照射时，这部分正常肝组织能得到再生。尤其是复发性肝癌多已经过介入等其他治疗，更需严格把控肝脏体积及肝功能指标。同时临床上复发病例除肝内病灶复发，也存在肝外淋巴结转移、脏器转移等复杂情况，从而无法根治，可考虑全身化疗，同时需结合具体情况针对造成局部压迫、疼痛、潜在破裂出血、易转移、危及生命等情况的原发病灶或转移病灶行姑息放射治疗，但目前临床资料相对较少，需要临床上进一步积累经验，形成规范，进一步指导临床。

（李　欢）

十、原发性肝癌患者合并梗阻性黄疸的引流技术及射波刀治疗

恶性梗阻性黄疸（malignant obstructive jaundice，MOJ）是指原发性肝癌、胆管癌、非胆管癌（如胰腺癌、壶腹癌、十二指肠乳头癌、肝门部或腹腔淋巴结转移癌）及胃肠道恶性肿瘤等直接或间接因素导致的肝内外胆管梗阻所引起的一种临床征象。其中原发性肝癌合并恶性梗阻性黄疸可引起进行性加重的黄疸、肝衰竭，并发严重感染、凝血功能异常和肾衰竭。此类病例生存期较短，若不积极治疗，生存期一般为3个月左右。原发性肝癌因其解剖位置特殊，成为恶性梗阻性黄疸的主要病因。恶性梗阻性黄疸传统治疗以手术治疗为主，其优点是引流效果好，符合机体生理。但手术创伤大、并发症发生率高，而且手术使Oddi括约肌功能丧失，反流性胆管炎发生率仍较高。胆红素增高会影响患者凝血功能，使手术风险进一步增高。目前应用经皮肝穿刺胆道引流术（PTCD）、内镜逆行胰胆管造影（ERCP）技术来引流胆汁，减少高胆红素血症的危害，但很多研究表明术前胆道引流会增加术后严重并发症发生率。同时有可能因时间太短不能有效改善肝功能和全身状况，太长则延误手术根治时机。目前，随着放射治疗技术的进步，立体定向放射治疗已成为治疗复杂解剖部位、形态极不规则、周围有放射敏感正常组织结构、常规放射治疗控制率差的肿瘤的有效手段，也成为目前治疗恶性梗阻性黄疸的一种新型技术。

（一）经皮肝穿刺胆道引流术

经皮肝穿刺胆道引流术（percutaneous transhepatic cholangial drainage，PTCD）常规将引流管末端固定于梗阻段上方，外接引流袋并固定于皮肤上，其缺点在于外接引流袋给患者日常生活带来不便，胆汁的丢失易导致消化功能降低、水电解质紊乱及心理上的不适等。鉴于此，有的医师提出将引流管末端越过壶腹部进

入十二指肠，使部分胆汁可以通过末端的开口重新进入肠道，从而减轻了中断"肠肝循环"导致的不利影响。但有文献显示，内外引流联合术式可明显增加术后感染概率。

1. 手术方法

（1）外引流组：患者取仰卧位，常规消毒、铺巾，穿刺点局部浸润麻醉后 X 线引导下选择扩张相对明显的左肝内胆管、右肝内胆管或胆总管进行穿刺，通过显影剂随时检查针尖位置，逐步将穿刺针送达满意部位，接注射器，确定可顺利抽吸出胆汁，PTCD套件采用8.5F或10.2F猪尾形引流管。引流管尖端于胆管梗阻部位或支架（支架未越过十二指肠大乳头）上方卷曲成袢。术毕后接负压引流袋并将其固定妥善，再次抽吸胆汁，明确引流管的通畅性。术中密切观察患者生命体征变化并做详细记录。术后观察患者有无发热、腹痛等症状，以及恶心、呕吐等消化道不适，记录24小时胆汁引流量、颜色。若患者未出现引流管堵塞、脱出，或者发热、寒战等提示胆道感染的表现，需长期携带引流袋。

（2）内外引流组：操作方法同外引流组，只是在引流管尖端卷曲成袢时需进入十二指肠内卷曲成袢。

2. 适应证

（1）无外科手术指征的恶性梗阻性黄疸，PTCD及支架置入术可用于缓解患者继发于梗阻的临床症状，包括胆管炎、皮肤瘙痒、恶心及食欲缺乏等。

（2）降低血清胆红素水平，为后续化疗药物的应用创造条件。

（3）控制胆道感染、改善肝功能及机体状况，为外科切除肿瘤创造条件。

（4）除引流和支架置入外，经皮穿刺可为肿瘤活检、光动力治疗及近距离放射治疗等提供治疗通道。

（5）恶性胆道梗阻外科术后再次出现胆道梗阻。

（6）良性梗阻性黄疸，胆道引流的主要目的是缓解黄疸及胆道感染，为后续手术或取石等治疗做准备。

（7）胆瘘，可通过置管引流促进瘘口愈合。

3. 禁忌证　相对禁忌证包括凝血功能异常、对比剂过敏及大量腹水等。绝对禁忌证主要为无法纠正的严重凝血功能异常等。对存在严重全身性感染者，应在感染控制后再考虑置入金属支架；对无法明确病变良恶性及拟接受外科手术者不能置入永久性金属支架。

（二）内镜逆行胰胆管造影

内镜逆行胰胆管造影（endoscopic retrograde cholangiopancreatography, ERCP）是指在内镜引导下于十二指肠乳头部注射造影剂，显示胆道走行和管腔形态的一种检查手段，临床参考价值较高，已然是胰胆道疾病的诊断金标准。其价值主要在于能够明确胆道病变的性质、部位及范围，从而进行有效内引流，必要时还可行病理活检，明确诊断。尽管属于有创检查，但是能够在造影后经同一通路行鼻胆管引流或支架置入引流，可以快速解除胆汁淤滞，缓解黄疸症状，减轻肝损害，并可恢复胆汁的生理流向，改善其消化系统功能，进而改善患者营养情况。其操作简便、创伤较小，基本状态要求较低，易于被患者及其家属接受。ERCP适用于胆管末端的不完全性梗阻患者。目前常用的内镜下胆管引流术有2种：一种是内镜下鼻胆管引流术；另一种是内镜下胆道内引流术，包括塑料支架及金属支架引流术。

1. 内镜下胆管引流术式

（1）内镜下鼻胆管引流术（endoscopic nasobiliary drainage, ENBD）：川井和永井于1975年首先尝试行内镜下鼻胆管引流成功。ENBD是通过十二指肠镜，将引流管经鼻腔引导至胆管进行引流，从而达到解除胆道梗阻、改善肝功能的目的。但该术式存在胆汁大量被引流至体外的情况，从而对患者消化功能及机体水电解质平衡等产生不良影响，同时术中易致肠道正常菌群逆行进入胆道进而引发胆道感染，故不可用于长时间引流，导管留置时间不应超过1个月。目前主要用于术前减黄的过渡性引流及无须手术的良性梗阻。

（2）内镜下胆道内塑料支架引流术（endoscopic retrograde biliary drainage，ERBD）：于1979年开始用于治疗胆道梗阻并达到了理想的减黄效果，最常用的为塑料支架，不仅可以减轻患者的经济负担，且便于取出。目前ERBD已经成为术前治疗梗阻性黄疸的常规手段。随着技术的发展，塑料支架也出现了不同的类型，其中有倒刺无侧孔的支架能够稳定固定于胆管壁上，发生脱落的概率较低，适用于各种原因引起的胆管梗阻；而中央弯曲形及下端弯曲形支架形态更符合人体解剖结构，不易被堵塞，适用于胆管末端梗阻。目前临床较常用的支架规格有7F、8F、10F和12F等。塑料支架的缺点在于由于细菌在支架表面黏附，胆红素钙盐和脂肪酸钙盐发生沉淀，最终造成支架堵塞。塑料支架移位、断裂等较为少见。所以支架要定期更换以避免引流管堵塞和胆道感染等情况。同时，对于高位肝内胆管梗阻的病例，如引流区域非常有限则应慎用ERBD，否则可能导致严重胆管感染。放置多根塑料支架能够延长支架堵塞的时间，减少胆管炎的发生。

（3）内镜下胆道内金属支架引流术（endoscopic metal biliary endoprosthesis，EMBE）：金属胆道支架主要用于无法根治性切除的恶性胆管狭窄或梗阻的治疗。一项Meta分析认为，与塑料支架相比，金属支架在治疗恶性肝外胆管梗阻方面具有更长的支架通畅时间和生存时间。但合并胆囊肿大的患者慎用覆膜支架，以免胆囊管梗阻引发胆囊感染。

1985年，Carrasco等率先将可膨胀式金属支架应用于胆管狭窄的治疗，常用材料多为不锈钢丝、钽丝、镍钛合金丝等。20世纪90年代国内由上海首先引进该项技术。可膨胀式金属支架膨胀后直径是塑料支架的3～4倍，可延长胆道通畅的时间；另外，金属支架侧壁的筛孔可保证侧支胆管的通畅，从而使胆汁能够得到更好的引流，且金属支架就本身材质而言具有支撑力强、组织相容性好等特点。金属支架一般分为覆膜和无覆膜两种，目前对覆膜金属支架和无覆膜金属支架的效果已有了研究，结果显示覆膜支架与无覆膜支架相比，前者发生堵管的概率为14%，而后者为38%。覆膜支架还可以在一定程度上抑制肿瘤向支架网眼生长，从而延长支架通畅的时间且易于取出。将覆膜支架完全置于胆管内保证引流的同时，还不会影响乳头括约肌的正常功能，但覆膜金属支架具有易移位的缺点，故高位胆管梗阻时，留置覆膜金属支架并不适宜，而那些良性病变引起的胆道狭窄，如原发性硬化性胆管炎及IgG$_4$相关性胆管炎等，宜行覆膜金属支架引流。但一项Meta分析（纳入8项随机对照试验和3项前瞻性研究，共1376例患者）显示：两种支架的技术成功率、临床成功率、支架通畅率相仿，差异无统计学意义。ERCP联合胆道支架能够扩张狭窄的胆道，使胆汁的流出恢复正常，可以避免因鼻胆管引流使胆汁大量被引流出体外而导致的肠道功能紊乱，且有利于保持患者的水电解质平衡，改善患者食欲，从而改善其营养状态，适用于重度黄疸患者的长期引流。

2.适应证与禁忌证

（1）适应证：ERCP适用于胆管末端的不完全性梗阻患者。

（2）禁忌证：①有上消化道狭窄、梗阻，估计不可能抵达十二指肠降段者；②有心肺功能不全等其他内镜检查禁忌者；③非结石嵌顿性急性胰腺炎或慢性胰腺炎急性发作期；④有胆管狭窄或梗阻，而不具备胆管引流术者。对于碘过敏者，可改用非离子型造影剂，术前要做好急救准备工作。

3. ERCP术后并发症

（1）术后并发症的诊断要点：若患者在ERCP手术之后2～24小时血淀粉酶升高但没有腹痛的表现，诊断为高淀粉酶血症，若术后血淀粉酶升高超过正常水平的3倍以上并伴有临床胰腺炎表现，则诊断为ERCP术后急性胰腺炎；若患者出现发热、畏寒及血清转氨酶升高或术后8小时内其血培养致病菌为阳性，则判定为急性胆管炎；若患者临床上伴有出血或血红蛋白下降，则可诊断为消化道出血；若患者出现腹痛、腹胀、发热及白细胞计数升高等，腹部X线片有膈下游离气体出现，则可诊断为穿孔；使用造影剂后出现胸闷、心悸、呼吸困难等过敏症状，则考虑造影剂过敏。

（2）术后并发症的防治：要避免ERCP术后并发症的出现，需要注意以下几点。①应严格掌握ERCP的指征，尤其是并发症高危因素患者的指征；②规范ERCP的操作，加强对医师的培训，让操作医师掌握正确的插管技术，避免反复插管，同时要掌握好造影剂注入的速度和剂量；③术后应注意相关药物的服用，运用生长抑素、加贝酯及乌司他丁等抑制胰酶分泌，从而避免器官的损伤；④应对凝血功能障碍患者在术前予以纠正，避免行十二指肠乳头切开术，减少出血的发生率，同时，在术前要给患者使用镇静类药物，避免患者因剧烈呕吐导致的贲门黏膜撕裂出血；⑤在患者手术之前应详细了解患者的病情或其他病史等，并且在操作时动作要轻柔；⑥手术之后应常规留置鼻胆管，或者抽吸造影剂和胆汁，从而降低胆管炎的发生率等。有研究表明，治疗性内镜辅助下ERCP术可以明显降低术后并发症的发生风险，生长抑素对预防ERCP术后并发症有效。

针对恶性梗阻性黄疸的患者，因其免疫功能受损，术后感染概率较常规ERCP增高，且有可能出现反复感染、感染性休克等严重并发症。针对此类患者，建议：①ERCP术前及术后均应预防性使用广谱抗生素以防止感染，必要时积极升级抗生素治疗。同时，若出现两次严重感染，则建议取出支架，采取其他方式减黄。②正确的ERCP操作技术能够减少术后急性胆管炎的发生。根据胆管梗阻的原因和部位、医师操作ERCP技术水平、支架的可及性和价格及患者的预期寿命来选择合适的支架。

（三）减黄方式的选择

恶性梗阻性黄疸因其梗阻部位、性质、程度等均不相同，所以ENBD和PTCD两种术前减黄及晚期姑息性治疗方法的适应证、手术成功率、引流效果、并发症发生率等不尽相同。根据现有的循证医学证据及临床研究分析，我们在此对常见的不同位置的梗阻导致的恶性梗阻性黄疸在术前减黄方式如何选择进行介绍。

1.低位梗阻性黄疸　肝癌患者发生率低，多为胰头癌、十二指肠乳头癌及胆总管下段癌等导致的恶性梗阻性黄疸，梗阻性质分为外压性和胆管内部狭窄。此类患者行 ENBD 的成功率较高，且并发症发生率较低。可以在保证手术成功率的同时，有效降低并发症发生率。因此，低位梗阻性黄疸应首选 ENBD 治疗，而 PTCD 则应作为 ENBD 失败后的备选方案。

2.中位梗阻性黄疸　多为胆囊癌侵犯肝内或肝门部位所致，也可为肝内胆管或肝门部胆管梗阻所致。中位梗阻性黄疸应首选 PTCD 术前减黄。PTCD 不但有较高的手术成功率，还能有效降低早期胆管炎的发生。

3.高位梗阻性黄疸　多由肝门胆管癌及其他消化道肿瘤肝门部淋巴结转移压迫胆管所致。此类患者病情复杂，且梗阻部位、性质多样，因肝门部及肝内胆管梗阻等情况不宜进行 ENBD 治疗，应首选 PTCD 治疗。

4.外科术后的患者　对于外科术后出现恶性梗阻性黄疸的患者，如肝移植、胆管空肠吻合术等导致正常消化道解剖结构改变的手术，应该首选 PTCD 治疗。因为此类患者 ENBD 的失败率非常高，甚至有时鼻胆管无法到达病变部位。

（四）射波刀治疗

射波刀适用于不可手术、局部多发、转移等原发性肝癌的治疗，可从根本上解决梗阻压迫、保证胆道通畅，为恶性梗阻性黄疸提供了一种新型的根治性治疗手段。一般认为射波刀治疗适宜应用于解剖部位复杂、形态极不规则、周围有放射敏感正常组织结构、常规放射治疗控制率差的肿瘤。而肝癌合并梗阻性黄疸兼具上述特点，常规放射治疗周围有放射的敏感组织如小肠、十二指肠、胃、肾、脊髓等，无法提高肿瘤剂量而疗效较差。而射波刀立体定向放射治疗可以达到单次高剂量且对周围正常组织影响小，对肝癌治疗可取得良好疗效，故对于原发性肝癌合并梗阻性黄疸，也可取得良好疗效。在国外一篇"Stereotactic body radiotherapy for pediatric hepatocellular carcinoma with central biliary obstruction" 个案研究报道中指出，针对一名原发性肝癌并淋巴结转移继发梗阻性黄疸的10岁男性患者，经内外引流无效，且出血等并发症反复出现，在无其他治疗方案可选的情况下，行SBRT针对肝区病灶及腹腔淋巴结转移灶进行治疗（剂量分别为45Gy/5Fx、35Gy/5Fx）后，肝区肿瘤及腹腔淋巴结明显缩小、总胆红素恢复正常、甲胎蛋白明显下降，最终肿瘤得到抑制、病情稳定并返校上学。此成功案例体现了SBRT治疗的适应证较广、疗效显著、副作用小等优点。

1.适应证和禁忌证

（1）适应证：①明确的梗阻性黄疸；②经B超、CT、MRI、ERCP或PET/CT均提示为恶性梗阻性黄疸；③患者卡氏评分均≥80分；④完善血常规、凝血功能、心电图、肺CT等检查，经评估能耐受放射治疗者；⑤患者已行引流治疗，建议放射治疗前相关指标要求如下，总胆红素＜100μmol/L，ALT＜200U/L，凝血活动度＞60%。

（2）禁忌证：①Child-Pugh分级为C级；②尚未控制的感染；③放射治疗区域局部皮肤破溃；④精神疾病等不能配合放射治疗者。

2.射波刀治疗肝癌合并梗阻性黄疸的注意事项 放射治疗剂量的选择与肿瘤大小、位置及患者一般情况等因素相关。笔者所在中心常采用48～50Gy/（5～7）Fx的分割方式。一部分患者病灶位于肝门区，在靶区勾画时与胃和十二指肠关系密切，在GTV的基础上外扩PTV后，需将与胃和十二指肠重叠部分修回。如梗阻位置周围无胃肠等危及器官，理论上可将放射治疗剂量提高。但目前国内外一些文献也提出，虽然胆道的耐受剂量不在AAPM TG-101报告中体现，但有一些患者出现放射治疗后的胆道狭窄。笔者所在中心目前将剂量控制在生物等效剂量100Gy左右，肿瘤控制率较好，也未出现胆道狭窄病例。由于部分患者肝功能未完全恢复到正常范围即开始放射治疗，治疗期间更应该注意肝功能及凝血功能（尤其总胆红素、活动度等）的变化，如有恶化趋势，并且恶化的原因与放射治疗相关，需及时停止放射治疗。治疗前行引流术的患者（尤其是内引流），在治疗过程中应注意体温的变化及感染相关指标的变化，如患者出现感染，及时停止放射治疗，应用抗感染治疗。

3.射波刀治疗肝癌合并梗阻性黄疸的安全性　国内有资料研究表明，外科手术、PTCD和ERCP 3种治疗恶性梗阻性黄疸的方案对比中，近期严重并发症（包括感染、发热、消化道出血、胆漏等）的发生率分别为28%、18.2%和8.3%；而在一篇关于采用三维适形放射治疗方法治疗恶性梗阻性黄疸的文献中，其近期并发症发生率约为42.9%，无严重并发症发生。射波刀治疗因其高精度的特性，故在治疗中出现放射治疗反应的比例明显较普通放射治疗降低。笔者所在中心对射波刀治疗原发性肝癌合并恶性梗阻性黄疸的患者进行了相关研究，共入组患者15例，发生1级上消化道损伤（仅恶心）比例为13.3%，2级（恶心、呕吐，予以甲氧氯普胺对症治疗后明显改善）比例为6.7%。经对症治疗后，所有病例均未影响放射治疗进程。所有病例均无3级以上不良反应，无感染、发热、体质下降等。后期随访过程中，均未发现胃穿孔、肠穿孔、肠梗阻、放射性肺炎、放射性肠炎等晚期并发症。其原因考虑与射波刀立体定向放射治疗精度高、剂量递减速度快、对周围组织影响小有关。

4.射波刀治疗的疗效　放射治疗后，随着瘤体组织缩小，胆道梗阻解除，尤其总胆红素于放射治疗结束时即开始下降，笔者所在中心既往研究时入组患者放射治疗结束后1周较放射治疗前下降约为28.4%，而曾有报道外科手术术后1周胆红素下降率约为45.6%。放射治疗后胆红素下降速度要慢于手术治疗，考虑与手术后梗阻解除迅速，而放射治疗后病变逐渐缩小、梗阻完全解除需要时间较长有关。笔者所在中心既往研究时入组的病例胆红素均在治疗后6.5个月内降至完全正常，并持续6～22个月。

5.典型病例　患者，女，66岁，于1995年体检发现HBsAg阳性，B超显示"肝硬化"。2006年3月诊断为原发性肝癌、肝炎肝硬化乙型活动性，多次行介入、射频消融、免疫等治疗。2013年10月患者出现进行性皮肤巩膜黄染，10月20日入院复查。腹部MRI：肝右叶上段肝右静脉旁结节尚存活性，较前略增大，肝门部新发结节，考虑肿瘤复发伴病变远端肝内胆管扩张。诊断为原发性肝癌合并梗阻性黄疸。放射治疗前查总胆红素396.5μmol/L，碱性磷酸酶552U/L，γ-谷氨酰基转移酶956U/L，肿瘤大小约4.3cm×2.6cm，2013年10月29日行CT引导下金标植入术，并针对梗阻病灶行放射治疗，剂量为49Gy/7Fx。放射治疗后总胆红素即呈进行性下降，2014年2月16日复查时总胆红素14.6μmol/L，碱性磷酸酶106U/L，γ-谷氨酰基转移酶25U/L，均已恢复正常。肿瘤已无活性，如图2-16所示。

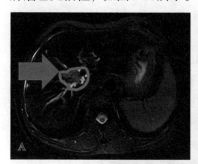
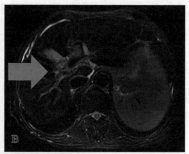
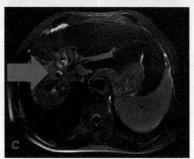

图2-16　射波刀治疗肝门部肿瘤合并梗阻性黄疸前后肿瘤对比图

A.射波刀治疗前；B.射波刀治疗后3个月；C.射波刀治疗后5年

（范毓泽）

十一、原发性肝癌合并肝硬化并发症行经颈静脉肝内门腔静脉分流术及脾栓后射波刀治疗

原发性肝癌患者常合并肝硬化（乙型肝炎肝硬化、丙型肝炎肝硬化及其他原因引起的肝硬化），肝硬化患者常合并门静脉高压、脾功能亢进等并发症。而门静脉高压引起的消化道出血和脾功能亢进导致的白细胞、血小板降低，常导致患者无法接受有效的治疗，从而使病情进展。

（一）原发性肝癌合并门静脉高压伴并发症（上消化道出血、顽固性胸腹水等）患者的治疗方法

1.原发性肝癌合并门静脉高压的病因与常规治疗方式　原发性肝癌合并肝硬化导致的门静脉高压非常常见，约85%的原发性肝癌患者伴有不同程度的肝硬化，其中合并门静脉高压食管胃底静脉曲张的发生率为30%～40%。原发性肝癌合并门静脉高压有以下几个原因：①在肝硬化基础上出现的门静脉高压；②肿瘤体内形成的动静脉短路导致门静脉血流量增加；③门静脉癌栓形成或肿瘤压迫门静脉。门静脉内形成瘤栓后可导致管腔变窄，压力增大，加之肿瘤本身对肝内静脉的压迫和阻塞，容易导致动、静脉分流，从而在较短时间内形成或加重门静脉高压，而此时食管胃底静脉的侧支循环尚未建立，造成食管胃底静脉的曲张，甚至较普通肝硬化造成的食管胃底静脉曲张更加严重。严重的门静脉高压所引起的食管胃底静脉曲张破裂出血是导致原发性肝癌患者死亡的重要直接原因。然而，常规的药物保守治疗、血管套扎、内镜下硬化剂治疗均需要多次进行，并且再次出血风险高，并未从根本上解决食管胃底静脉曲张。手术治疗（如脾切断流术）适用病例也有一定的局限性。经颈静脉肝内门腔静脉分流术（transjugular intrahepatic portosystemic stent，TIPS）对治疗门静脉高压性上消化道大出血和顽固性胸腹水的有效性已获公认。

2. TIPS　是近20年发展起来的一项介入放射学科的治疗技

术。手术是以颈内静脉为穿刺入口，将导管经门静脉、上腔静脉、右心房、下腔静脉，插入肝静脉，并在数字减影血管造影（digital subtraction angiography，DSA）的引导下由肝静脉穿刺进入肝内静脉，在扩张两者间肝实质通道后，在肝静脉与门静脉之间置入支架建立人工分流通道，使门静脉血流直接分流到下腔静脉，从而降低门静脉压力，达到治疗静脉曲张破裂出血、顽固性胸腹水等门静脉高压症的目的，从"源头"降低了门静脉高压引起的严重并发症。

（1）TIPS适应证与相对禁忌证

1）适应证：①难以控制的食管、胃底静脉曲张破裂出血；②食管、胃底静脉曲张破裂出血经内镜治疗后复发；③门静脉高压性胃病；④顽固性腹水；⑤肝性胸腔积液；⑥Budd-Chiari综合征。

2）相对禁忌证：①右心或左心压力升高；②心力衰竭或心脏瓣膜功能衰竭；③肝脏进行性衰竭；④重度或难以纠正的肝性脑病；⑤难以控制的全身感染或败血症；⑥难以解除的胆道梗阻；⑦肝脏多囊性病变；⑧原发或转移性恶性肿瘤范围巨大；⑨重度或难以纠正的凝血功能障碍。

（2）TIPS与射波刀治疗的介入时机：肝硬化门静脉高压，静脉曲张破裂出血合并原发性肝癌时，其最大的威胁还是静脉曲张破裂出血，治疗应该以止血为主。因此如果患者出现消化道出血，应先行TIPS以降低门静脉压力，止血同时避免再次出血。治疗后待肝功能恢复后，及时应用射波刀治疗肝癌病灶，控制肿瘤的发展，最大限度地使肝内肿块缩小。如患者有出血风险但未出血，可先行射波刀治疗，再根据情况行TIPS治疗。

（3）TIPS手术方式

1）若肿块主要居于分流某一侧区域，可以经门静脉另一分支进行穿刺。

2）若左右肝静脉至门静脉分支所有区域均被肿块占据，可以经肝段下腔静脉直接穿刺门静脉，不受肝静脉走行角度和位置的限制。肝癌患者在行TIPS时有一定的风险，主要是肿瘤破裂引起的出血。在穿刺过程中通过穿刺针前进的阻力可以鉴别质地为肝实质还是肿块，肝实质较硬而肝癌肿块相对较软。正侧位门静脉造影是避开肝癌肿块的最佳方法。

（4）合并肝癌的患者行TIPS后常规及复查时间：常规TIPS术后患者消化道出血的风险明显降低，为后续肝癌的治疗提供保障，但因TIPS术后为降低支架内血栓形成常规给予抗凝药物治疗，从而可能会影响患者的凝血功能。TIPS术后因肝脏血管分流的影响，所以肝功能一过性变差。若肝功能与凝血功能异常则患者无法进行射波刀治疗。因此，患者在TIPS术后是否先行抗凝治疗，可根据患者实际情况充分权衡治疗的风险及获益，根据患者情况个体化选择合适的抗凝方案。如抗凝方案选择不合理，则可能导致部分支架功能障碍，患者极有可能再次出现消化道出血，引起患者心理负担加重等负面情绪，对后续肝癌的治疗失去耐心，极大的影响了患者的治疗，因此根据不同时期影响支架功能障碍的因素，选择最恰当的抗凝方案对保持支架通畅及肝癌的治疗极为关键。一项前瞻性研究报道了华法林、阿司匹林、氯吡格雷的抗凝效果，共纳入101例行TIPS治疗的肝硬化患者，TIPS术后常规给予低分子量肝素（4100U，1次/12小时），皮下注射5～7日，之后分别口服华法林（1.5mg/d）、阿司匹林（100mg/d）、氯吡格雷（75mg/d），在随访3个月、6个月、12个月和24个月时比较门静脉血栓（PVT）发生及再通率，TIPS术后新发PVT为26.7%（27/101），12个月内接受华法林治疗的完全再通率显著高于阿司匹林或氯吡格雷组（54.5%和31.3%，$P=0.013$），结果表明，华法林在再通PVT方面可能比阿司匹林或氯吡格雷更有效。但华法林使用的主要问题是必须通过国际标准化比值（INR）定期监测抗凝剂强度，频繁调整剂量。

在笔者所在科室行TIPS术后患者需要针对肝癌行射波刀治疗时，为避免凝血功能明显异常，不适合口服华法林治疗，经过探索与研究，术后1周内应用那屈肝素钙注射液（4100U，1次/

24小时），1周后口服硫酸氢氯吡格雷片（75mg，1次/24小时），这种抗凝方案对于患者血小板、凝血功能等影响相对较小，同时保障TIPS支架通畅，不影响患者后续的放射治疗。

肝癌射波刀治疗后及TIPS术后需每3个月复查1次，TIPS支架对MRI检查干扰小，患者可以通过MRI了解肝内肿瘤情况；再通过行腹部增强CT、腹部超声、肝脏血管超声，了解TIPS管是否通畅，是否需要通管治疗。并复查血常规、生化全项、凝血功能、AFP等指标。

（二）原发性肝癌合并脾功能亢进（白细胞、血小板下降）的治疗方法

原发性肝癌患者常发生在肝炎、肝硬化基础上，肝硬化致脾大主要有2种原因。一种是门静脉压力增高而致的脾脏淤血及脾动脉血流量增加引起脾充血，两者引起脾窦扩张导致脾大。另一种是脾内纤维组织增生和脾髓细胞增生，两者共同作用导致脾大，脾功能亢进，脾脏清除血细胞的能力增强，血细胞减少，三系中可单一或同时减少，白细胞的减少使患者感染概率增加，血小板的减少可能会使出血风险增高，同时，脾功能亢进引起的白细胞、血小板明显降低，也是金标植入及射波刀治疗的禁忌证。

超声测量发现正常的脾静脉血流量占门静脉主干血流量的20%，而门静脉高压致脾功能亢进的发生率可高达74%，表明在门静脉高压情况下脾静脉血流量增加是门静脉高压形成的主要因素之一。因此，应用有效的手段治疗脾功能亢进可以提高患者生存期，并使其能有机会接受与肿瘤相关的有效治疗。介入微创治疗以部分性脾栓塞（partial splenic embolization，PSE）为主。

1. PSE术式介绍　通过栓塞脾脏动脉分支和末梢血管，使部分脾实质缺血性坏死，降低门静脉压力，减少血细胞的破坏，从而使外周血细胞恢复正常；同时能改善肝功能，降低门静脉高压性胃病的发生率，又使脾脏原有的免疫功能得到部分保留，达到治疗目的。多项研究比较患者栓塞前后的外周血细胞发现白细

胞和血小板均呈上升趋势，同时减少上消化道出血等严重并发症的发生，提示PSE能有效地缓解脾功能亢进。对于合并肝癌的患者，PSE为术后肝癌的射波刀治疗提供保障。

2. PSE的适应证和禁忌证

（1）适应证：主要是各种原因引起的原发性和继发性脾功能亢进。原因包括：①肝硬化；②特发性血小板减少性紫癜；③慢性溶血性贫血；④外伤性脾破裂；⑤脾血管瘤；⑥原发性肝癌。

（2）禁忌证：①原发疾病已至终末期的各种继发性脾大、脾功能亢进；②脓毒血症，脾栓塞有发生脾脓肿的高度危险者；③凝血酶原时间低于正常值70%，须纠正后再行PSE。

3. PSE栓塞范围及术后恢复时间　PSE的范围一般为30.0%～70.0%。栓塞范围小达不到治疗效果，范围大并发症也随之增加。以增加白细胞和血小板数量为目的栓塞范围偏小，而以减少脾静脉回流，缓解门静脉高压为主要目的者范围偏大。总之，栓塞范围大小应视患者具体情况灵活掌握。在栓塞过程中，严格掌握无菌操作，栓塞物质应用抗生素浸泡，术前、术后联合应用抗生素治疗。有病例研究，脾栓塞术24小时、1周及1个月后复查血常规，白细胞、血小板及红细胞均有不同程度上升，说明PSE治疗脾功能亢进疗效可靠，患者术后24小时复查，白细胞上升最为迅速，1周后达最高水平，1个月后有所下降；血小板1周后上升到最高水平，1个月后略有下降，但仍维持在正常水平。对于有射波刀治疗需要的患者，前期的白细胞、血小板升高对于治疗就已足够。因此，PSE为这些患者带来了治疗的机会，同时也提高了治疗的安全性。

4. PSE术后并发症及处理

（1）脾栓塞后综合征：脾栓塞后发热、疼痛较常见。发热是脾栓塞后梗死区的炎性细胞释放致热物质所致，一般对症处理即可。但是，持续高热（＞39℃）达1周以上则要注意是否存在感染，并且应该加以处理。腹痛与脾栓塞后梗死区急性水肿刺激包膜，使之紧张有关，可采取一般镇痛治疗，大部分能在 3 ～ 10 日缓解。文献报道发热、疼痛与所用栓塞材料有关，栓塞材料体积小者疼痛严重、发生早，发热者少而轻；反之，疼痛发生相对较晚而轻微，发热率上升。

（2）肺炎、肺不张及胸腔积液：多见于左侧，脾上极栓塞后多见。其是脾栓塞后，左上腹疼痛使左侧呼吸运动受限，发生胸膜反应，炎性渗出物经淋巴引流进入左侧胸腔，且支气管引流不畅所致。术后应用有效抗生素、镇痛和鼓励患者适当活动进行治疗，中量以下胸腔积液可自行吸收，大量胸腔积液需穿刺引流。选择脾中下极部位进行栓塞可减少此并发症的发生率。

（3）腹膜炎、脾脓肿：是脾栓塞后较严重的并发症。主要原因有栓塞面积过大难以保留脾脏的免疫和内分泌功能、术中未严格无菌操作及栓塞后血流减慢致肠道厌氧菌逆行感染等。其次此情况与患者身体状况有关。应采用抗炎、对症、支持治疗，必要时需穿刺引流和应用抗生素溶液冲洗，甚至需外科干预。

（4）肾功能损害：表现为少尿或无尿，多为功能性损害。肾功能损害主要与使用造影剂和 PSE 后动脉血流重新分布、肾血流灌注不足有关。采用改善肝肾功能的治疗可使其逐渐恢复正常。

（5）肝功能损害：是 PSE 前肝储备功能下降，PSE 后肝功能失代偿所致。也有报道认为其与坏死物质吸收、门静脉血流减少、门静脉血栓形成和使用造影剂有关。肝功能损害虽然是可恢复的，但在 PSE 前评定肝功能十分重要。PSE 前 Child-Pugh 评分越高，PSE 后肝功能损害则越严重，个别患者将难以恢复到 PSE 前水平。

（6）门静脉血栓：门静脉形成血栓是栓塞面积太大，门静脉血流明显减慢、血小板数目短时间内显著增高、门静脉血流呈高凝状态所致。可给予肝素治疗。

（7）胰腺炎：因造影剂损害胰腺动脉或栓塞剂进入胰腺动脉所致，应对症处理。

（8）脾破裂：PSE 后形成脾脓肿或假性囊肿，再加上外伤或剧烈活动所致，应立即行剖腹手术治疗。

（9）脾静脉血栓：PSE后脾静脉内血流缓慢，易形成血栓。血栓仅限于脾静脉内时不引起严重后果；若血栓累及门静脉主干，则可导致或加剧门静脉高压，引起消化道大出血。小剂量多次栓塞可避免这一并发症。

（三）典型病例

1.消化道出血行TIPS和术后针对肝癌行射波刀治疗　患者于2014年11月29日在笔者所在医院门诊化验。乙型肝炎病毒血清学标志物及肝功能：HBsAg、HBeAg、抗-HBe、抗-HBc阳性，HBV-DNA 3.33×10³U/ml；ALT 89U/L、AST 113U/L。腹部超声：①肝硬化、脾大；②肝内多发稍低回声结节；③门静脉部分栓塞；④胆囊继发改变；⑤副脾，无不适症状。2014年11月30日第一次入住笔者所在医院。腹部CT：①肝硬化，脾大，门静脉右支及部分主干栓子形成，食管及胃底静脉曲张，胃-肾分流可能，附脐静脉开放，建议定期复查（3个月）；②胆囊炎。入院后诊断乙型肝炎肝硬化代偿期，给予阿德福韦酯抗病毒及保肝治疗后出院，院外未行规律抗病毒治疗，未定期复查，患者无明显不适症状。2016年4月3日排黑粪1次，未予以重视，晚间12点左右进食花生后呕血1次，呕吐物带有食物残渣，伴上腹部胀痛不适，伴心悸、出冷汗，并急诊就诊笔者所在医院，行胃镜检查见胃腔内少许陈旧性血存留，未见明确活动性出血，检查结果提示上消化道出血，食管胃静脉曲张破裂出血可能，食管静脉曲张（重）伴胃静脉曲张。建议：综合治疗，密切观察病情，必要时复查胃镜，条件许可时，可内镜下治疗曲张静脉，门诊给予凝血酶、生长抑素、兰索拉唑及补液、能量支持治疗，病情稳定后于2016年4月18日行TIPS，术后1周复查腹部CT提示TIPS管通畅出院。之后定期复查，2018年4月18日再次来院复查。腹部CT：①肝硬化、脾大、食管下段静脉轻度曲张、TIPS术后；②胆囊炎；③肝顶部占位，考虑肝癌（图2-17）。化验白细胞2.85×10⁹/L，血小板74×10⁹/L，凝血酶原时间/凝血酶原活动度12.5秒/

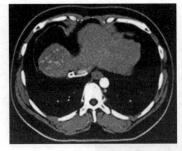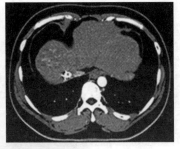
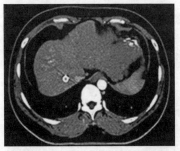

图2-17　患者TIPS术后常规复查发现肝癌病灶

74.2%。完善各项检查后于2018年4月23日行金标植入术，并于2018年5月1日至5月7日针对肝内病灶行放射治疗，剂量为42Gy/7Fx（图2-17）。病情平稳出院。

2018年7月12日复查，影像学提示肝硬化、脾大、食管下段静脉轻度曲张、TIPS术后。肝顶部占位放射治疗后改变，肝右后叶低密度影多考虑伪影，建议密切随访（图2-18）。化验白细胞1.46×10^9/L，血小板49×10^9/L，凝血酶原时间/凝血酶原活动度15.5秒/49%。

2019年3月5日复查，影像学提示肝硬化、脾大、食管下段静脉轻度曲张、TIPS术后。肝顶部占位放射治疗后改变（图2-19）。化验白细胞6.08×10^9/L，血小板20×10^9/L，凝血酶原时间/凝血酶原活动度16.1秒/50.8%。

该患者因消化道出血入院，完善检查后胃镜提示重度静脉曲张，并行TIPS治疗，之后定期复查，静脉曲张逐渐减轻，2018

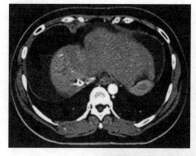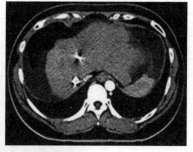

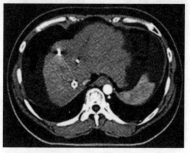

图2-18　患者射波刀治疗后3个月复查

年4月18日复查，腹部CT提示肝占位，考虑肝癌，并予以介入联合射波刀治疗，在解决消化道出血后针对肝癌行放射治疗，并在近1年随访期间，影像学均提示肝癌放射治疗后改变、食管下段静脉轻度曲张。射波刀在原发性肝癌合并消化道出血的治疗上起到了延长患者生存时间的作用，为患者重新获得了治疗的机会，是一种安全、有效的治疗方法。

2.脾栓塞术后针对肝癌行射波刀治疗　患者于1990年体检发现乙肝表面抗原阳性，无明显不适症状，未予以特殊干预。1996年发现肝硬化，曾住院治疗，具体不详。2012年外院检查提示"肝硬化"，并给予恩替卡韦抗病毒治疗。2013年外院复查发现肝内多发结节，考虑肝癌。完善检查明确诊断后，行TACE治疗。2018年2月24日笔者所在医院影像学提示肝右叶病灶较前增大，由于化验白细胞、血小板较低，无法行射波刀治疗。遂于2018年2月28日行脾动脉栓塞术，予以适量栓塞微粒球缓慢

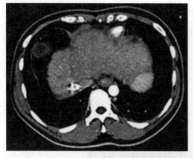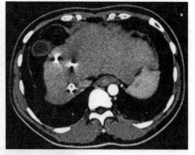

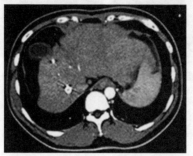

图2-19　患者射波刀治疗后10个月复查

注入脾动脉，再次脾动脉造影可见脾脏外周大部分栓塞。术后出现发热、脾区疼痛不适，对症治疗后症状可减轻，复查提示白细胞及血小板恢复正常，肝功能指标好转（表2-5）。

表2-5　脾栓塞术前、术后白细胞、红细胞、血小板变化

	白细胞（/L）	红细胞（/L）	血小板（/L）
术前	1.56×10^9	2.86×10^{12}	10×10^9
术后第4日	5.10×10^9	3.29×10^{12}	117×10^9
术后第9日	5.48×10^9	3.03×10^{12}	320×10^9
术后第4个月	2.77×10^9	3.21×10^{12}	71×10^9

2018年6月26日复查显示血小板71×10^9/L、红细胞3.21×10^{12}/L、白细胞2.77×10^9/L。于2018年6月30日开始行肝

内病灶放射治疗，治疗计划剂量为48Gy/8Fx。末次随访时间为2019年3月2日，未见肿瘤进展（图2-20）。

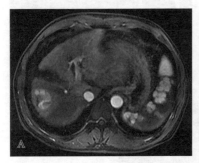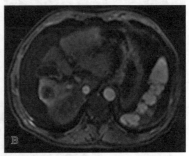

图2-20 脾功能亢进患者行脾栓塞术后针对肝癌行射波刀治疗
A.射波刀治疗前；B.射波刀治疗后

（张军华 孙颖哲）

十二、不能手术肝癌的射波刀降期治疗

临床上大多数原发性肝癌患者就诊较晚，在明确诊断后因肿瘤巨大已经失去了手术切除的机会，在临床治疗上颇为棘手。我国《原发性肝癌诊疗规范（2017年版）》中提到中、晚期原发性肝癌多为直径＞10cm的单发肿瘤、多发肿瘤、伴门静脉或肝静脉癌栓或伴胆管癌栓。仅有少数患者一般情况好，且肝储备功能满意时才考虑肝切除手术，故无论采用何种分期，只有小部分中、晚期原发性肝癌适于手术。肝功能Child-Pugh分级和吲哚菁绿15分钟滞留率（ICG R15）是常用的肝储备功能评估方法。巴塞罗那临床肝癌（BCLC）学组还提倡使用肝静脉压力梯度（HVPG）评估门静脉高压程度。对于中、晚期原发性肝癌，一般Child-Pugh A级、HVPG＜12mmHg且ICG R15＜20%代表肝储备功能良好且门静脉高压在可接受范围。在此基础上，再利用影像学技术估算预期切除后的余肝体积，余肝体积须占标准肝体积的40%以上，才可保证手术安全。可手术切除的中、晚

期原发性肝癌患者术后长期生存率显著高于非手术或姑息治疗者。在肝癌切除的手术过程中，分离、挤压肿瘤病灶容易造成肿瘤细胞或癌栓脱落，流入血液循环而留下复发的隐患。同时由于80%的患者合并肝硬化，从而使肝体积切除量受到限制。而原发肿瘤切除不充分和手术中的肝内扩散是肝癌复发的重要原因，临床上所见肝癌多处于中、晚期，手术切除后1年生存率多为41%～85%。因此，提高原发性肝癌的手术切除机会及手术前后应用以防治局部复发为中心的综合治疗是提高肝癌术后疗效的关键。笔者所在中心对一部分有手术意向却不符合手术标准的患者进行了射波刀治疗，治疗后肿瘤缩小、期别下降，为其争取到了手术切除的机会。

处于中、晚期的巨块型肝癌手术前应用短程冲击放射治疗的效果是确切的，放射治疗后肿瘤体积明显缩小，术中可见肿瘤与正常肝组织界线更清楚，肝癌病灶周边形成纤维机化带。术后病理显示"肿瘤组织广泛出血、坏死、中心部彻底坏死，边缘纤维机化带形成，机化带内多数小血管和淋巴管闭塞"，说明射波刀立体定向放射治疗对肝癌细胞有确切的杀伤作用，术前应用此方法不仅显著减少了切除肿瘤时的出血量，而且减少了由手术挤压肿瘤病灶所致经血管和淋巴管的肝内播散。肝癌与包括大血管、肝管在内的正常组织界线也更为清楚，在游离肿块时可减少对其损伤，同时尽可能保留更多的肝组织，提高肝癌患者对肝切除术的耐受性。而且射波刀立体定向放射治疗对正常肝组织、其他腹腔脏器和骨髓的副作用较小，仅引起轻微的食欲缺乏、乏力、低热及短暂的血细胞降低，常在放射治疗结束2周后恢复，不影响手术日程。据文献报道：25例肝癌行术前短程大剂量立体定向适形放射治疗2周后手术切除与25例单纯手术切除的病例对照，放射治疗结束后第3日、第7日、第14日复查肝功能、血常规，ALT一过性升高，以第3日最显著，第14日基本恢复至放射治疗前水平；放射治疗可显著缩小肿瘤体积（$P < 0.01$）；放射治疗组术中出血量为（460 ± 192）ml，显著少于

手术组的（660±279）ml；放射治疗组术后1个月AFP转阴率为100%，显著高于手术组的63.9%；术后1年复发率显著低于手术组，术后2年生存率显著高于手术组，因此可见放射治疗后手术死亡率未见明显增高，术后复发率明显下降，术后生存率明显提高。

一般认为高剂量连续照射容易造成肝细胞损伤，导致放射性肝炎。为防止高剂量放射治疗所致放射性肝炎的发生，笔者采用射波刀立体定向放射治疗，照射剂量为48～60Gy，且将全疗程分为7～10日进行，放射治疗结束后休息2周以上，从而使正常肝脏充分增殖和修复，以利于肝功能代偿，提高手术耐受性，避免肝衰竭发生。应根据肿瘤容积的大小来决定每次分割剂量，在将可见病灶周围的浸润癌细胞杀灭的同时保护正常肝组织。

一般情况下，对放射治疗前估计经放射治疗有可能获得手术切除机会的患者，一旦具备条件，就应该抓住时机接受肝切除术，以提高治愈率及生存率。行肝癌切除的基本条件：①放射治疗结束后2～3周，复查肝功能基本正常且ICG R15＜20%；②肿瘤缩小，未发现肝内及肝外转移；③患者一般情况较好，无明显心功能、肺功能、肾功能异常。

综上所述，对于中、晚期不能切除巨大肝癌的患者，行术前放射治疗能最大限度地消灭瘤体周围的卫星病灶与缩小肿瘤体积，提高患者治愈率及生存率，从而可达到根治疗效。随着肝癌综合治疗临床研究进一步开展，特别是放射生物学和放射物理学的进步，射波刀治疗技术的进一步完善，对于不能切除的巨大肝癌，经术前放射治疗缩小后切除将是可供选择的新途径。

（孙颖哲）

十三、原发性肝癌肝移植前等待期的射波刀过渡治疗

我国《原发性肝癌诊疗规范（2017年版）》中明确指出：肝移植及肝切除术是肝癌患者获得长期生存最重要的手段，肝移

植尤其适用于有失代偿期肝硬化背景的肝癌患者。对于符合米兰标准的肝移植患者术后5年生存率为60% ~ 70%。因供肝限制，等待手术时间过长，所以许多符合移植标准的早期肝癌患者因病情进展而退出移植队伍。目前，美国主要采用终末期肝病模型（MELD）评分对肝癌患者的病情及需要行肝移植手术的迫切性进行评估。研究发现，肝移植术前等待时间与术后肿瘤复发相关，等待移植时间<6个月及等待移植时间>18个月的肝癌患者，术后肿瘤复发风险均较等待时间为6 ~ 18个月的患者高，分析其原因可能是因为等待时间<6个月的患者中，包括部分恶性程度较高的肝癌患者，而等待移植时间>18个月的患者在等待肝移植的过程中，肿瘤生物学行为发生了转变。从疾病影像学诊断到接受肝移植的平均时间为12个月，对于等待时间>6个月同时肿瘤TNM分期为T2的患者非常有必要进行桥接治疗。

在等待供肝期间，肿瘤可能发生进展，从而导致患者失去手术机会，或术后预后变差。美国器官分配网数据显示，原发性肝癌伴肝硬化的患者3个月、6个月、12个月的退出率分别为8.7%、16.9%和31.8%，而接受桥接治疗后的3个月、6个月、12个月退出率均明显降低。在真实世界中，多数情况是无法准确估算肝移植等待时间，因此对等待名单中的患者，临床医师多会根据病情给予恰当的局部桥接治疗。桥接治疗不仅能延长纳入肝移植名单患者的等待时间，避免因病情进展被剔除移植名单，同时可以防止肝癌的复发和转移，延长肝移植患者的生存期，改善预后。此外，桥接治疗对肿瘤的不同作用效果反映了肿瘤的生物侵犯性的差异，通过肿瘤对局部区域治疗的敏感性可以剔除部分符合严格肝移植标准但预后不佳的患者。

目前国际上可用于肝移植桥接治疗的方案如下：经导管动脉栓塞化疗（TACE）、射频消融（RFA）、微波消融、无水乙醇注射术（PEI）、外科手术切除、钇-90放射栓塞术及SBRT等局部治疗方案。TACE可诱导血供丰富的原发性肝癌发生广泛坏死，可明显延缓肿瘤进展和血管浸润所致的肝内转移，能有效降低等待肝移植名单的退出率，提高术后无瘤生存率及延长总生存期。2005年美国肝病研究学会肝癌实践指南指出：RFA可作为不适合行手术治疗或肝移植的早期肝癌首选治疗方式。多中心研究发现，RFA适合应用于瘤体≤3cm，等待时间<1年，肝功能Child-Pugh A/B级、肿瘤位置较好的病例。以手术切除作为肝移植术前的辅助治疗方案，可控制肿瘤发展，节约供肝，同时获得关于肿瘤大小、数目、病理组织类型、分化程度、是否伴血管侵犯等重要信息，可以更合理选择适合行肝移植的患者。多中心研究指出，一期行肝切除术后行挽救性肝移植与一期肝移植的累计存活率及无瘤生存率无统计学差异。PEI适合于肿瘤范围小、数目<3个的患者，特别是对于无明显腹水及出血倾向、不能耐受手术的肝癌患者。但由于PEI产生的肿瘤病灶坏死范围小，现其很少用于肝移植前桥接治疗。钇-90（^{90}Y）微球放射栓塞是一种局部治疗方法，它将载有发射β射线的^{90}Y树脂或玻璃微球选择性地注入肝动脉。^{90}Y微球随血流被阻塞在肿瘤血管床，其发出的射线对靶肿瘤具有细胞毒性作用，多用于无肝移植指征的进展期肝癌，近来研究发现将其用于肝癌桥接治疗后肿瘤完全坏死率可达20%～25%，并且肝损伤轻微，因此也被推荐用于桥接治疗。

《原发性肝癌放疗共识》（2016）指出肝细胞癌患者无论肿瘤位于何处，都可以考虑外放射治疗可能带来的好处。近年来，随着放射治疗技术的进步，体部立体定向放射治疗（SBRT）在肝癌中的临床应用逐渐增多，目前也应用于肝癌肝移植前的桥接治疗。美国罗切斯特大学医学中心和密西根William Beaumont医院报道了18例肝移植前接受SBRT的肝细胞癌患者，中位放射治疗剂量为50Gy/10Fx，10例病灶出现病理性坏死，没有≥3级胃肠道反应和放射性肝损伤的发生；放射治疗后的中位肝源等待期为6.3个月，其中12例患者成功地接受了肝切除术或肝移植；术后中位随访期为19.6个月，所有患者均存活。因此，

SBRT是肝癌患者肝移植前肝源等待期间的一种安全有效的桥接治疗。

目前临床上桥接治疗方案中TACE及RFA应用最为广泛，随着精准医学的发展，^{90}Y放射栓塞术及SBRT等新技术越来越被临床所推荐。而传统与新型技术孰优孰劣？国外学者对上述不同治疗方案进行对比：TACE、RFA、^{90}Y放射栓塞术及SBRT这4种局部治疗作为桥接治疗，均可获得良好的病理缓解，4组患者的客观缓解率（CR＋PR）均为60%以上，组间无明显差异，移植后无瘤生存率及5年生存率均相仿，^{90}Y放射栓塞术及SBRT安全性方面更优于TACE及RFA。中国临床肿瘤学会（CSCO）在2018版《原发性肝癌诊疗指南》中明确指出SBRT可作为肝移植前的桥接治疗，用于缓解疾病进展以争取移植机会（2B类共识）。

综上所述，射波刀因其局部控制率高，副作用轻微，可作为移植前的一项有效的桥接治疗方案。而射波刀与RFA及TACE、^{90}Y放射栓塞术等指南推荐的其他降期治疗方案孰优孰劣，或何种联合方式最佳，这些也将是我们后续研究的重点问题。

典型病例：

患者，男性，中年，否认病毒性肝炎病史，饮酒史20余年，每日500ml（折合成酒精为200g/d）。

2010年12月饮酒后呕血，诊断为酒精性肝硬化、食管-胃底静脉曲张破裂出血。2014年12月、2015年12月分别再次出现上消化道出血。其间曾行2次胃镜下食管-胃底静脉曲张硬化＋组织胶治疗术。

2015年12月因上消化道出血住院。其间完善上腹部增强CT及MRI检查，其均提示肝左叶小肝癌、肝硬化、脾大、食管-胃底静脉曲张、脾肾分流。肝功能Child-Pugh分级A级（6分）。建议采用肝移植治疗，纳入笔者所在医院肝移植等待名单。等待肝源期间，2016年1月2日至2016年1月6日行肝左叶病灶射波刀治疗，剂量为50Gy/5Fx。射波刀治疗后每3～4个月定期门诊复查血常规、生化指标、AFP、上腹部增强MRI及胸部CT，提示肝内病灶消失，无复发及转移征象。疗效评价：完全缓解。肝功能无明显异常。2017年2月顺利行肝移植。术后病理：①（患肝）肝硬化，活动期，Laennec组织病理学分期为F4A。小胆管增生明显；符合酒精性肝炎所致。未见明确肿瘤。②（门静脉）少许退变伴机化大血管壁组织。射波刀桥接治疗获得病理性完全缓解（pCR）。移植术后随访至2018年12月25日，无复发及转移征象。目前服用他克莫司2mg，1次/日，抗排异治疗，定期监测FK506浓度，未出现排异反应（射波刀治疗前、移植前、移植后如图2-21、图2-22所示）。

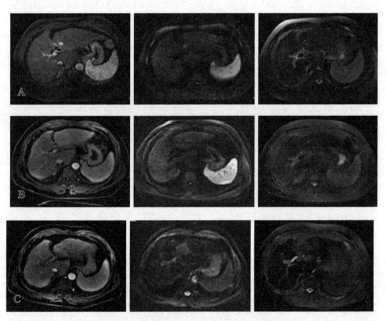

图2-21　射波刀治疗肝移植等待期患者

A.2015年12月20日腹部MRI提示肝左叶小肝癌；B.2016年4月腹部MRI提示肝内病灶消失，临床疗效评价完全缓解；C.2017年1月腹部MRI提示持续完全缓解；图中自左至右，第1列为动脉期，第2列为DWI；第3列为T_2相

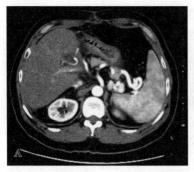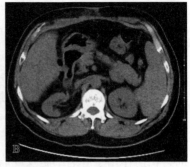

图2-22 2018年12月25日腹部CT，未见肿瘤征象

（杜玉娟）

十四、肝癌的射波刀治疗、靶向治疗与免疫治疗

近年来，随着肿瘤细胞生物学和分子生物学的发展，加上对机体免疫系统的深入了解，肝癌的治疗已进入了分子靶向治疗和免疫治疗的新时代。

（一）肝癌分子靶向治疗的研究进展

分子靶向治疗是指在细胞分子水平，针对已明确的参与肿瘤细胞分化、周期调控、凋亡、浸润和转移等过程的重要的细胞信号传导通路为靶点设计相应药物，通过特异性阻断肿瘤细胞的信号转导来控制其基因表达和改变生物学行为，或是通过强力阻止肿瘤血管生成从而抑制肿瘤细胞的生长和增殖，从而发挥抗肿瘤作用的治疗方式。靶向治疗凭其较高的特异性、较好的患者耐受性和相对较低的毒副作用等特点，在肿瘤治疗中取得很大成功。肝癌的发生、进展及其转移与多种基因突变和细胞信号传导通路异常激活密切相关，包括异常生长因子激活［如转化生长因子β（TGF-β）和胰岛素样生长因子（IGF）］、细胞分裂信号途径持续活化（如MAPK信号通路）、抗细胞凋亡信号途径失调（如 $p53$ 和 $PTEN$ 基因缺失）和新生血管异常增生（如VEGF激活）等。

而这些异常激活的基因突变和细胞信号传导通路就是肝癌进行分子靶向治疗的理论基础。自2007年索拉非尼被批准用于晚期肝癌的一线治疗药物以来，靶向治疗药物为晚期肝癌患者带来新的希望。然而，近10年，肝癌的靶向治疗药物研究近乎停滞，而随着瑞戈非尼、仑伐替尼等药物的相继问世，肝癌靶向治疗再次迎来曙光。代表药物如下。

1. 索拉非尼（sorafenib） 一种口服的多靶点、多激酶抑制剂，靶向作用于肿瘤细胞及肿瘤血管上的丝氨酸/苏氨酸激酶及受体酪氨酸激酶，包括RAF激酶、血管内皮细胞生长因子受体1～3（VEGFR1～3）、血小板源性生长因子受体β（PDGFR-β）、干细胞因子受体（KIT）、Fms样酪氨酸激酶3（FLT3）和神经胶质细胞系来源的亲神经因子受体（RET）等。一方面通过抑制受体酪氨酸激酶下游RAF-MEK-ERK途径抑制肿瘤细胞增生，另一方面通过抑制受体酪氨酸激酶VEGFR和PDGFR及下游RAF-MEK-ERK途径抑制肿瘤血管生成，发挥抗血管生成和抗肿瘤细胞增殖的双重抗肿瘤作用。2008年7月Llovet教授在《新英格兰医学期刊》报道了索拉非尼与安慰剂对照治疗晚期肝癌的欧美国家多中心、Ⅲ期临床研究，研究结果显示，与安慰剂比较，索拉非尼可显著延长晚期肝癌患者的中位生存时间（median overall survival，mOS）（10.7个月比7.9个月）。2009年另一项在亚洲进行的多中心、随机对照、Ⅲ期临床研究也验证了上述临床试验的结论，其结果显示，与安慰剂组相比，索拉非尼可显著延长患者mOS（6.5个月比4.2个月）和中位无进展生存期（median progression-free survival，mPFS）（2.8个月比1.4个月），索拉非尼整体不良反应发生率为80%，其中3级不良反应包括腹泻、手足皮肤反应、高血压和腹痛。38%的患者因不良反应导致索拉非尼停药，不良反应包括胃肠道反应、疲劳和肝功能异常。26%的患者因不良反应导致索拉非尼减量，不良反应包括腹泻、手足皮肤反应和皮疹。在亚洲人群中最常见的3级、4级药物相关不良反应为手足皮肤反应（10.7%）、腹泻（6.0%）和乏力（3.4%）。

2007年索拉非尼成为首个被美国FDA批准用于晚期肝癌治疗的分子靶向药物，并被180多个国家及地区广泛应用于晚期或转移性肝癌的一线治疗。

2.仑伐替尼（lenvatinib） 一种口服多激酶抑制剂，主要靶点包括VEGFR1～3、成纤维生长因子受体（FGFR1-4）、PDGFR、KIT、RET在内的一系列受体酪氨酸激酶。一项仑伐替尼与索拉非尼头对头的多中心、随机、非劣效性临床Ⅲ期试验（REFLECT研究）结果显示如下。总生存时间方面：仑伐替尼组患者mOS为13.6个月，索拉非尼组患者mOS为12.3个月，信度相关系数（HR）0.92，达到非劣效终点，并且仑伐替尼组有延长趋势，而次要终点仑伐替尼组与索拉非尼组相比，仑伐替尼mPFS（7.4个月比3.7个月）、中位疾病进展时间（median time to progress，mTTP）（8.9个月比3.7个月）和客观缓解率（objective response rate，ORR）（24.1%比9.2%）均全面优于索拉非尼组。其中按照人群亚组分析显示，仑伐替尼与索拉非尼相比，在主要研究终点方面，即mOS方面达到非劣效性的统计标准，且mOS显著延长4.8个月（15.0个月比10.2个月）。且与全球总人群相比，仑伐替尼在中国患者亚群中具有更加显著的疗效，同时对乙型肝炎相关肝癌，仑伐替尼具有生存获益优势（14.9个月比9.9个月）。安全性方面，仑伐替尼不良反应与索拉非尼相比稍微高一些，主要为高血压（42%）、腹泻（39%）、食欲缺乏（34%）、体重下降（31%）和乏力（30%）。鉴于此，2018年8月16日，美国FDA正式批准仑伐替尼用于初治晚期不可手术的肝癌的治疗，相隔不到1个月，中国国家食品药品监督管理总局于2018年批准仑伐替尼在中国用于治疗此前未接受过系统治疗的不可切除的肝细胞癌，并同时被我国权威的肿瘤诊疗指南《CSCO肝癌指南（2018版）》列入了肝癌一线治疗用药。

3.瑞戈非尼（regorafenib） 一种口服多激酶抑制剂，其靶点包括参与肿瘤血管生成（VEGFR-1、VEGFR-2、VEGFR-3、TIE2）、肿瘤形成（KIT、RET、RAF-1、BRAF）、肿瘤转移

（VEGFR3、PDGFR、FGFR）及肿瘤免疫（CSF1R）的多种蛋白激酶。一项安慰剂对照、国际多中心Ⅲ期研究（RESORCE研究）结果显示：对于索拉非尼治疗失败后晚期肝癌患者，与安慰剂相比，瑞戈非尼可显著延长患者mOS（10.6个月比7.8个月），提高mPFS（7.4个月比3.7个月）、mTTP（3.2个月比1.5个月）和ORR（10.6%比4.1%）。安全性方面，瑞戈非尼最常见的3级、4级药物相关不良反应为高血压（15%）、手足皮肤反应（13%）、疲劳（9%）和腹泻（3%）。目前瑞戈非尼成为继索拉非尼后首个被欧美和我国相关部门批准的用于治疗晚期肝癌的二线用药。

4.卡博替尼（cabozantinib） 一种口服的多靶点、多激酶抑制剂，其靶点多达9个，分别为MET、VEGFR1～3、ROS1、RET、AXL、NTRK、KIT。一项在全球19个国家超过100个临床中心举行的随机、双盲、安慰剂对照Ⅲ期临床试验（CELESTIAL研究）结果显示，与安慰剂相比，对于既往接受过索拉非尼治疗，在至少一线系统治疗后病情进展的晚期肝癌患者，卡博替尼可显著延长mOS（10.2个月比8.0个月），提高mPFS（5.2个月比1.9个月）和ORR（4%比1%）。对于仅接受索拉非尼治疗的患者，卡博替尼组的mOS高达11.3个月，而安慰剂组只有7.2个月；mPFS是5.5个月，安慰剂组1.9个月。安全性方面，卡博替尼组68%患者发生3～4级不良反应，最常见的不良反应是手足皮肤反应（17%）、高血压（16%）、天冬氨酸转氨酶水平升高（12%）、疲劳（10%）和腹泻（10%）。因此，2018年5月，美国FDA正式批准卡博替尼用于晚期肝癌的二线治疗。

5.雷莫芦单抗（ramucirumab） 一种单靶点、大分子、抗血管生成的静脉输液用的靶向药，作为一种全人源化IgG$_1$单克隆抗体，可以靶向结合于血管内皮生长因子（VEGF）受体2的胞外域，通过结合血管内皮生长因子配体（VEGF-A、VEGF-C、VEGF-D），达到特异性阻断VEGFR2及下游血管生成相关通路。一项安慰剂对照，雷莫芦单抗治疗索拉非尼一线失败后AFP升高的晚期肝癌患者的随机、双盲、全球Ⅲ期临床试验（REACH-2研究）结果显示，与安慰剂比较，雷莫芦单抗显著改善了AFP≥400ng/ml肝癌患者的mOS（8.5个月比7.3个月）和mPFS（2.8个月比1.6个月），降低了29%的死亡风险，提高了ORR（4.6%比1.1%）。安全性方面，3级及以上不良反应主要是高血压（12.2%）和低钠血症（5.6%）。雷莫芦单抗为基线AFP≥400ng/ml肝癌患者带来显著OS获益，并且安全性良好。

（二）靶向药物联合放射治疗治疗肝癌

如上所述，虽然目前有多种分子靶向药物在晚期肝癌治疗中取得部分成果，但仍不尽如人意。原因在于原发性肝癌的病因和发病机制十分复杂，具有肿瘤异质性高、遗传和表观遗传学不稳定、肿瘤微环境复杂等特点，并且多种基因的突变、细胞信号传导通路的异常和新生血管形成的异常均参与肝癌发生发展过程，因此如靶向单一基因或信号，肝癌细胞可通过其他通路代偿，从而使用单一靶向的药物治疗很难产生良好的疗效。鉴于肝癌病情的复杂性和各种治疗方法的局限性，根据患者特点，联合采用不同治疗方法，制订个体化综合治疗方案已成为共识。近年来，基础研究证实以索拉非尼为主的肝癌靶向治疗具有放射增敏性，理论上两者联合不但可以解决放射治疗后期肿瘤的放射抵抗及索拉非尼继发耐药，还可以增加对肿瘤的杀伤能力。因此，索拉非尼联合放射治疗成为晚期肝癌极具前景的治疗模式。

1.靶向药物联合放射治疗治疗肝癌的理论基础　肝癌细胞适应理化环境后可产生放射治疗抵抗性，最终导致放射治疗失败。放射治疗抵抗的形成与诸多因素相关，包括细胞周期阻滞、相关基因改变、肿瘤微环境及肿瘤干细胞等机制，如射线激活在肝癌的发生发展过程中起重要作用的RAF、MEK、ERK等信号传导通路，从而促进肿瘤血管生成，导致放射治疗抵抗。而索拉非尼为主要代表的靶向药物，能够选择性地抑制辐射诱导的VEGFR和ERK途径，抑制肿瘤新生血管生成，诱导DNA损伤和抑制DNA修复，减少辐射活化的NF-κB信号通路和增加辐射诱导的细胞凋亡。除此之外，索拉非尼还可影响肿瘤细胞周期，将肝癌细胞阻滞在 G_1，促进凋亡，且使残留肿瘤细胞脉管趋于正常化，有利于强化氧效应，进一步增加肿瘤细胞对放射治疗的敏感性。以上临床前研究为放射治疗联合索拉非尼治疗肝癌提供了理论依据。

2.靶向药物联合放射治疗治疗肝癌的临床应用 临床上采用不同分割剂量和照射方式研究放射治疗联合索拉非尼治疗肝癌已有部分报道。

（1）常规放射治疗联合索拉非尼治疗原发性肝癌：2013年韩国团队报道，18例肝癌患者（13例原发性肝脏肿瘤，5例肝外转移肿瘤），给予三维适形放射治疗（原发灶：总剂量30～54Gy/分次剂量1.5～5Gy；转移灶：总剂量30～58.45Gy/分次剂量1.8～6Gy）联合口服索拉非尼治疗，治疗1个月后进行疗效评估，原发性肝脏肿瘤患者ORR为100%，肝外转移肿瘤患者ORR为61%。原发性肝脏肿瘤患者mOS为7.8个月，1年OS为35%，肝外转移肿瘤患者mOS为15.7个月，1年OS为60%。其中3～4级毒性反应患者中，手足综合征3例（17%），十二指肠出血1例（6%），血小板减少3例（17%），天冬氨酸转氨酶升高1例（6%）。2018年来自日本团队报道一项回顾性研究，比较了三维适形放射治疗联合索拉非尼和单独索拉非尼对肝外转移灶和门静脉癌栓治疗的有效性和安全性，研究共纳入62例患者，其中15例接受联合治疗（总剂量30～60Gy/分次剂量2～3Gy，索拉非尼400mg，口服，每日1次），47例只接受索拉非尼治疗（400mg，口服，每日1次）。有效性方面，联合治疗组肝外转移和门静脉癌栓mPFS、总的mPFS和mOS分别为13.5个月、10.6个月和31.2个月，明显优于索拉非尼单独治疗组（分别为3.3个月、3.2个月和12.1个月，P 均小于0.01）。安全性方面，联合治疗组和索拉非尼单独治疗组总体不良反应发生率分别为93.3%和91.5%，没有统计学差异。联合治疗组和索拉非尼单独治疗组严重副作用发生率分别为20%和19.2%，没有统计学差异。但在血小板减少、白细胞减少和皮肤反应发生率方面，联合治疗组分别为73.3%、40%和66.7%，高于索拉非尼单独治疗组（分别为36.2%、10.6%和27.7%，P均小于0.05）。2018年全国放射肿瘤治疗学学术会议，来自北京大学肿瘤医院王维虎教授团队将59例原发性肝癌合并静脉瘤栓且无远处转移患者纳入分析（OR-080）。其中25例接受调强放射治疗加动脉化疗栓塞联合索拉非尼（A组），34例接受调强放射治疗联合动脉化疗栓塞（B组），采用倾向评分配比法综合分析联合与不联合索拉非尼组的治疗疗效，结果显示A组和B组总有效率相似，分别为48%和47.1%。A组的1年PFS（63.6%）明显高于B组（31.0%）。但两组的1年OS并无差异（67.5%比72.3%）。经过倾向评分配比平衡组间差异后，A组的1年PFS仍然高于B组。全组10例（16.9%）患者治疗中出现3级血液学毒性，其中A组4例（16.0%），B组6例（17.6%），两组并无明显差异。6例患者（10.2%）出现3级肝功能异常，A组2例（8.0%），B组4例（11.8%），两组也无差异。A组较B组的皮肤反应［24例（96.0%）比24例（70.6%）］、手足综合征［5例（20.8%）比0例（0）］和腹泻［8例（33.3%）比0例（0）］发生率高，但均为1～2级不良反应。全组无4级不良反应，无放射诱发肝病及治疗相关死亡发生。结果提示原发性肝癌合并静脉瘤栓患者在调强放射治疗加动脉栓塞化疗的基础上联合索拉非尼，提高了无进展生存率，但并未改善总生存率，仅增加了1～2级皮肤反应、手足综合征和腹泻的发生率。因此，总体结论认为常规放射治疗联合索拉非尼是一种患者可耐受的、有效的晚期肝癌患者治疗方式，但未来需要更多的前瞻性研究进行验证。

（2）SBRT联合索拉非尼治疗原发性肝癌：2016年来自加拿大的团队报道的SBRT联合索拉非尼治疗晚期原发性肝癌的Ⅰ期临床试验，由于SBRT联合索拉非尼导致的严重肝毒性，试验提前终止。另外一项SBRT联合索拉非尼治疗肝转移瘤研究显示，相比SBRT单独治疗组，虽然联合治疗组没有导致严重不良反应，但SBRT组和联合治疗组在ORR（47%比49%）和mOS（17.9个月比20.9个月）方面没有显著性差异。而近期一项在欧美中期肝癌患者进行的探索索拉非尼联合体部立体定向放射治疗的研究（RTOG1112），入组近400例不可手术、不适合TACE的肝癌患者，并随机分为索拉非尼单纯治疗组和体部立体定向放射治疗＋索拉非尼治疗组，结果值得期待。

（3）内照射联合索拉非尼，美国德州大学MD安德森癌症中心在2017年美国临床肿瘤学会（ASCO）年会报道一项单臂Ⅱ期前瞻性临床研究结果显示，采用索拉非尼序贯局部微球内放射治疗肝癌疗效可观，mOS为18.46个月，mPFS为12.29个月，PR为25%，优于单用索拉非尼的疗效，差异具有统计学意义。

虽然联合治疗前景乐观，但目前仍存在较多的问题，由于靶向药物较昂贵，如何有效选择最适宜的治疗人群，如何选择靶向药物与放射剂量，如何选择靶向药物与放射治疗顺序，如何降低治疗毒性等方面都值得进一步研究。

（三）肝癌免疫治疗的研究进展

随着肿瘤学、免疫学及分子生物学等相关学科的迅速发展和交叉渗透，肿瘤免疫治疗的研究突飞猛进。肿瘤免疫（immuno-oncology，I/O）治疗是指应用免疫学原理和方法，重新启动并维持肿瘤-免疫循环，恢复机体正常的抗肿瘤免疫反应，从而特异性地清除肿瘤微小残留病灶、抑制肿瘤生长、打破免疫耐受的一种治疗方法。相较于传统治疗直接靶向癌症细胞而言，免疫疗法的目标是正常免疫细胞，通过激发特异性免疫反应，增强机体对肿瘤的免疫排斥能力，抑制和杀伤肿瘤细胞，从而降低肿瘤复发和转移能力。目前主要的肿瘤免疫治疗方法如下：过继细胞治疗、肿瘤疫苗、免疫系统调节剂及免疫检查点抑制剂（immune checkpoint blockade，ICB）等。特别是以程序性死亡分子1/程序性死亡受体配体1（programmed death-1/programmed death-1 ligand-1，PD-1/PD-L1）单克隆抗体、抗细胞毒性T淋巴细胞抗原4（cytotoxic T - lymphocyte-associated protein 4，CTLA-4）单克隆抗体等为代表的ICB作用机制的阐明及在肿瘤治疗中的广泛应用，掀起了一场癌症免疫治疗的新热潮。2013年，以CTLA-4和PD-1单克隆抗体为主的癌症免疫治疗被美国《科学》周刊评为当年十大科学突破之首，2018年，CTLA-4发现者美国詹姆斯·阿利森和PD-1发现者日本的本庶佑凭借在肿瘤免疫治疗中巨大贡献而获得诺贝尔生理学或医学奖。下面我们主要介绍以PD-1、CTLA-4单克隆抗体为代表的ICB药物在原发性肝癌中的应用。

1.纳武单抗（nivolumab，纳武利尤单抗） PD-1在活化的T细胞、NK细胞、B细胞等多种免疫细胞表达。PD-1有PD-L1（B7-H1/CD274）和PD-L2（B7-DC/CD273）两种细胞膜蛋白配体。PD-L1较PD-L2表达范围广，PD-L2仅表达于活化的树突状细胞，而PD-L1广泛表达于树突状细胞及血管、心肌、胎盘、肺等组织器官。肿瘤微环境可诱导肿瘤细胞高表达PD-L1，PD-L1通过与PD-1结合，负性调节T细胞功能，抑制T细胞增殖，抑制细胞毒性T细胞的活性，同时抑制细胞因子（如白细胞介素-2、干扰素γ等）的产生，从而促进肿瘤的逃逸和转移。因此阻断PD-1的免疫效应可刺激免疫细胞活化、增殖，从而诱导或增强抗肿瘤免疫反应。纳武单抗是一种全人源化、抗PD-1的IgG$_4$单克隆抗体，简称O药。一项I／II期开放、多中心、单臂临床研究（CheckMate-040研究）共纳入262例肝癌患者参与研究，其中48例患者纳入剂量爬坡组（0.1～10mg/kg），214例患者纳入扩展剂量组（3mg/kg）。根据是否接受过索拉非尼进一步分层，其中80例患者未曾接受索拉非尼治疗，182例患者曾使用过索拉非尼治疗（包括剂量爬坡组37例和扩展剂量组145例）。本研究202例患者（77%）完成试验。在剂量递增研究中，纳武单抗表现出可控的安全性和可接受的耐受性。研究期间，48例中有46例（96%）终止试验，其中42例（88%）是由于疾病进展而终止；治疗相关的不良反应的发生率与剂量无关，但并没有达到预期的最大耐受剂量；在48例中，有12例（25%）发生3级以上的不良反应，3例（6%）发生治疗相关的严重不良反应（类天疱疮、肾上腺皮质功能减退及肝脏疾病），48例中有30例（63%）在试验中死亡。疗效试验中，按实体瘤疗效评价标准（RECIST 1.1）评估，剂量爬坡组ORR为15%，而扩展剂量组ORR为20%；未接受索拉非尼治疗者，mOS为28.6个月，而既往接受过索拉非尼治疗失败患者，mOS在剂量爬坡组和扩展剂量组分别是15.0个月和15.6个月。该研究中，亚洲患者约占50%，其mOS是14.9个月。研究结果同时显示无论PD-L1表达是否阳性，均观察到肿瘤缓解。在安全性方面，纳武单抗治疗晚期肝癌与其他肿瘤相似，未出现新的安全警示。因此，2017年9月，美国FDA已批准纳武单抗作为首个用于晚期肝癌的二线治疗的免疫药物。2018年6月国家食品药品监督管理总局正式批准纳武单抗在中国上市用于治疗晚期非小细胞肺癌（NSCLC），期待在不久的将来，中国肝癌患者也能尽快享受到这一创新科研成果，获得更好的治疗。除此之外，纳武单抗对比索拉非尼的大型Ⅲ期临床试验Checkmate-459研究还在进行当中，结果值得期待。

2. 派姆单抗（pembrolizumab，帕博利珠单抗）　也是一种高选择性、人源化的IgG₄型单克隆抗体，靶向负性调控PD-1信号，简称K药，一项非随机、国际多中心、开放标签的Ⅱ期临床试验（KeyNote-224研究），共104例索拉非尼治疗后进展或不耐受患者入组，截至2018年2月13日，中位随访时间为12.3个月，其中获得ORR为17%（18例），在这18例患者中，1例完全缓解（complete response, CR）（1%），17例PR（16%），46例SD（44%），总的疾病控制率（disease control rate，DCR）为64%。104例患者中76例（73%）发生治疗相关的不良反应，其中16例（15%）患者为严重不良反应。在104例患者中有25例（24%）发生3级治疗相关不良反应，最常见的是7例（7%）患者的AST升高，4例（4%）患者的ALT升高，4例（4%）患者乏力，1例（1%）患者出现4级高胆红素血症的治疗相关不良反应。由于治疗引起的死亡见于1例与溃疡性食管炎相关的不良反应。目前结果显示派姆单抗对接受过索拉非尼治疗的晚期肝癌患者有效而且毒性可耐受，可作为这些患者的治疗选择之一，目前厂家已向美国FDA申请派姆单抗作为晚期肝癌二线治疗药物，并已获得优先审评。与此同时两项派姆单抗二线治疗肝癌随机对照的Ⅲ期临床研究正在进行中，结果值得期待。

3.特瑞普利单抗　同O药、K药类似，来自君实的特瑞普利单抗（商品名：拓益）是一种新型重组人源化PD-1抑制剂，作为首个国产PD-1抗体药物，2018年12月17日国家食品药品监督管理总局正式批准其上市，并用于治疗既往接受全身系统治疗失败后的不可切除或转移性黑素瘤患者，与此同时特瑞普利单抗治疗肝癌临床研究正在进行中，结果值得期待。

4.信迪利单抗　作为第二个国产PD-1抗体药物，来自信达的信迪利单抗（商品名：达伯舒）于2018年12月27日经国家食品药品监督管理总局正式批准上市，用于至少经过二线系统化疗的复发或难治性经典型霍奇金淋巴瘤，这也是用于霍奇金淋巴瘤适应证的首个PD-1单抗药物。与此同时，信迪利单抗联合IBI305［重组抗血管内皮生长因子（VEGF）人源化单克隆抗体注射液］对比索拉非尼用于晚期肝细胞癌一线治疗有效性和安全性的随机、开放、多中心研究在招募患者，结果值得期待。

5.卡瑞利珠单抗　作为国产PD-1抗体代表药物之一，来自恒瑞的卡瑞利珠单抗（SHR-1210）针对晚期肝癌患者展示出良好的临床效果和药物安全性。2018年欧洲临床肿瘤学会（ESMO）年会上秦叔逵教授报道了卡瑞利珠单抗二线治疗中国人晚期原发性肝癌的前瞻性、随机、平行对照、全国多中心Ⅱ期临床试验，共220例患者入组，其中217例接受治疗并纳入分析，按照1：1的比例，随机分配患者接受SHR-1210 3mg/kg每2周1次或每3周1次治疗，根据盲态独立中心评审（BICR）的评估结果，所有患者的ORR为13.8%，其中每2周1次组及每3周1次组的ORR分别为11.0%及16.7%。在6个月生存率分析中，所有患者的6个月生存率为74.7%，每2周1次组及每3周1次组的6个月生存率分别为76.1%及73.1%，取得了与同类研究类似的临床疗效。在安全性方面，90.8%的患者出现了至少1次治疗相关不良反应（AE），3级及4级AE发生率为19.4%，严重不良反应（SAE）的发生率为9.7%，导致暂时停药的比例为13.8%，永久停药的比例为2.8%。反应性皮肤毛细血管增生症（RCEP）的发生率为66.8%。目前卡瑞利珠单抗已在申报上市，Ⅲ期临床试验（NCT03605706）也在招募中，结果值得期待。

6. 曲美母单抗（tremelimumab） CTLA-4表达于活化的$CD4^+$和$CD8^+$ T细胞，CTLA-4与其配体B7分子结合后产生抑制性信号，抑制T细胞激活。因此阻断CTLA-4的免疫效应可刺激免疫细胞活化、增殖，从而诱导或增强抗肿瘤免疫反应。曲美母单抗是一种抗CTLA-4的人源化IgG_2单克隆抗体，能有效阻滞CTLA-4。一项利用曲美母单抗（CP-675，206）治疗肝癌的非对照、多中心的Ⅱ期临床试验（NCT01008358），纳入21例合并有丙型肝炎的晚期肝癌患者进行研究，其中2例患者出现了肿瘤缩小，11例患者肿瘤稳定超过1年，PR为17.6%，DCR为76.4%，mOS为7.5个月，mTTP为6.4个月，值得一提的是，在接受曲美母单抗治疗后，试验组中大多数患者的病毒载量明显降低，其中3例患者甚至降至接近正常水平。尽管治疗期间80%的患者出现了治疗相关副作用，并且45%的患者出现了3级以上转氨酶升高的不良反应，但这一现象仅发生在初次接受曲美母单抗治疗的患者。结果显示，曲美母单抗具有抗肿瘤和抗病毒的双重效应，该药或许使合并病毒性肝炎（乙型肝炎或丙型肝炎）的肝癌患者更能受益，虽然靶向CTLA-4在肝癌上应用甚少，但与其他免疫检查点抑制剂，如PD-1/PD-L1抑制剂联用成为研究的主流方向，未来需要多中心、前瞻性研究验证。

（四）免疫治疗联合放射治疗治疗肝癌

免疫治疗以其杀灭残余癌细胞、提高放化疗敏感性、减轻副作用、提高患者依从性和生活质量、延长生存期等优势在许多肿瘤中都产生了显著而持久的疗效，成为继手术、放射治疗、化疗之后的一种新型治疗手段。肝癌的免疫治疗，是改善肝癌患者的生活质量、延长生存期的关键措施。但是我们需要清醒地认识到，虽然以PD-1和CTLA-4单克隆抗体为代表的ICB在治疗肝癌方面证明了其可行性及安全性，但总体上抗肿瘤效果仍不显著，而作为肿瘤治疗的主要手段之一的放射治疗，可以激活抗肿瘤免疫应答，因而免疫治疗联合放射治疗很可能是一种极具前景的综合治疗策略。

1.免疫治疗联合放射治疗治疗肝癌的理论基础　传统观点认为，放射治疗是一种标准的局部治疗方式，主要通过对局部肿瘤细胞直接造成DNA损伤发挥抗肿瘤作用，同时，由于免疫细胞对放射治疗的固有敏感性，放射治疗也被认为是一种免疫抑制的手段，如全身性照射（TBI）被广泛应用于需要进行骨髓移植治疗的患者的调理方案。然而越来越多的研究显示，局部放射治疗能激活机体免疫系统发挥抗肿瘤的免疫反应，早在1953年，Mole等发现照射局部组织可以在远离照射的相同或不同组织中引发生物响应，提出了"远隔效应"的概念，提示放射治疗与局部免疫微环境及机体免疫状态密切相关。随着研究的逐渐深入，放射治疗所介导的抗肿瘤免疫效应及相关机制才逐渐明了。

（1）放射治疗可以诱导肿瘤细胞免疫原性死亡、暴露肿瘤抗原以成为"原位瘤苗"，并诱导产生损伤相关分子模式（damage associated molecular pattern，DAMP）促进树突状细胞（dendritic cell，DC）成熟。DAMP主要包括钙网蛋白、高迁移率族蛋白1（high mobility group box-1 protein，HMGB1）、三磷酸腺苷（adenosine triphosphate，ATP）等。放射治疗促进肿瘤细胞钙网蛋白向细胞膜转位，发挥"吞噬我"信号的作用，募集DC识别和处理肿瘤抗原。HMGB1和ATP是放射治疗后死亡的肿瘤细胞释放的炎性分子，分别与Toll样受体4、嘌呤受体P2X7结合后促进DC成熟。DC成熟后表型发生改变并向局部引流淋巴结迁移，将肿瘤抗原通过MHC Ⅰ途径呈递给CD8$^+$T细胞，使之致敏活化后成为细胞毒性T细胞（cytotoxic T lymphocyte，CTL）。

（2）放射治疗诱导肿瘤细胞高表达MHC Ⅰ和FAS（CD95）等一系列细胞表面分子，促进T细胞识别和杀伤。

（3）放射治疗上调激活内皮细胞血管黏附分子（如ICAM和E-selectin）的表达，促进异常血管正常化，促进T细胞向肿瘤浸润。

（4）放射治疗上调肿瘤细胞内趋化因子（如CXCL9、CXCL10、CXCL16）表达，募集CTL向肿瘤部位浸润，同时上调TNF-α、IL-1β等细胞因子，增强CTL对肿瘤的杀伤。在多种机制作用下，这些肿瘤特异性CTL进入血液循环并最终归巢到肿瘤组织，特异性地识别所有表达相似抗原的细胞，并通过穿孔素、颗粒酶等途径介导肿瘤细胞死亡，进而清除放射治疗野内和放射治疗野外肿瘤。但放射治疗同样具有免疫抑制作用：放射治疗引起的DNA损伤和ROS释放上调肿瘤细胞及肿瘤微环境中TGF-β$_1$、CSF-1、PD-L1表达，诱导M2型巨噬细胞、骨髓来源抑制细胞、不成熟树突状细胞及T细胞募集，导致T细胞耗竭并降低效应T细胞杀伤。因此，放射治疗能否发挥抗肿瘤免疫取决于正、负免疫信号之间的平衡，在这种情况下，外源性的免疫治疗如PD-1、CTLA-4单克隆抗体为代表的ICB可作为"推动者"，通过增强放射治疗诱导的正向免疫效应，从而达到最佳的杀灭肿瘤、预防复发和转移的功能。

2.免疫治疗联合放射治疗治疗肝癌的临床应用　目前免疫治疗联合放射治疗治疗肝癌的国内外临床应用均有报道。2014年朱珍英报道了利用树突状细胞-细胞因子诱导的杀伤细胞（DC-CIK）细胞免疫治疗联合放射治疗治疗肝癌的临床疗效。研究入组78例患者并随机分为2组，均接受放射治疗（30～50Gy），观察组在放射治疗的基础上联合DC-CIK细胞免疫治疗。结果显示观察组患者的治疗总有效率为80.05%，对照组为56.41%；观察组患者平均生存期为（23.8±7.4）个月，治疗组为（14.9±3.3）

个月，有效率和生存期差异均具有统计学意义。观察组患者血中的 $CD3^+$ 和 $CD16^+CD56^+$ 的 T 细胞明显增加，$CD4^+/CD8^+$ 升高，患者的机体免疫功能较治疗前明显好转。治疗中观察组 5 例（12.82%）患者出现不良反应，其中恶心呕吐 1 例，发热 3 例，乏力 1 例；对照组 4 例（10.26%）患者出现不良反应，其中发热 1 例，乏力 3 例。两组患者的不良反应发生率无统计学差异。2018 年周黎强报道了利用重组 IL-2 激活的自体淋巴细胞免疫治疗联合放射治疗治疗肝癌的临床疗效。研究入组 130 例患者并随机分为 2 组，均接受常规放射治疗（放射治疗照射剂量为 2Gy/Fx，每周 5 次，共 6 ~ 7 周，总剂量为 60 ~ 76Gy），观察组在放射治疗的基础上联合重组 IL-2 激活的自体淋巴细胞免疫治疗。结果显示治疗组的 ORR 为 41.54%，临床获益率为 89.23%，生活质量改善率为 81.54%，均显著高于对照组的 23.08%、58.46%、41.54%，差异具有统计学意义。2013 年 Golden 报道 1 例伴有肝脏等部位远处转移的非小细胞肺癌患者，对代谢最为活跃的肝转移灶行 SBRT 治疗（6Gy×5Fx），同时给予 CTLA-4 单克隆抗体伊匹单抗（lipilimumab）治疗，结果显示 1 年后照射野内和照射野外所有病灶均得到缓解，同时检测到外周血中淋巴细胞绝对值升高，伴肿瘤组织中 $CD8^+$ T 细胞浸润增多。目前多项针对肝癌的放射治疗联合免疫治疗的临床试验正在招募或进行中（NCT03203304、NCT02946138、NCT03812562），结果值得期待。

3. 免疫治疗联合放射治疗治疗肝癌现存问题和挑战　免疫治疗联合放射治疗治疗肝癌将是未来的热门和重点研究领域，为确保二者联合能达到最佳抗肿瘤效果，目前仍有许多问题亟待解决。

（1）联合治疗患者人群的选择：肝癌联合治疗依赖于放射治疗激发的个体化肿瘤特异性免疫，寻找能预测个体对联合治疗疗效的生物标志物，对可能从联合治疗方案中获益的个体进行精准治疗，而对无法获益的个体则需修改、更换治疗方案，从而节约成本。

（2）放射治疗分割模式和剂量的选择：目前放射治疗联合免疫治疗的分割模式不尽相同，目前认为大分割SBRT治疗方式在将肿瘤激活为肿瘤疫苗并激活体内免疫系统方面优于常规分割方式。根据免疫激活机制STING信号传递系统理论认为8～18Gy/Fx为最有效的激活STING信号传递系统的单次剂量。当剂量＜8Gy时，因激活STING信号不够强烈，肿瘤细胞的双链断裂数目可能不够。当剂量高于18Gy时，尽管双链DNA的破裂增多，但同时会启动机体的反馈机制，激活DNA的溶解酶，这样会溶解更多的双链DNA，从而抑制STING信号传递系统。然而这一理论还需进一步的临床研究证实。

（3）免疫治疗和放射治疗最佳时机的选择：目前的临床试验中，免疫治疗在放射治疗前、放射治疗中或与放射治疗同步进行均有报道，两者联合应用最佳时机一直未有定论。若免疫治疗在放射治疗前数日开展，放射治疗前已存在的活化免疫微环境能够增强后续放射治疗的疗效，但考虑到放射治疗的细胞毒作用，其可能破坏已存在和正在进行的细胞免疫反应；若在放射治疗结束后行免疫治疗，因放射治疗所带来的免疫活化时间短暂，放射治疗结束后行免疫治疗效果将大打折扣；若同步进行，可能需要考虑放射治疗和免疫治疗叠加带来的不良反应过重导致后续研究无法进行的可能。因此需要根据各免疫治疗药物的机制和作用差异，设计放射治疗及免疫治疗的序贯顺序和时机。

（4）联合治疗的疗效评价标准的选择：随着免疫治疗时代的到来，出现了很多以前在肿瘤评价方面未曾出现的难题，如假性进展、新发病灶，这些新出现的现象，是免疫治疗本身所带来的，其本质是机体所激活的免疫细胞对肿瘤的一种攻击反应，它是提示肿瘤治疗有效的一种标志。但如果按照RECIST 1.1标准进行判断，则会判定为进展，这样给患者下一步的临床治疗带来影响，2017年初，RECIST工作组为确保临床试验数据收集方式的一致性，制定了iRECIST标准，新的iRECIST标准的评价基于靶病灶和（或）非靶病灶和新病灶的变化。然而对于不同器官，放射治疗引起的免疫应答程度存在差异，且常规分割放射治疗与大分割放射治疗促进抗肿瘤免疫应答效应也不同。故应在iRECIST标准上确定联合治疗适宜的疗效评价方法，并结合患者对治疗的敏感性不同制订相关治疗策略。

（5）联合治疗不良反应预防和治疗：随着ICB的广泛应用，有关免疫治疗相关的不良反应越来越受到关注，其中包括自身免疫性肝炎、皮肤反应、内分泌腺（甲状腺及脑垂体）副作用、间质性肺炎、暴发性心肌炎、肠黏膜炎等。后续应用ICB过程中应对免疫治疗相关不良反应进行重点监测，并及时应用糖皮质激素等措施进行预防和治疗。

综上所述，单独一种治疗方式治疗的时代已经结束，未来肝癌治疗应该是一个全程、动态、全方位、个体化综合治疗过程，如何"动态"组配最佳治疗措施，达到理想疗效，尚需研究者不断探索和研究。

（王　权）

十五、肝癌合并病毒性肝炎的抗病毒治疗

原发性肝癌在我国主要的病因有肝炎病毒感染、食物黄曲霉毒素污染、长期酗酒及农村饮用水蓝绿藻类毒素污染等，其他原因还有肝脏代谢性疾病、自身免疫性疾病及隐源性肝病或隐源性肝硬化。这里肝炎病毒感染所指的病毒是指乙型肝炎病毒（hepatitis B virus，HBV）和丙型肝炎病毒（hepatitis C virus，HCV）。

研究表明：①HBV和（或）HCV持续感染是原发性肝癌发生、发展和复发的重要危险因素，更是原发性肝癌患者死亡的危险因素，因此，降低HBV/HCV复制水平是防治HBV/HCV相关性原发性肝癌的关键手段之一；②抗病毒治疗可改善肝功能，减少终末期肝病事件的发生，为原发性肝癌的综合治疗创造条件；③抑制病毒复制可减轻肝脏炎症活动、逆转肝纤维化，降低原发性肝癌的复发率，有助于提高HBV/HCV相关性原发性肝癌患者

的总体生存率。

《HBV/HCV相关性肝细胞癌抗病毒治疗专家建议》指出：HBV/HCV相关性原发性肝癌患者应用抗病毒治疗的总体目标如下：在针对原发性肝癌的综合治疗基础上，通过抗病毒治疗将 HBV/HCV 的复制抑制至最低水平，旨在减少原发性肝癌的复发，减少HBV/HCV的再激活。控制疾病进展，改善生活质量。延长生存期。

（一）HBV感染相关的原发性肝癌的抗病毒治疗

1.一般情况　据统计，全球50%～80%的原发性肝癌病例与HBV感染有关。而在我国约7.18%的人口为HBV携带者，原发性肝癌患者HBV感染率更是高达80%以上。

2.恶性肿瘤患者接受放化疗存在HBV再激活风险　HBV感染恶性肿瘤患者接受放化疗时会出现免疫抑制，存在HBV再激活风险。HBV再激活可引起肝功能损害、急性重型肝炎甚至肝衰竭，不同程度上影响抗肿瘤治疗的疗效及预后。

免疫抑制治疗期间HBV再激活定义：细胞毒性化疗期间或之后立即出现肝炎，伴随HBV-DNA水平增加不小于10倍或绝对值达到10^9copies/ml，排除其他原因的病毒感染，即可诊断为HBV再激活。HBV再激活可发生于免疫抑制治疗期间或结束后，临床表现差异较大，可见无症状性肝损伤、急性肝炎甚至肝衰竭，如肝衰竭治疗不及时，病死率极高。而抗病毒治疗是目前防治HBV再激活的首选方法。

鉴于病毒感染与原发性肝癌之间的密切关系，针对HBV感染的预防及抗病毒治疗能明显降低原发性肝癌的发病率。有大量证据表明，抗病毒治疗可以减缓甚至逆转肝损害的进程。

3.《慢性乙型肝炎防治指南》（2015年版）指出慢性乙型肝炎治疗的总体目标　最大限度地长期抑制HBV，减轻肝细胞炎症坏死及肝纤维化，延缓和减少肝衰竭、肝硬化失代偿、原发性肝癌及其并发症的发生，从而改善生活质量和延长生存时间。而慢性乙型肝炎治疗主要包括抗病毒、免疫调节、抗炎和抗氧化、抗纤维化和对症治疗，其中抗病毒治疗是关键，只要有适应证，且条件允许，就应进行规范的抗病毒治疗。

在中国与HBV感染相关的原发性肝癌患者发病时多存在肝硬化背景，而存在肝硬化背景的患者建议终身服用抗病毒治疗药物。所以在这类患者抗病毒药物选择上，强调在恰当选择原发性肝癌治疗措施的基础上积极进行抗HBV治疗；要优先选择强效低耐药的恩替卡韦（ETV）或替诺福韦（TDF）；原发性肝癌并非应用干扰素α（IFNα）的禁忌证，如患者病情需要且其他条件允许，也可应用IFNα抗病毒治疗。临床上失代偿期肝硬化患者经IFN治疗可导致部分患者出现肝炎发作或病情加重等不良反应，出于治疗安全性考虑，一般不建议此类患者采用IFN进行抗病毒治疗。

4.使用化疗和免疫抑制剂治疗的患者　对于因其他疾病要接受化疗、免疫抑制剂治疗的患者，应常规筛查HBsAg。

若患者HBsAg阴性、抗-HBc阳性，在给予长期或大剂量免疫抑制剂或细胞毒药物（特别是针对B淋巴细胞或T淋巴细胞单克隆抗体）治疗时，则可以考虑预防使用抗病毒药物，在化疗和免疫抑制剂治疗停止后，应当继续核苷类似物（NAs）治疗至少6个月；NAs停用后可出现复发，应密切监测HBV-DNA和HBsAg，若出现阳转则应及时进行抗病毒治疗。

HBV相关原发性肝癌患者只要HBV-DNA可检测到，均应采用抗病毒治疗。抗病毒治疗可抑制HBV、改善患者肝功能，减少或延缓原发性肝癌复发，延长患者生存时间。对于HBsAg阳性、HBV-DNA阴性的原发性肝癌患者，在接受肝动脉栓塞化疗、全身化疗时，是否应用抗病毒治疗，国内外指南意见不统一。多个研究表明，HBV-DNA检测不到的HBsAg阳性的原发性肝癌患者，在行肝动脉栓塞化疗时，抗病毒治疗组较不抗病毒治疗组在术后肝功能、HBV-DNA激活及长期生存获益上有帮助。也有研究显示，两组患者在客观缓解率和疾病控制率上基本一致，显示出术后抗病毒治疗对近期疗效没有影响。已经证实患者肝脏内的HBV-DNA含量远高于血清中的HBV-DNA含量，血清HBV-DNA水平在检测水平以下时，其肝组织内的HBV-DNA可能仍处于复制活跃的状态，患者仍可能出现肝炎进展、HBV再激活的情况。笔者认为对于此类患者，要结合抗-HBe是否阳性，严密监测肝功能、HBV情况，是否行抗病毒治疗不能一概而论。

（二）HCV相关的原发性肝癌的抗病毒治疗

1.一般情况　丙型肝炎主要的危险因素是静脉吸毒、输血、不安全注射及其他医疗相关诊疗操作。我国各地区丙型肝炎患者基因型分布差异较大，全国基因型为1b型的患者占56.8%，近10%为混合型和无法确定型。丙型肝炎治疗采用3T策略，即全员治疗、检测简单、治疗简单。

国内外研究已经证实慢性丙型肝炎是原发性肝癌发生的重要原因，慢性丙型肝炎病毒（HCV）致原发性肝癌的机制包括以下几个方面：HCV变异逃避免疫识别而获得持续感染；HCV的C蛋白、NS3结构区通过调控相关基因的表达和参与信号传导调控，破坏细胞增殖动态平衡，导致细胞癌变；NS5A结构区和HCV感染而激活的核因子κB的抗凋亡作用；肝细胞炎症和肝硬化可促进原发性肝癌形成。HCV感染为原发性肝癌形成提供了一个重要的致病环境，多因素多步骤地导致原发性肝癌发生。研究发现HCV相关肝癌多结节型比例较高、肿瘤细胞分化低及更易发生血管侵犯，因此其更易发生肝内转移，预后更差。

慢性丙型肝炎是一个缓慢进展性疾病，研究表明，抗病毒治疗持续应答的慢性丙型肝炎（CHC）患者发生原发性肝癌的危险性低于抗病毒治疗部分应答或未接受抗病毒治疗的CHC患者，结果提示丙型肝炎肝硬化患者抗病毒治疗能延缓病情进展，减少原发性肝癌发生。

以往慢性丙型肝炎经典的标准治疗方案是聚乙二醇干扰素联合利巴韦林，干扰素及利巴韦林治疗慢性丙型肝炎有严格的适应证、众多的禁忌证及严重的副作用、特定的给药途径，因此限制了其应用。而对于CHC患者，阻止疾病进展的唯一有效途径是清除HCV的感染，其中难治性丙型肝炎患者存在治疗后无应答或复发，且30%～60%的丙型肝炎肝硬化患者对标准治疗有禁忌。针对上述情况，治疗HCV的小分子药物蛋白酶抑制剂应运而生，为丙型肝炎治疗带来了巨大变化，使初始治疗患者的临床效果明显提高，对既往干扰素部分应答、无应答或治疗后反弹的经治患者及不适合或不耐受干扰素治疗的患者取得好的治疗效果。近几年国际上的丙型肝炎治疗指南也随着新药上市而不断更新。高效全口服抗病毒治疗方案的可行性逐渐代替基于干扰素的抗病毒治疗，已经改变了CHC患者的治疗选择。泛基因型治疗方案，包括混合型及未知基因型，覆盖一般人群和特殊人群。

2. *抗病毒治疗* 对于HCV-RNA阳性的无论基线ALT水平是否增高，均应建议行抗病毒治疗。HCV相关性原发性肝癌应用抗病毒治疗方案如下：①标准治疗方案，聚乙二醇干扰素α联合利巴韦林；②直接抗病毒药物（direct-acting antiviral agent，DAA），蛋白酶或聚合酶抑制剂。抗HCV治疗过程中监测项目、副作用及处理原则等均按《丙型肝炎防治指南》（2015版）执行。

对于无干扰素治疗禁忌证的代偿期患者，可建议用聚乙二醇干扰素α（Peg-IFNα）或联合利巴韦林的标准抗病毒治疗方案。

抗病毒治疗前须评估患者肝脏病理-生理状态，由专科医师安排抗病毒治疗方案。肝功能代偿期患者可按标准治疗方案进行抗病毒治疗。Child-Pugh分级C级者，不推荐应用长效干扰素抗病毒治疗，以免诱发严重不良事件。血清抗-HCV阳性而HCV-RNA阴性者不需抗病毒治疗。

DAA是针对HCV生命周期中的病毒蛋白靶向特异性治疗的小分子化合物，盐酸达拉他韦（dalatavir hydrochloride）联合阿舒瑞韦（asunaprevir）是我国在2017年4月首个批准上市的DAA治疗方案，疗程24周，初治患者持续病毒应答率（sustained virological response，SVR）24周高达92%～96%。盐酸达拉他韦片在任何程度肝功能损害患者中均无须调整剂量。阿舒瑞韦软胶囊对于轻度肝损害或代偿期肝硬化患者（Child-Pugh A5-6），无须调整剂量，但中、重度肝损害及失代偿期肝病患者禁用。盐酸达拉他韦片对于任何程度肾功能损害患者均无须调整剂量。阿舒瑞韦软胶囊在轻/中度肾损害或血液透析患者中无须调整剂量，重度肾损害（CrCl＜30ml/min）且未行血液透析患者需减半（1片/日）。

近几年研制成功的新药达卡他韦（daclatasvir，DAC）与索磷布韦（sofosbuvir）联合用药，不仅可以提高单一药物的疗效，而且被2015年欧洲肝病年会、中国《丙型肝炎防治指南》（2015版）推荐用于治疗所有基因型的HCV感染。

研究表明，使用泛基因型治疗方案可避免治疗开始前基因型检测需求，一项多中心研究表明，使用泛基因型方案索磷布韦/维帕他韦（SOF/VEL）治疗对亚裔人群具有极佳的疗效，对失代偿性肝硬化患者总体来说安全有效，对基因型1型患者的治愈率可达100%。索磷布韦/维帕他韦Ⅲ期临床研究证明，12周疗程对所有肝硬化状态的患者均具有很高的治愈率（91%～100%）。

另外，一项奥比帕利（ombitasvir、paritaprevir和ritonavir）联合达塞布韦钠（dasabuvir sodium）方案Ⅲ期临床试验结果显示，这个组合对基因型1b慢性丙型肝炎患者的治疗不受基线耐药相关变异影响；疗效不受基线病毒载量水平影响；对于重度肾功能损害患者无须调整剂量，临床可获得近12周100% SVR。

3.监测指标　干扰素抗病毒疗效的监测主要依据HCV-RNA水平。分别于治疗至4周、12周、24周时检测HCV-RNA定量以调整治疗方案，并于治疗结束及随访24周时对病毒学应答状况进行评估。ALT水平也应与HCV-RNA同时进行监测。由于干扰素的副作用，治疗中注意监测血常规、肝肾功能、血糖、甲状腺功能及自身抗体。无论是否获得病毒学应答，对肝硬化患者均应定期监测原发性肝癌的发生。

美国肝病研究学会/美国感染病学会（AASLD/IDSA）丙型肝炎治疗指南指出：蛋白酶抑制剂禁用于失代偿患者，治疗前需要进行全面的肝功能评估及HCV病毒学载量检测。

4.使用DAA监测流程

（1）检查基线：肝肾功能、甲胎蛋白、血常规、凝血功能、血糖、丙型肝炎病毒定量、丙型肝炎病毒分型、乙肝五项（必要时检测乙型肝炎病毒定量）、腹部彩超（必要时行腹部增强影像学检查）、丙型肝炎病毒基因序列测定。

（2）治疗期：最初治疗的12周，至少每2周监测1次转氨酶水平；治疗12周后，每4周监测1次转氨酶水平。同时于治疗第4周、第12周、第24周检测肝肾功能、甲胎蛋白、血常规、凝血功能、丙型肝炎病毒定量、腹部彩超（每12周）。

（3）治疗后：治疗结束后12周及24周检测肝功能、甲胎蛋白、丙型肝炎病毒定量、腹部彩超（必要时）。

（三）HBV、HCV合并感染肝癌患者的治疗

研究表明，HBV和HCV共感染增加暴发性肝衰竭、肝病进展及原发性肝癌发生的风险。若在普通人群中抗HCV阳性率为1%～2%，那么在3.5亿HBV携带者中，HCV/HBV共感染者至少为350万～700万。

研究发现，HBV和HCV互相抑制作用，后感染病毒通常会抑制甚至清除已存在的病毒。在动物模型及临床中均观察到HCV核心蛋白抑制HBV复制和HBsAg表达。共感染的患者中观察到的病毒干扰可能是先天性和（或）适应性宿主免疫反应介导的间接机制。在大部分共感染的患者中，HCV通常占主导地位。

对HBV和HCV共感染肝癌患者抗病毒治疗时，要综合患者HBV-DNA载量、HCV-RNA载量、肝功能情况，以及后续要进行的治疗方案决定。若HCV-RNA阴性而HBV-DNA阳性，按HBV感染治疗。若HCV-RNA、HBV-DNA均阳性，患者要同时进行抗HBV、HCV治疗。若HCV-RNA阳性、HBV-DNA阴性，则参考前述抗病毒治疗。要注意的是共感染患者如果仅进行抗HCV治疗，在有效抑制HCV后，可解除HCV对HBV感染的抑

制作用，表现为HBV感染的活化或加重。

（韩　萍）

第二节　转移性肝癌的射波刀立体定向放射治疗

人体各部位发生的恶性肿瘤，通过血液或淋巴系统转移至肝脏，或邻近器官的肿瘤直接浸润肝脏，形成肝脏继发性恶性肿瘤，称为转移性肝癌。恶性肿瘤患者40%有肝转移。肝癌转移率由高到低依次如下：结直肠癌、胰腺癌、乳腺癌和肺癌。而其他部位实体瘤如泌尿系统肿瘤、黑素瘤、肉瘤等均可转移至肝脏。一项3827例尸检发现，肝脏是仅次于淋巴结的最常见转移部位。肝脏为双重血供，是血供最丰富的器官，肿瘤可以通过门静脉和肝动脉入肝。不同于其他器官的血行转移瘤，肝脏转移瘤虽属于远处转移，但因其原发灶不同、转移途径及治疗方法不同，预后差异很大。

一、常见的转移途径

1.经门静脉转移　占转移性肝癌的35% ～ 50%，肝脏可能为唯一的脏器转移。

2.经肝动脉转移　肝外多已有癌转移灶存在，提示病情已属晚期，多见于肺癌、乳腺癌、鼻咽癌等腹腔外肿瘤，与门静脉肝转移癌在治疗及预后上有很大差异。

3.经淋巴系统转移　胆囊癌也可沿胆囊淋巴管扩散至肝内，也可经肝门淋巴结沿淋巴管逆行转移至肝脏。

4.直接蔓延　胆囊、胃等与肝脏位置邻近，这些部位肿瘤生长至一定程度，可直接侵犯肝脏。

二、肝转移瘤的治疗

肝转移属于TNM分期中M1期，全身治疗应为其主要治疗手段，原则上主要是针对原发病的化疗，但考虑原发灶、转移途径不同，治疗方案的选择也各有侧重。来源于门静脉系统的肝转移癌多来源于胃、肠、脾、胰等腹腔内器官，可能更多为孤立性恶性肿瘤，局部治疗的意义和价值较大。来源于动脉系统的肝转移癌多合并其他脏器转移，原发灶多为腹腔外脏器，治疗后的3年总生存率仅为30%，主要以全身治疗为主。

　　肝转移癌的局部治疗手段主要有手术切除、射频消融（RFA）、放射治疗等。手术完全切除肝转移灶仍是目前可治愈结直肠癌肝转移的最佳方法，随着手术技术的不断进步，术后5年存活率已达36%～58%。神经内分泌肿瘤手术切除的根治程度影响生存，即使是姑息性切除（肿瘤大部分或部分切除），仍可明显改善患者的症状，提高生存率。但手术切除在非结直肠癌肝转移、非神经内分泌性肿瘤肝转移中的作用及适应证仍存在争议。在实际情况中，不能或不愿意接受手术治疗者占绝大多数。RFA主要用于不可切除的局限性病灶，RFA术后2年局部控制率为32%～76%，5年生存率为14%～55%，局部控制率为3%～60%。指南多将RFA作为化疗后无效的补救治疗或肝转移灶术后复发的治疗。建议选择肝转移灶最大直径<3cm且一次消融最多5枚。

　　放射治疗在结直肠肝转移癌治疗的价值越来越受到重视，近来国内外专家共识均将体部立体定向放射治疗（SBRT）用于肝转移癌的局部治疗。与传统分割放射治疗不同，SBRT在保证治疗精度的前提下给予靶区较大的分割剂量（12～18Gy）和较少的分割次数（1～6次），射波刀作为SBRT治疗中精度最高的一种治疗方式，可推荐用于肝转移癌的治疗。临床中大多选择一般状况良好ECOG评分0～1分，肝功能良好，肝内转移灶≤5个，直径<6cm，无肝外转移灶，未受照射肝体积≥700ml的患者，处方剂量为30～60Gy/（1～6）Fx。SBRT局部控制率较高，1年为70%～100%，2年为60%～90%，与肿瘤体积、既往治疗方案及放射治疗剂量有关。中位生存期为10～34个月，2年生存率为30%～83%。国外一项回顾性研究经长时间随访指

出SBRT的4年局控率可达92%，4年总体生存率达28%。国内学者采用射波刀技术治疗不同原发灶来源的共80处肝脏转移病灶（同一肝内病灶数目≤4，其中最大直径≤6cm），平均PTV为27.62cm^3，放射治疗剂量为39～54Gy/（3～7）Fx，6～15Gy/Fx，平均BED$_{10}$为100Gy（67.2～112.5Gy），随访结果显示经射波刀治疗后的病灶1年局部控制率、2年局部控制率分别为94.4%、89.7%。亚组分析显示，既往接受全身治疗患者局部控制率高于未接受全身治疗者；BED＞100Gy的肝脏病灶局部控制率高于BDE≤100Gy者（但无统计学差异）。整个群体的平均中位生存期为37.5个月，1年总生存率、2年总生存率分别为68.6%及55.9%；亚组分析显示，年龄、性别、转移数目、是否合并肝外转移对OS无明显影响。放射治疗结束后6个月左右的监测发现射波刀的不良反应主要表现为1～2级的乏力、恶心、呕吐及转氨酶、胆红素、白蛋白水平的轻度改变，并没有3～4级不良反应发生。可见射波刀治疗肝脏继发性恶性肿瘤安全、有效。2017年的一篇文献《1/2期研究-SBRT治疗结直肠癌肝转移的长期随访结果》入组2003～2012年病理明确结直肠癌肝转移，但不适合手术切除或标准治疗的患者共60例。采用了SBRT治疗，82%的患者之前接受过化疗，23%的患者之前接受了局部肝脏治疗，38%存在肝外转移。每位患者GTV的中位数量是1个，中位靶区体积为117.7cm^3（6.7～3115.4cm^3）。GTV的中位最低剂量是37.6Gy（22.7～62.1Gy）/6Fx，治疗时间为2周。对于生存患者，中位随访时间为28.1个月，没有出现胃肠道出血或胆道、肝脏毒性。1年的局部控制率为49.8%，4年的局部控制率为26.2%。GTV最低剂量的提高与局部控制率的提高有关（$P=0.003$）。中位生存时间为16.0个月（11.9～20.5个月）。多元回归分析显示：更小的GTV，PS评分为0分或1分，没有肝外转移，肝脏靶病灶的局部控制与更好的生存相关。在随访第49个月和第125个月仍然有2例患者无疾病生存。该研究指出对于结直肠癌肝转移，6次分割的SBRT治疗是安全的，可能与长期的良好治疗效果相关。局部控制与处方剂量显著相关。生存期与更小的GTV、没有肝外转移，PS评分为0分或1分，肝内转移灶的局部控制相关。

三、射波刀治疗的适应证与禁忌证

临床中推荐多学科讨论（MDT）来评估肝转移癌患者是否适合射波刀治疗。除去年龄无限定外，患者需符合以下要求：KPS评分≥70分，无手术切除指征或不适合手术（如心功能不全、肺功能不全）或拒绝手术切除而要求射波刀治疗，Child-Pugh分级A级或B级；原发灶治疗后评估疗效为稳定，且除原发灶外，无肝外转移，或肝外转移较小、短期内无进展，不影响患者体力状态评分及生存；预计生存期≥3个月。此外，还应将肝内转移病灶的数目、病变直径、危及器官（OAR）与病灶距离、肝功能状态及剩余肝体积等因素考虑在内（表2-6）。

表2-6 射波刀选择标准

选择参数	射波刀适应证推荐分类		
	适应证	相对适应证	禁忌证
病灶数目（个）	≤3	4	≥5
病变直径（cm）	1～3	＞3并且≤6	＞6
病变距离OAR距离（mm）	＞8	5～8	＜5
肝功能状态	Child-Pugh A级	Child-Pugh B级	Child-Pugh C级
剩余肝体积（cm³）	＞1000	＞700并且≤1000	＜700

注：OAR（organ at risk）.危及器官

（一）适应证

1. PS评分0～1分或KPS评分＞70分。

2. 肝脏病灶≤3个，病灶直径1～3cm。

3.病灶距离OAR＞8mm。

4.肝功能Child-Pugh A级且剩余肝体积＞1000cm³。

（二）相对适应证

1.肝内4处病灶，肿瘤直径＞3cm并且≤6cm，距离OAR≥5mm且≤8mm。

2.肝功能Child-Pugh B级，700cm³＜剩余肝体积≤1000cm³。

（三）禁忌证

1.相对禁忌证 肝内病灶＞4个，肿瘤直径＞6cm，距离OAR＜5mm。

2.绝对禁忌证 肝功能Child-Pugh C级且剩余肝体积＜700cm³。

一项研究指出，结直肠腺癌肝转移病灶放射治疗敏感性要明显低于乳腺癌、肺腺癌及肛管鳞癌来源的肝转移病灶，但在临床实践中组织病理学并不作为射波刀治疗选择的一项参考标准，因为多项研究证实无论原发肿瘤是否对放射治疗敏感，肝脏转移灶的局部控制率相似；并且作为一种无创及耐受性良好的治疗方案，老年人甚至体弱患者因手术限制，均可接受射波刀治疗，因此射波刀对年龄无限定。若合并溶血性黄疸、凝血酶原时间的明显延长及中等量和以上腹水等，则不适合接受射波刀治疗。射波刀的治疗毒性反应多为1～2级，放射性肝损伤（RILD）的发生率更是低于1%。射波刀治疗肝转移癌时引起的3级以上损伤＜5%，涉及的脏器主要包括肝、小肠、胃、食管、肾、脊髓等。随着认识增加，正常组织限量的规范化，严重毒性反应仍会进一步降低。其他一些可能出现的早期不良反应还包括恶心、呕吐、食欲缺乏、发热及寒战等。

四、射波刀治疗肝转移瘤的处方剂量

处方剂量及危及器官剂量限制：在已报道的研究中，肝脏SBRT治疗有许多不同的分割方式，如美国斯坦福大学采用18～30Gy/Fx，美国科罗拉多大学采用36～60Gy/3Fx等。多中心研究分析发现局部控制率若要达到90%，照射剂量需要达到48～52Gy/3Fx，因此，建议如果危及器官及剩余肝体积均在要求范围内，处方剂量均应≥48Gy/3Fx。

射波刀作为一种无创、良好耐受性及有效性高的治疗，可作为无手术指征肝转移癌患者的治疗选择。但仍需前瞻性随机对照研究来进一步验证射波刀的长期获益率。

笔者所在中心根据我国患者的特点，针对肿瘤大小和位置，基本采用55～60Gy/5Fx、49Gy/7Fx和48Gy/8Fx等分割。

五、典型病例

患者，男性，55岁，PS评分1分，主因间断性上腹部不适2个月就诊。2017年6月腹盆腔增强CT：升结肠癌伴肝脏转移。全腹部＋盆腔增强MRI：盲肠部增厚，考虑结肠癌；肝内多发异常信号，考虑转移。电子肠镜：距肛门80～84cm回盲部可见一菜花样肿物向肠壁浸润，占据肠腔全周，余周围分界欠清楚。内镜诊断：结肠癌（Borrmann Ⅲ型），病理提示回盲部管状腺癌。胸部CT：双肺小结节，建议随诊。肿瘤标志物：糖类抗原19-9 44.84U/ml↑、癌胚抗原（电化学发光）10.27ng/ml↑、糖类抗原724 6.38U/ml。

临床诊断：升结肠腺癌Ⅳ期（T3NxM1）。肝功能Child-Pugh分级为A5级。既往体检。经多学科会诊建议：新辅助化疗＋肝脏肿瘤射波刀治疗，2～3个月后全面评估，可酌情考虑行结肠肿瘤切除术。

2017年7月5日 XELOX方案（卡培他滨1500mg，口服，每日2次，第1～14日奥沙利铂200mg，第1日，静脉滴注，每3周1次）×8cy。末次化疗日：2018年2月8日。

2017年7月7日至2017年7月28日，肝内2处病灶放射治疗，两处剂量分别为GTV1 DT 49Gy/7Fx、GTV2 DT 48Gy/8Fx。

2017年10月3日全面复查提示肝内两处病灶均明显缩小，双肺小结节无变化，疗效评价为PR。再次多学科会诊后建议行结肠肿瘤切除术。2017年10月10日于全身麻醉下行"开腹探查术＋升结肠肿瘤切除术"。术中探查：未见腹水，未见盆腹腔壁粘连及种植。术后病理：升结肠隆起型中分化腺癌，脉管及神经束未见侵犯，切缘阴性，淋巴结2/15枚转移。术后继续行XELOX方案化疗，共8个周期。后每3个月定期复诊，MRI提示肝内病灶消失。无复发及转移征象。末次随访时间：2018年12月16日（图2-23、图2-24为患者射波刀治疗前、结肠癌手术前及近期复查肝内病灶随访情况。图2-23为病灶1；图2-24为病灶2）。

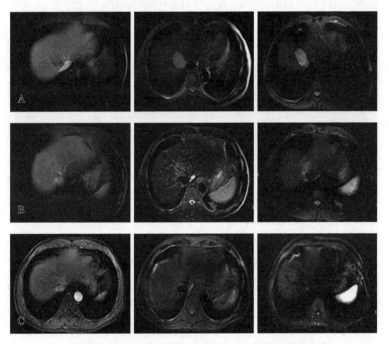

图2-23　病灶1（DT：49Gy/7Fx）治疗前后图像

A.2017年7月6日，射波刀治疗前图像；B.2017年10月3日，肝内病灶明显缩小；C. 2018年12月16日，肝内病灶消失

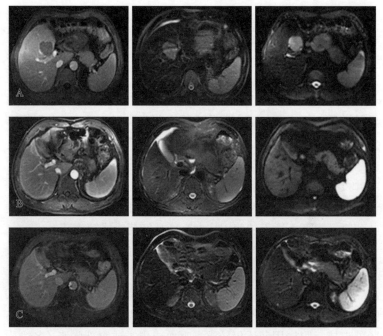

图2-24　病灶2（DT：48Gy/8Fx）治疗前后图像

A. 2017年7月6日，射波刀治疗前图像；B.2017年10月3日，肝内病灶明显缩小；C.2018年12月16日，肝内病灶消失

（杜玉娟）

第三节　肝癌射波刀治疗期间的常见不良反应和并发症的预防及处理

　　我国约85%的原发性肝癌患者具有肝硬化基础，约30%合并有门静脉高压和脾功能亢进。射波刀作为一种放射治疗，治疗过程中可能引起皮肤、消化道、骨髓和肝功能的损害。肝癌放射治疗不良反应、并发症和肿瘤大小、位置、肝功能基础密切相关。一般根据美国肿瘤治疗放射协作组织（RTOG）急性放射性损伤标准评定放射治疗后患者的反应。

一、急性胃肠道反应

（一）急性胃肠道反应判定及分级

放射治疗开始第1日到3个月以内发生的胃肠道反应为急性胃肠道反应，主要包括上消化道反应和下消化道反应，分级标准分为5个等级。

1.上消化道反应分级标准

（1）0级：无改变。

（2）1级：厌食伴体重比放射治疗前下降≤5%，恶心无须镇吐药物，腹部不适无须使用抗副交感神经药物或镇痛药。

（3）2级：厌食伴体重比放射治疗前下降≤5%，恶心和（或）呕吐，需镇吐药物。

（4）3级：厌食伴体重比放射治疗前下降≥5%，恶心和（或）呕吐，需鼻胃管或肠外支持，或恶心和（或）呕吐，需插胃管或肠外支持，腹痛用药后仍较重，呕血或黑粪或腹部膨胀（X线片显示肠管扩张）。

（5）4级：肠梗阻，亚急性或急性梗阻，胃肠道出血需输血，腹痛需要置管减压或肠扭转。

2.下消化道反应分级标准

（1）0级：无改变。

（2）1级：排便次数增加或习惯改变，无须用药，无须镇痛治疗。

（3）2级：腹泻需要抗副交感神经药物/黏液分泌增多无须卫生垫，直肠或腹部疼痛需镇痛药。

（4）3级：腹泻需肠外支持，重度黏液或血性分泌物增多需卫生垫，腹部膨胀（X线片显示肠管扩张）。

（5）4级：急性或亚急性肠梗阻，瘘或穿孔；胃肠道出血需输血治疗。腹痛或里急后重需置管减压，对于出现的梗阻、出血、穿孔要给予相应的紧急治疗。

放射治疗所致恶心、呕吐的机制，迄今尚不明确，一般认为是多因素共同作用的结果。胃肠道内（尤其是小肠）含有快速增殖的上皮细胞，对于放射治疗特别敏感。

（二）急性胃肠道反应的药物预防和治疗原则

1.对有危险因素的患者，应根据危险因素的多少酌情采用1～3种止吐药物进行预防。

2.无论是预防或治疗，不同作用机制的止吐药物合用，作用相加而不良反应无明显叠加，联合用药的防治作用均优于单一用药。

3.增加药物剂量或重复使用相同作用机制的药物，往往不能显著提高防治恶心、呕吐效果。

4.预防用药应考虑药物起效和持续作用时间，可在放射治疗前或进餐前给予，以后再持续或依据作用时间间断给药。

（三）恶心、呕吐的治疗及止吐药常见不良反应

1.电解质紊乱　持续多日严重的呕吐可导致患者的水电解质平衡紊乱，包括低钾、低氯和转移性低钠血症（高血糖时，由于细胞外液高渗状态，细胞内液逸出，血钠稀释；胰岛素分泌相对不足导致失钠）等。如果同时禁食、禁水，会导致钾、钠、氯的摄入减少，可进一步加重水电解质失衡。因此出现恶心、呕吐症状时要注意水电解质平衡，及时复查补充。

2.便秘　是5-羟色胺3（5-HT3）受体拮抗剂最常见的不良反应。止吐药物导致肠分泌及蠕动功能受损是临床上引起便秘最常见的原因，此外，化疗药物干扰胃肠功能、大脑皮质功能受损、意识障碍及自主神经功能紊乱等都可引起便秘。处理方法：①饮食活动指导，多饮水，多吃蔬菜、水果及含纤维多的食物。鼓励患者多活动，促进肠蠕动，预防便秘。②按摩，在患者腹部依结肠走行方向做环状按摩。深呼吸，锻炼肌肉，增加排便动力。③中医针灸穴位，在有条件的医院或门诊也可尝试针灸天枢、足三里、委阳、三阴交等穴位；或艾灸上巨虚、内庭、足三

里等穴位。④药物防治。应用缓泻剂，以润滑肠道，如蜂蜜、香油或液状石蜡；中药，如麻仁丸、六味地黄丸和四磨汤等；或使用开塞露、甘油栓纳肛等。⑤用药无效时，可直接经肛门将直肠内粪块掏出，或用温盐水低压灌肠，但颅内压增高者要慎用。

3. 腹胀　是应用止吐药物的不良反应之一。处理方法：①轻度腹胀，不需特殊处理。明显腹胀，应行非手术治疗、禁食、胃肠减压、肛管排气及应用解痉剂。②中医药。中药保留灌肠、按摩、针刺或艾灸刺激中脘、足三里等穴位。③腹胀严重导致肠麻痹时间较长，可应用全肠外营养，用生长抑素减少消化液的丢失，也可进行高压氧治疗置换肠腔内的氮气，以减轻症状。

4. 头痛　是5-HT3受体拮抗剂的常见不良反应。处理方法：①对于发作不频繁、强度也不很剧烈的头痛，可用热敷。②按摩。抚摩前额，揉太阳穴。③针灸。针刺太阳、百会、风府、风池等穴位；或灸气海、足三里、三阴交等穴位。④药物治疗。在头痛发作时给予解热镇痛药；重症者可用麦角胺咖啡因。

5. 锥体外系症状　主要见于应用甲氧氯普胺后，发生率约为1%。

临床上其可分为4种类型：①急性肌张力障碍，尤易发生在儿童和青年女性，多在用药后48小时内发作，表现为急性阵发性双眼痉挛性偏斜、痉挛性斜颈、下颌偏斜、牙关紧闭、肢体扭转、角弓反张及舌伸缩障碍等，严重者因喉肌痉挛诱发窒息，危及生命。②静坐下肢不宁综合征，可发生在用药后即刻，主要累及下肢，表现为深部肌肉酸痛、不适及关节蚁行感，下地活动或改变体位后症状可缓解。③帕金森综合征，用药后数日出现，老年人易发生，表现为震颤、表情呆板、肌强直、少语和动作迟缓。④迟发性运动障碍，多见于长期服用的老年人。处理方法：①立即停药；②急性肌张力障碍者，可肌内注射东莨菪碱、山莨菪碱、阿托品或苯海拉明或地西泮；③对症治疗，少数有急性心肌损害者可静脉滴注能量合剂和复方丹参等，有助于改善症状。

（四）常用止吐药物简介

1. 5-HT3 受体拮抗剂　5-HT3过度释放引起迷走神经传入兴奋而引起呕吐反射，5-HT3受体拮抗剂可以阻断这种通路，从而抑制呕吐反射，多用于治疗化疗所致的急性呕吐，另外其对放射治疗、肠梗阻、肾衰竭及大脑受伤所致的恶心及多种原因引起的顽固性恶心也有效。第一代代表药物包括昂丹司琼、格拉司琼、托烷司琼和多拉司琼等。第二代代表药物主要是帕洛诺司琼。各种司琼类药物具有类似的止吐作用和安全性，可以互换。口服和静脉用药的疗效和安全性相似。常见的不良反应包括轻度头痛、短暂无症状的转氨酶升高和便秘。值得注意的是增加5-HT3受体拮抗剂用药剂量不会增加疗效，但可能增加不良反应，甚至发生严重的不良反应（Q-T间期延长）。昂丹司琼静脉用量不应超过16mg。

2. 糖皮质激素　作用机制尚不明确，有学者认为能使中枢催吐化学感受区（CTZ）受体膜稳定化，主要用于化疗时进行预防性止吐。代表药物为地塞米松。

3. 多巴胺受体拮抗剂　通过抑制CTZ的多巴胺受体而提高CTZ的阈值，发挥较强的中枢性止吐作用。其与糖皮质激素联用可增加疗效并减轻毒副作用，但长期反复或大剂量使用可因阻断多巴胺受体使胆碱能受体相对亢进，而引起神经中枢抑制或锥体外系反应。代表药物为甲氧氯普胺。

4. 神经激肽-1（NK-1）受体拮抗剂　与大脑中的NK-1受体高选择性结合，拮抗P物质。P物质为一种位于中枢和外周神经系统神经元中的神经激肽，通过NK-1受体介导发挥作用，与呕吐、抑郁、疼痛和哮喘等多种炎症免疫反应相关。其与5-HT3受体拮抗剂和地塞米松联合使用对高致吐性化学药物引起的急性、迟发性呕吐有效，代表药物有阿瑞匹坦、福沙匹坦、卡索匹坦。

5. 精神类药物　可考虑用于不能耐受阿瑞匹坦、5-HT3受体拮抗剂和地塞米松或呕吐控制不佳的患者，但不推荐单独使用。

常用药物为苯二氮䓬类，如劳拉西泮、奥氮平。

6.吩噻嗪类　代表药物为氯丙嗪，主要阻断脑内多巴胺受体，小剂量抑制延髓催吐化学感受区的多巴胺受体，大剂量时直接抑制呕吐中枢，兼有镇静作用。其他药物括包苯海拉明、异丙嗪。

一线药物：糖皮质激素；5-HT3受体拮抗剂，如多拉司琼等；丁酰苯类。

二线药物：甲氧氯普胺；小剂量氯丙嗪；阿瑞匹坦帕；洛诺司琼；东莨菪碱透皮贴剂。

二、皮肤反应

（一）皮肤反应分级标准

0级：无变化。

1级：滤泡样暗红色斑、脱发、干性脱皮、出汗减少。

2级：触痛性或鲜红色斑，片状湿性脱皮、中度水肿。

3级：皮肤皱褶以外部位的融合的湿性脱皮、凹陷性水肿。

4级：溃疡、出血、坏死。

放射性皮炎的分子生物学机制目前尚不十分清楚。一般认为，电离辐射可产生自由基和活性氧，使放射野细胞DNA双螺旋结构复制紊乱，引起过度的细胞凋亡，从而引起皮肤损伤。

（二）放射性皮肤损伤的影响因素

1.外在因素　主要包括放射治疗的总剂量、每日剂量、间隔时间、照射面积及解剖部位。接受放射治疗的照射剂量越大，放射治疗的间隔时间越短，照射面积越大，急性放射性皮炎就越容易发生；胸壁、锁骨上区域、头颈部、脸部及其他一些潮湿、皱褶的部位（如腋窝、腹股沟、乳房下皱襞及耳后），都是急性放射性皮炎的高发区。

2.内在因素　包括吸烟史、年龄、体重指数、皮肤癌病史、阳光照射及皮肤摩擦，这些因素的影响力相对较小，但也不能忽视。年龄大的患者皮肤反应会相对减轻，因为随着年龄的增长，基底细胞分裂减慢，对放射线敏感性降低；体重指数偏高、吸烟史、有皮肤癌病史的患者，阳光照射及频繁皮肤摩擦的部位，都将增加放射性皮肤受损的风险。

（三）放射性皮肤损伤的预防

1.照射期间充分暴露皮肤，建议穿柔软宽松的纯棉内衣。

2.照射野区域皮肤用温水冲洗，禁用碱性肥皂搓洗，不可涂乙醇（酒精）、碘酒、红汞等刺激性药物。选择淋浴，擦干皮肤时用柔软棉质毛巾轻拍局部以蘸干皮肤，减少对局部皮肤的摩擦，值得注意的是不宜泡澡、不宜用搓澡巾揉搓放射区皮肤，禁忌游泳。

3.外出时防止暴晒及风吹雨淋，禁止吸烟。

4.对于合并糖尿病的患者，放射治疗中应严密监测血糖，控制血糖在理想范围内。

（四）放射性皮肤损伤的治疗

1.三乙醇胺乳膏　主要成分为三乙醇胺，其是巨噬细胞的刺激因子，可诱导巨噬细胞进入损伤部位，刺激成纤维细胞增生，增加胶原的合成。三乙醇胺乳膏具有深部水合作用，可以发挥清洁和引流双重作用，帮助渗出物排出。

2.维生素B_{12}　具有修复血管内皮细胞功能的作用，可改善局部血液循环，促进组织修复，还可以抑制痛觉传入冲动的传导，具有镇痛作用。

3.碘伏　具有收敛、消除肿胀、促进愈合等作用。

4.重组人表皮生长因子和重组人成纤维细胞生长因子　研究表明，皮肤创伤的愈合与表皮生长因子有关，重组人表皮生长因子可以补充内源性表皮生长因子的不足，促进机体各种上皮组织创面的修复。

其他常用的皮肤保护剂还有九尔肤康、赛肤润（sanyrene）、康复新等。如局部出现皮肤破溃，则要保持局部干燥、预防感染、行局部理疗等。也可使用具有养阴、凉血、解毒、祛湿效果的中药。

九尔肤康、赛肤润、康复新、表皮生长因子等在放射治疗前后各涂抹1次，之后间隔约8小时再涂抹1次。疗程约是放射治疗期间至放射治疗后1～2周，必要时延长至1～2个月。

三、骨髓抑制

（一）白细胞减少

根据WHO化疗毒副作用分级标准将白细胞减少分为0～Ⅳ五级，即0级，白细胞≥$4.0×10^9$/L，Ⅰ级，$(3.0～3.9)×10^9$/L，Ⅱ级，$(2.0～2.9)×10^9$/L，Ⅲ级，$(1.0～1.9)×10^9$/L，Ⅳ级，$<1.0×10^9$/L，其中大于Ⅲ级已属于白细胞缺乏症范畴，长期存在可导致细菌、病毒、真菌等各类感染甚至威胁生命。

一般白细胞轻度减少，患者不会出现特殊症状，多以原发病症状为主。白细胞中度减少，患者会出现乏力、头晕、食欲缺乏等非特异性症状。机体由于防御能力下降，极易发生不同部位感染，常见部位是呼吸道、消化道及泌尿生殖道，可出现高热、黏膜坏死性溃疡及严重败血症、脓毒血症或感染性休克。治疗中要严密观察白细胞下降速度，及时防治。目前不建议使用粒细胞刺激因子常规性预防，也不推荐使用抗生素作为感染的预防。白细胞减少出现Ⅱ级以下，要给予粒细胞刺激因子治疗，也可辅助中医中药治疗。当检测到有严重白细胞减少或粒细胞缺乏时，要立刻停止放射治疗。

（二）血小板减少

根据分级标准，0级，血小板计数以$(100～300)×10^9$/L为正常；血小板$(75～100)×10^9$/L为Ⅰ级减少；$(50～75)×$

10^9/L为Ⅱ级减少；（25～50）×10^9/L为Ⅲ级减少；＜$25×10^9$/L为Ⅳ级减少。出现Ⅲ～Ⅳ级白细胞和（或）血小板减少则停止放射治疗。

治疗：重组人血小板生成素（rhTPO）和白细胞介素-11（IL-11）均是刺激巨核细胞生成的细胞因子。IL-11在临床上常用来治疗血小板减少，作用于巨核细胞分化的早期阶段，其不良反应发生率约为10%，但均为轻至中度，停药后能迅速消退。血小板生成素（TPO）直接作用于骨髓造血干细胞，调控血小板生成的各个阶段，有别于仅作用于血小板生成某一阶段的其他造血因子。TPO是刺激巨核细胞生长及分化的内源性细胞因子，对巨核细胞生成的各阶段均有刺激作用，包括前体细胞的增殖和多倍体巨核细胞的发育及成熟，从而升高血小板数目。必要时可输注血小板。还可给予中医中药治疗，如升白胶囊、生血宝合剂、养血饮、利可君片等，还可以加强食补。

白细胞、血小板的减少，严重影响放射治疗的连续性及患者的安全。在治疗过程中要严密观察，及时处理。

（三）血红蛋白降低

参照美国国立肿瘤研究所贫血分级标准，根据血红蛋白（Hb）水平分级如下。0级：男，140～180g/L，女，120～160g/L；1级：Hb＞100g/L，但不符合0级标准；2级：80～99g/L；3级：65～79g/L；4级：Hb＜65g/L。其中，0级为正常，1级为轻度贫血，2级为中度贫血，3级为重度贫血，4级为极重度贫血。

有研究表明，肿瘤合并贫血的比例较高，原因主要如下：①肿瘤侵犯骨髓而抑制造血功能和红细胞丢失、溶血等；②肿瘤相关治疗引起骨髓造血功能抑制；③合并肾衰竭、造血原料吸收或转换障碍等其他慢性疾病；④其他一些非特异因素，如内源性红细胞生成素不足、缺铁、肿瘤细胞分泌肿瘤坏死因子抑制骨髓造血等。其还和肿瘤本身的症状及营养物质和造血原料吸收障碍或消耗增多有关。

由于放射治疗属于局部治疗，放射治疗持续的时间相对较短，而红细胞的代谢周期较长（120日左右），故红细胞对放射治疗有较好的耐受性。

肿瘤相关性贫血患者可出现疲劳感、生活质量降低，贫血还可影响抗肿瘤治疗的疗效。有研究认为，贫血使肿瘤细胞乏氧，降低其放射敏感性；另外，发现血红蛋白低者肿瘤倍增时间显著短于正常血红蛋白者；红细胞数量越低，免疫功能越低。因此，在放射治疗过程中应及时纠正贫血以改善患者生活质量，进一步提高患者治疗效率。

对于治疗前伴有贫血或治疗期间出现贫血的患者，可考虑给予纠正贫血治疗。促造血与联合造血原料补充，辅助饮食、中医中药综合治疗可能是有效的治疗方案。促进造血可给予红细胞生成素皮下注射，使治疗期间的血红蛋白维持在100g/L以上。该药物对于刺激红系造血有着肯定的疗效，但是频繁注射带来的不便及其潜在引起血栓的副作用，在一定程度上限制了其应用；另外按照血红蛋白水平，严格掌握输血指征，避免不必要的输血；如必须要输血则可选择输注成分血；加强对症营养支持治疗，联合中医中药治疗。

我国肝癌患者大多有慢性肝病基础，而肝炎病毒本身有骨髓抑制作用，加上血小板生成素减少、血小板在脾内滞留、血小板自身抗体介导的血小板在脾脏被巨噬细胞吞噬破坏等，约30%的患者合并有门静脉高压和脾功能亢进，部分肝癌患者基础血常规指标偏低，根据文献报道和笔者所在中心放射治疗的经验，基础血常规对于符合放射治疗条件的患者在放射剂量、靶区设计上没有影响，但在治疗过程中要及时复查。

四、放射性肝损伤

放射性肝损伤，原因可能主要是射线直接对肝细胞DNA不可逆转的损伤，严重干扰新陈代谢引起细胞死亡，也可由射线电离肝组织中的水分子形成羟基、氧自由基和过氧化物等自由基，自由基再进一步损伤肝组织，导致生物膜正常结构及功能丧失，最终出现肝细胞坏死崩解。同时在大量细胞因子的作用下激活肝星形细胞（HSC）分泌细胞外基质，并在坏死区沉积形成肝纤维化。其还与乙型肝炎病毒感染所致肝纤维化等肝脏基础疾病密切相关，该病起病隐匿，一旦发生即呈进行性变化，最终导致肝纤维化和肝衰竭。

放射治疗时肝功能保护方法如下。

1.病因治疗　病毒感染是原发性肝癌发生的主要病因之一，故符合抗病毒治疗指征的患者均应积极行抗病毒治疗。

2.抗炎治疗　对各种肝炎均有效。抗炎保肝类药物如甘草酸制剂；抗氧化剂如水飞蓟类；膜保护剂如多烯磷脂酰胆碱；解毒剂如还原型谷胱甘肽；保肝降酶药如双环醇；其他还有中药如五味子制剂。

3.加强支持对症营养治疗　积极改善自觉症状，注意维护水电解质、酸碱平衡。

（韩　萍）

第四节　特殊的肝功能评估方法

肝脏是人体重要的代谢器官，生理功能十分复杂，测定肝功能有助于发现潜在的肝脏病变，鉴别肝病的种类、判定病变的程度及观察药物疗效和疾病的转归。肝功能试验现在已成为临床实践中不可缺少的检测手段，但临床常用的肝功能检查大部分是非特异性的，只反映了肝功能的一个侧面，而且各项肝功能试验的灵敏度存在较大差异，因此不能孤立地评判某一种肝功能试验的临床意义，而应该有的放矢联合检查几个项目，并紧密结合临床，综合分析，全面予以评估，这样才能做出比较准确的判断。近10多年来，医学的飞跃发展和高新技术的应用，为肝功能试验的方法学研究提供了优越的条件。一些简便、快速、准确和特异性强的检测手段不断涌现，使临床诊断、肝病的疗效及预后判断有了更可靠的依据。

一、临床常用肝功能评价方法简介

临床常用肝功能评价方法主要分为5类，即肝脏血清生化学试验、综合评分系统、肝实质及脉管病变的影像学评估、肝脏体积测量、肝功能定量试验。

（一）肝脏血清生化学试验

肝脏血清生化学试验是通过检测血清中肝脏合成和分泌的物质含量或酶的活性，提示肝脏损害和病变。有的生化指标与肝功能无关，有的只从一个侧面反映了肝功能，其中大部分指标并非特异地反映肝功能的损害情况，许多肝外因素也可引起这些指标的异常，如营养不良和肾病等导致白蛋白降低，胆道梗阻、脓毒血症、长期胃肠外营养、溶血等导致胆红素升高，肌病或剧烈运动等导致ALT或AST升高，维生素K缺乏、脂肪泻、抗生素应用等导致凝血酶原时间延长。部分指标在1% ～ 4%的正常人群中存在异常；少量的肝细胞受损也可导致一些肝细胞结构酶指标的明显异常，并不能反映整体肝功能状况；而反映肝脏代谢和蛋白合成功能的指标，只有当肝功能严重受损而失代偿时才会出现异常改变，因此肝脏血清生化学试验有助于对肝脏组织损伤及其程度做出大体的判断，可作为非肝脏手术患者术前肝功能代偿状态的评估方法，但不能作为肝脏手术术前精确评估肝脏储备功能和预测手术后肝衰竭的可靠指标。

（二）综合评分系统

1. Child-Pugh评分　该评分系统综合了与肝功能相关的临床及生化指标，由白蛋白（合成功能）、胆红素（排泄功能）、凝血酶原时间（合成功能）、腹水（门静脉高压）和肝性脑病（门体分流）等指标构成。根据患者积分值可将肝功能分为A、B、C 3个等级。Child-Pugh A级，5 ～ 6分；Child-Pugh B级，7 ～ 9分；

Child-Pugh C级，10～15分。Child-Pugh评分是判断肝硬化患者预后较为可靠的半定量方法。Child-Pugh A级代表肝功能代偿，其1年内发生肝衰竭相关病死率＜5%；Child-Pugh B级代表肝功能失代偿，其1年内发生肝衰竭相关病死率为20%；Child-Pugh C级代表了肝功能严重失代偿，其1年内发生肝衰竭相关病死率为55%，Child-Pugh评分是最常用于判断和选择适合肝切除患者的评分系统。对于肝硬化患者，Child-Pugh评分可作为预后评估较可靠的方法。肝切除的适应证为Child-Pugh A级患者，Child-Pugh B级患者选择肝切除应该慎重，Child-Pugh C级患者不适合施行任何术式的肝切除，是肝切除手术的禁忌证。但是Child-Pugh评分并不适合非肝硬化患者。

2.终末期肝病模型（model for end-stage liver disease，MELD）评分　该评分系统最初用来预测接受经颈静脉门体分流术的肝硬化患者的短期生存时间。由于该评分系统结合了肾功能状况，考虑到了肝肾综合征这一肝硬化患者的晚期并发症，能对病情的严重程度做出较为精细的划分，可以较准确地判定终末期肝病患者病情的严重程度和预后，因此，其被认为可代替Child-Pugh评分来决定终末期肝病患者接受肝移植的先后顺序。其分值根据下面公式计算：MELD评分＝9.6×ln（肌酐mg/dl）＋3.8×ln（胆红素mg/dl）＋11.2×ln（凝血酶原时间国际标准化比值）＋6.4×病因（胆汁淤滞性和酒精性肝硬化为0，病毒等其他原因肝硬化为1），结果取整数。近年来，越来越多的学者研究发现MELD评分可以用来预测肝硬化患者肝切除术后肝衰竭的风险，当MELD评分＞11分时，患者术后出现肝衰竭的概率很高；当MELD评分＜9分时，患者术后肝衰竭发生概率很低。术后3～5日MELD评分升高，患者出现手术后肝衰竭的可能性大大增加。当患者MELD评分＜9分时实施肝切除手术是安全的，术后1周内MELD评分动态变化有助于预测发生肝衰竭的可能性。

（三）肝实质及脉管病变影像学评估

通过 B 超、CT、MRI检查显示的肝脏形态特征、肝脏脉管结构、门腔侧支循环及肝脏血流改变等影像学表现可判断肝实质病变的性质和程度，并间接推断肝脏储备功能及肝脏手术的安全性，B 超、CT、MRI等影像学检查显示重度肝硬化、脂肪肝、门腔侧支循环显著扩张、门静脉向肝血流量减低或呈逆肝血流，提示患者肝脏储备功能低下，应慎重评估其肝脏手术的安全性。

（四）肝脏体积测量

肝脏体积的测量方法主要分为手工测算法和三维重建法两种。手工测算法是利用CT、MRI等断层影像逐层将目标肝脏区段的轮廓描出，由计算机软件自动计算得出各层面轮廓线之内的像素量，得出其横断面积，各层面肝脏面积乘以层厚再累加得出全部体积。三维重建法是利用三维重建软件，将肝脏薄层CT或MRI扫描的断层图像进行三维重建，进而基于体素的原理计算各个感兴趣肝脏区段的体积。通过上述两种方法计算出全肝脏体积、肝脏各区段体积、肝实质体积、肿瘤体积、预计切除肝脏体积、预留肝脏体积，进而计算出预计肝实质切除率。当肝脏实质功能均匀一致时，肝功能性肝细胞群的数量与肝脏体积呈正比关系。但是在肝脏不同病变状态下，肝细胞群数量减少及肝细胞功能受损可致病变肝脏功能性肝细胞群总量的降低和不同肝脏区段之间功能性肝细胞群数量的差异。因此，肝脏体积和肝实质切除率的测量尚需结合全肝及区域肝功能的评估才能为手术方式和肝切除范围的合理选择提供可靠的依据。

（五）肝功能定量试验

1.磺溴钛钠（BSP）试验　是一种比较灵敏的功能试验，可间接测知有效肝细胞总数，了解肝脏储备功能。临床上常用的是BSP排泄试验，测定20分钟或45分钟时的滞留率。BSP试验正常时静脉注射BSP（每千克体重5mg），45分钟后，血清内BSP潴留量少于注射量的5%，肝病时则大于5%，有学者报道测定BSP清除率更有价值，但需多次抽血，操作较麻烦。对分肥胖的患者应按理想体重计数剂量，否则结果可偏高。只有80%经肝脏处理，20%经肾自尿中排出，并且BSP还参与肠肝循环。肝细胞的摄取、结合及排泄能力障碍，都可引起BSP滞留。目前认为BSP试验是发现肝病的灵敏指标，但发生肝内梗阻时BSP难以从肝细胞排入胆道而滞留，故对肝胆疾病的鉴别诊断意义不大。并且由于胆红素与BSP同时从肝细胞向血中回流而影响试验结果，故在肝病患者已发现胆红素升高时，多不用此试验。由于肠道的再吸收而可导致假潴留值，且BSP有副作用现已不常使用，近年来改用吲哚菁绿（ICG），使试验的准确性和敏感性大为提高。静脉滴注后ICG高效率选择地被肝细胞摄取，排入胆汁经肠和粪便一起以原形排除。由于ICG不被肝外组织吸收排泄、无肠肝循环、不参与生化转化、无毒副作用等优点，一致认为ICG试验是检查肝功能的一个较理想的方法，因此，对判断慢性肝病的严重程度最有意义。

2.吲哚菁绿（indocyanine green，ICG）清除试验　ICG是一种合成的三羰花青系红外感光深蓝绿色染料。它在血液中与血清蛋白（白蛋白和β脂蛋白）结合，被肝脏摄取，然后以游离形式分泌到胆汁，经肠排出体外，不参加肠肝循环与生化转化，无淋巴逆流，也不从肾脏排泄，无毒副作用（图2-25）。此试验是反

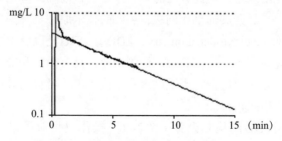

图2-25　吲哚菁绿在人体血液中清除曲线

映肝脏有效功能的试验，可检测肝脏对特定指示物的代谢、生物转化及排泄清除的能力，量化评估剩余功能性肝细胞量的多少，主要从功能有效角度来评估反映肝脏正常生理功能的有效状态，实时动态分析，即时性反映当前肝功能状况，判断病情的整体性轻重程度及重症化趋势；评估对各种治疗所带来的冲击的耐受性。ICG清除速率的快慢取决于功能性肝细胞的量及肝血流量。ICG清除试验可评估受试者肝脏摄取、代谢、合成、生物转化和排泄等生理功能的有效状态。通常以注射后15分钟血清ICG滞留率（indocyanine green retention rate at 15min，ICG R15）和有效肝脏血流量（effective hepatic blood flow，EHBF）作为衡量肝脏储备功能及肝脏微循环状态的敏感指标。

二、吲哚菁绿清除试验的临床应用

以吲哚菁绿清除试验为代表的动态检验是指在一定时间内通过分析肝功能特定指示物在受试者体内的动态变化情况来开展的检验。吲哚菁绿清除试验在肝脏的代谢能力和评估肝脏的储备功能评估方面具有重要价值。

根据现有资料及临床经验，吲哚菁绿清除试验与以生化指标为主的常规肝功能评估方法主要在评估方式、评估角度、时间特性和检验目的4个方面有所不同（表2-7）。

吲哚菁绿清除试验方法有采血法和无创法。传统的采血法是从外周血管如肘静脉等血管分别间隔3分钟或5分钟采集血样再进行吸光度测定，但此方法需多次采血，目前临床应用较少。目前临床中广泛开展的是无创法，主要的技术原理是脉搏色素浓度测定法（pulse dye densitometry，PDD）。PDD是以脉搏血氧仪的检测原理为基础，操作简便，检测快速，具有微创和准确度高的优点。将光学感应器置于受试者示指或鼻翼，可自动计算出血浆清除率等检测指标。

采用PDD的检测设备（图2-26）操作也相对简单。具体操作注意事项如下。

表2-7 静态检验（常规肝功能评估方法）与动态检验（ICG-PDD）

项目	静态检验	动态检验（ICG-PDD）
评估方式	人体固有因子的分析	外来指示物体内转化过程分析
评估角度	检测血清中肝脏合成或分泌的指示物的含量或酶的活性 主要从功能受损角度来评估 反映肝脏的病变损伤程度及功能障碍情况	检测肝脏对特定指示物的代谢、生物转化及排泄清除的能力，量化评估剩余功能性肝细胞量 主要从功能有效角度来评估 反映肝脏正常生理功能的有效状态
时间特性	半衰期较长，有一定的滞后性 反映之前肝功能状况	实时动态分析，即时性 反映当前肝功能状况
检验目的	探查病因和病情的阶段性轻重程度，明确诊疗目标等	判断病情的整体性轻重程度及重症化趋势；评估对各种治疗所带来的冲击的耐受性，选择个性化的治则方略

注：PDD.脉搏色素浓度测定法

1.注射前物品准备 注射用生理盐水或葡萄糖注射液；1个5ml注射器，2个10ml注射器（带三通的输液连接器，管路容积大于10ml）；静脉留置针或头皮针；棉签、乙醇等消毒物品；注射用ICG，25mg/支；10ml灭菌注射用水。

建议成人受试者使用大于18G的注射针头，不然团注速度达不到要求。

2.配制溶液 用5ml注射器尽可能准确地抽取5ml灭菌注射用水；将5ml灭菌注射用水注入25mg ICG的药瓶中，配制成5mg/ml标准浓度的ICG溶液；使ICG完全溶解（充分摇晃，观察瓶壁无残存不溶药剂）；测算患者用药量，通常ICG用药量为0.5mg/kg。

3.设备准备 打开计算机及脉冲式色素图像分析仪（Dye Densito-graph，DDG）；打开DDG主机；确认检测模式为"BV/K"，可通过"MENU"菜单进行调整选择；连接检测探头，将鼻探头正确安置在受试者鼻翼部；观察血氧饱和度和脉率信号。

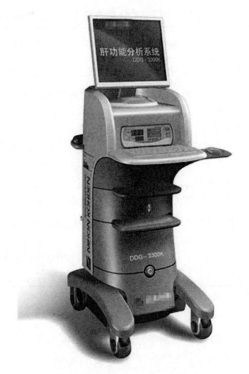

图2-26 吲哚菁绿清除试验仪器

4.输入受试者信息 输入受试者的血红蛋白值（g/dl）；输入受试者ICG实际用量；输入受试者的身高、体重；按"SET"键保存设置信息，返回检测界面。

5.受试者准备 充分问诊，对过敏性体质者慎用；检查前排空大小便；禁食4小时、禁饮2小时；测量身高（cm）、体重（kg）；检查前注意受试者检测部位的清洁；取水平仰卧位，建立注射ICG的输液通道，静脉穿刺或固定静脉留置针。

6.观察屏幕信息 确认屏幕右下角显示的信号电平值超过1/2，不足时需要调整探头位置或改善检测部位血液循环状态；观察屏幕上显示的受试者的血氧饱和度（SpO_2）和脉搏（pulse）基本稳定；屏幕上"READY"闪烁显示，表示可以进行检测。

7.推注ICG溶液　按下"START"键；可以听见"嘟……嘟……嘟……叮"的提示音；在第一声"嘟"声之后，"叮"声之前，开始推注；尽可能快（在10秒内）地将注射器内的ICG溶液一次性团注到静脉中。

8.检测过程　观察受试者的反应，出现异常情况立即中止检测。约6分钟后屏幕上将出现BV/K/CO等值，绿色按键上方出现"STOP"字样；按下"STOP"而结束检查，如果不按"STOP"键，检测将在开始后16分钟自动结束。BV/K模式下，同一受试者需要间隔至少30分钟以上，才可以再次进行检查，避免检测结果的误差。

9.打印结果　按"STOP"后，绿色键左上方出现"PRINT"提示；按"PRINT"后，工作站显示器上的软件界面出现信息接收界面。取下探头，留观受试者5～6分钟；信息传输结束后，软件界面出现受试者详细信息输入界面，其中姓名和病历号是必填项。填写受检者信息后，选择打印预览，信息无误即可打印。若接收到的信息不全，可以按"PRINT"重新传输。

特别注意：确认数据完整之前，DDG主机不能关闭、不能按下绿色按键，否则，未能及时保存的数据资料将会部分丢失。

10.设备的保养和消毒

（1）主机保养：①必须在整机断电后消毒；②可用沾有70%乙醇软布擦拭主机，然后立即用干布擦水分，充分干燥；③不得使用苯等有机溶剂及工业乙醇；④禁用高压灭菌。

（2）探头和中继线保养：①可用沾有75%乙醇软布擦拭，然后应充分干燥（注意：乙醇软布消毒时，不应有乙醇液流下来）；②禁用高压灭菌；③探头和中继线不防水，不能浸泡消毒，尤其是两端的端口；④不得使用其他消毒剂如含苯类的有机消毒剂，否则会加剧探头老化，影响检测的精度。

设备必须轻拿轻放，禁止摔打和撞击，较长时间不用时，最长间隔1个月时间必须使设备充电运行1次。

11.注意事项　　进行检测时请关闭周围5m范围内的手机等无线电收发装置，以及其他产生强电磁信号的设备。检测时请适度保持环境的安静，以免影响受试者导致检测异常。检测前做好受试者的安抚及沟通工作，叮嘱受试者检测时不可随意活动，以免检测失败。

三、吲哚菁绿清除试验不良反应的预防及处理

（一）吲哚菁绿清除试验注意事项

为防止过敏性休克，要充分问诊，对过敏性体质者慎用，ICG对孕妇和哺乳期妇女的安全性尚未得到确定，对这类患者的使用也应慎重。用药前应预先准备抗休克急救药及器具，注射ICG后要注意观察有无口麻、气短、胸闷、眼结膜充血、水肿等症状，一旦发生休克反应立即中止吲哚菁绿清除试验，迅速采取急救措施，详见下文休克应急预案。一定要用附带的灭菌注射用水溶解ICG，并使其完全溶解。不得使用其他溶液如生理盐水等。可用注射器反复抽吸、推注，使其完全溶解后，水平观察玻璃壁确认无残存不溶药剂，方可使用。临用前调配注射液，已配好的药液需保存在避光低温条件下，并在4小时内使用。请患者空腹、仰卧位、安静状态下进行该项检查。胆囊造影剂、利胆剂、利福平、抗痛风剂可能会造成本试验误差。

（二）吲哚菁绿清除试验常见问题处理

1.血氧饱和度过低　　根据色素浓度图分析仪设备检测原理，当患者血氧饱和度过低时，患者可能会增大检测失败概率，此时应通过吸入氧气达到纠正缺氧的目的。

2.末梢循环差　　因检测部位通常位于指端或鼻翼处，当患者末梢循环差时，血流减少易导致探头对信号捕捉不够灵敏，增大检测失败概率，此时应通过局部热敷、患者自主的适量运动等方式增强末梢循环。

3.心动过缓　当受试者心动过缓时，此时设备处于报警状态，检测失败的概率较高，此时建议受试者采取活动四肢等方式提高心率。

4.过敏性休克应急预案　患者一旦发生过敏性休克，应立即停止检查，置患者取平卧位，皮下注射0.1%肾上腺素0.5～1ml（小儿酌减），进行抢救并迅速报告给医师。如症状不缓解，每隔30分钟在皮下注射或静脉注射0.1%肾上腺素0.5ml（静脉注射后应立即用0.9%生理盐水冲洗），直至患者脱离危险期，注意保暖。改善缺氧症状，给予氧气吸入，呼吸抑制时应遵医嘱给予人工呼吸，喉头水肿影响呼吸时，应立即准备气管内插管，必要时配合施行气管切开。肌内注射或静脉注射地塞米松5～10mg，或氢化可的松200mg加500ml葡萄糖溶液静脉滴注。迅速建立静脉通路，补充血容量，必要时建立两条静脉通路。遵医嘱应用晶体液、升压药维持血压，应用氨茶碱解除支气管痉挛，给予呼吸兴奋剂，此外还可给予抗组胺药物。发生心搏骤停时，立即进行胸外按压的心肺复苏的抢救措施。密切观察患者的意识、体温、脉搏、呼吸、血压、尿量及其他临床变化，患者未脱离危险前不宜搬动。按规定及时、准确地记录抢救过程。

四、吲哚菁绿清除试验操作流程

1.询问患者有无造影剂过敏。

2.开机。

3.计算粉末量和毫升数。准备药物，每支药物用5ml专用溶剂溶解，配制后的药物浓度为5mg/ml，给药浓度为1ml/10kg（0.5mg/kg）。

4.乙醇消毒探头，探头夹鼻翼。交代患者头部勿动、勿说话。

5.输入数值（按第二个键进入输入界面，输入数值，血红蛋白、ICG粉末量、身高、体重；第一个键为换行键）。

6.生理盐水冲管，确认留置针通畅，接药物准备。

7.按第四键（绿键，确认键），确认心率＞50次/分，血氧饱和度＞90%，如数值未达到，可让患者深呼吸或跑步。

8.按绿键，报警声响起迅速推入药物（10秒以内）。

9.等待，确认心率＞50次/分，血氧饱和度＞90%，如数值未达到，指导患者深呼吸。

10.等待6～7分钟后，显示四项结果，按绿键。

11.按第三键（上传键，用于上传结果）。

12.输入信息（中间如提示错误，按确认键，返回查询界面，寻找患者信息，重新打印），打印检查结果。

五、吲哚菁绿清除试验检测知情同意书

肝功能储备检测是一种动态检验肝脏储备功能的方法，为维护受检者的安全和提高诊断精确度，请您仔细阅读以下内容。

1.肝功能储备检测是通过对受检者血液中ICG浓度变化曲线的特征分析来开展的检查。

2.ICG（注射用吲哚菁绿）是一种无毒色素，静脉使用，可能会发生恶心、发热、过敏性休克等反应及药物外渗的风险。若发生药物外渗，将通过淋巴系统吸收，再经肝脏清除，此吸收时间可能较长，同时局部皮肤会显示青绿色，请不必惊慌。

3.检查前需要说明过敏史：有_____，无_____；碘过敏史：有_____，无_____，不清楚_____。

4.检查前需要准确测量身高、体重及检查2日内的血红蛋白含量（血常规），以便准确计算需要使用的ICG剂量。

5.检查前需要禁食4小时、禁饮2小时、排空大小便及清洁双侧鼻腔，以免影响肝功能状态的评估。

6.检查中的配合：手机置于飞行模式或关闭状态，保持平静，不说话，检查过程中如有不适或需要沟通时，需举手示意。

7.检查结束后需观察5～10分钟。

本人完全明白以上1～7项内容，同意此项检查。

受检者或法定授权人签名：＿＿＿＿＿＿＿＿＿

＿＿＿＿＿＿年＿＿月＿＿＿

（刘丽英）

第三章

肺部恶性肿瘤

第一节　原发性肺癌的射波刀治疗

肺癌按照组织学分类主要包括非小细胞肺癌、小细胞肺癌和其他恶性肿瘤，按照肿瘤的生长部位可分为中央型肺癌和周围型肺癌。

近50年来许多国家都报道肺癌的发病率和死亡率均明显增高，肺癌死亡率高居恶性肿瘤之首。2018年估计全球将会有2 093 876例新发肺癌和支气管癌病例被确诊，死亡人数1 761 007人。肺癌的病因至今尚不完全明确，大量资料表明，长期大量吸烟与肺癌的发生有非常密切的关系。已有研究证明：长期大量吸烟者患肺癌的概率是不吸烟者的10～20倍，开始吸烟的年龄越小，患肺癌的概率越高。此外，吸烟不仅直接影响吸烟者本人的身体健康，还能导致被动吸烟者肺癌患病率明显增加。此外，其他危险因素包括职业和环境接触（如大气污染和烟尘）、电离辐射、遗传因素等。肺癌的临床表现较复杂，症状和体征的有无、轻重及出现的早晚取决于肿瘤发生部位、病理类型、有无转移、有无并发症及患者的反应程度和耐受性的差异。肺癌早期症状常较轻微，甚至可无任何不适。中央型肺癌症状出现早且重，周围型肺癌症状出现晚且较轻，甚至无症状，常在体检时被发现。肺癌的症状大致如下：局部症状，如咳嗽、咯血、胸痛、胸闷、气急、声音嘶哑等；全身症状，如发热、贫血、恶病质等；肺外症状，如肺源性骨关节增生症、与肿瘤有关的异位激素分泌综合征等。肺癌的播散转移主要有直接扩散、血行转移、淋巴道转移。浸润和转移症状与转移部位有关。肺癌的治疗方法包括手术、化疗、放射治疗、靶向药物治疗及免疫治疗等。

《中国原发性肺癌诊疗规范》（2015年版）指出，对于原发性肺癌患者应当采取多学科综合治疗与个体化治疗相结合的原则，即根据患者的机体状况、肿瘤的病理组织学类型和分子分型、侵及范围和发展趋向采取多学科综合治疗的模式，有计划、合理地应用手术、放射治疗、化疗和分子靶向治疗等手段，以期最大程度地延长患者的生存时间、提高生存率、控制肿瘤进展和改善患者的生活质量。目前常用的化疗药物包括顺铂、卡铂、紫杉醇、吉西他滨、多西他赛和培美曲塞等，靶向药物包括吉非替尼、厄洛替尼、埃克替尼、克唑替尼等。

一、原发性肺癌的治疗现状

（一）非小细胞肺癌

1.早期非小细胞肺癌（Ⅰ期、Ⅱ期） 对于早期肺癌，肺叶切除、纵隔淋巴结清扫以期实现R_0切除，所有切缘阴性是首选的治疗方式。在尽可能实现R_0切除的前提下，施行电视辅助胸腔镜肺叶切除术也是可行的。对于不能耐受手术的患者，包括我国指南在内的几大指南如NCCN指南、ESMO指南、CSCO指南等，都推荐进行放射治疗，尤其是将立体定向放射治疗作为根治Ⅰ期肺癌的可行手段。实行R_0切除的ⅠA期、ⅠB、ⅡA期患者，不推荐术后辅助化疗。不完全切除的ⅠA期、ⅠB期患者，推荐二次手术±化疗或术后三维适形放射治疗±化疗。Ⅱ期患者术后常规应行辅助化疗。不完全切除的ⅡA期患者，行二次手术＋化疗或术后放射治疗＋化疗。对于R_0切除的ⅡB期患者推荐术后辅助化疗（含铂类双药方案）。不完全切除的ⅡB期患者，行二次手术＋化疗。对于不能耐受手术的患者，推荐进行放射治疗后化疗或同步放化疗。

2.可切除的Ⅲ期非小细胞肺癌 在通过术前纵隔镜等明确N2期诊断的前提下，对于N2单站纵隔淋巴结非巨块型转移（淋巴结短径＜2cm）、预期可完全切除者，可考虑采用手术切除＋辅助化疗±术后放射治疗或根治性同步放化疗。对于N2多站纵隔淋巴结转移但预期可能完全切除的患者，化疗或放化疗可作为术前新辅助治疗。对于生长因子受体（EGFR）突变阳性患者，可考虑EGFR-TKI（吉非替尼、厄洛替尼、埃克替尼和阿法替尼）靶向治疗作为术后辅助治疗。

3.不可切除的Ⅲ期非小细胞肺癌 对于此类患者首先治疗方式是根治性放化疗或同步放化疗。放射治疗的剂量为60～66Gy/30～33次/6～7周，治疗后可做到完全性切除的患者可考虑手术治疗。身体状态不佳不能耐受同步放、化疗的患者，可考虑进行单纯放射治疗、单纯化疗或序贯化疗＋放射治疗。其化疗方案常规推荐以顺铂为基础的两药联合方案化疗；以卡铂为基础的方案疗效较差，但存在伴随疾病时可考虑此方案。

4.Ⅳ期非小细胞肺癌 我国的指南推荐在开始治疗前，建议依据患者的临床特征先进行生长因子受体（EGFR）是否突变的检测，根据EGFR突变状况制订相应的治疗策略。EGFR-TKI推荐作为EGFR敏感突变患者的一线治疗，而不推荐为EGFR野生型或状态不明患者的一线治疗。EGFR突变患者出现耐药，推荐进行MET扩增、PIK3CA突变等检测。对于局部进展者，推荐继续应用EGFR-TKI治疗＋局部治疗；对于缓慢进展者，推荐继续原EGFR-TKI治疗；快速进展者，检测T790M突变状态，T790M阳性者，推荐奥希替尼或含铂双药化疗，T790M阴性者推荐含铂双药化疗。三线治疗推荐单药化疗或单药化疗＋贝伐珠单抗（非鳞癌）或再次活检评估耐药基因（根据不同进展模式参照二线治疗模式或个体化处理或考虑入组临床研究）。*ALK*融合基因阳性或*ROS1*融合基因阳性患者：一线治疗推荐克唑替尼或含铂双药化疗，局部进展或缓慢进展后继续应用克唑替尼治疗±局部治疗，快速进展后应用含铂双药化疗或进入其他*ALK*、*ROS1*融合基因抑制剂临床研究或再次活检评估耐药基因（根据基因检测结果入组临床研究）；三线治疗推荐单药化疗或单药化疗＋贝伐珠单抗（非鳞癌）或再次活检评估耐药基因（根据基因检测结果入组临床研究）。

对于无驱动基因、非鳞癌患者且PS评分为0～1分的晚期非小细胞肺癌患者推荐含铂双药方案化疗，PS评分2分者单药化疗；二线治疗推荐单药化疗；三线治疗推荐最佳支持治疗或鼓励患者参加临床研究。一线治疗中培美曲塞、贝伐珠单抗和重组人血管内皮抑素的证据级别有所提升，后续治疗中，免疫治疗和针对VEGF通路的小分子TKI类药物（如阿帕替尼、安罗替尼等）的数据也在不断更新。对于无驱动基因、鳞癌患者且PS评分为0～1分的晚期非小细胞肺癌患者推荐含铂双药方案化疗，如顺铂、卡铂或奈达铂为基础的双药，不适合含铂类化疗的选择吉西他滨＋多西他赛或吉西他滨＋长春瑞滨，不适合细胞毒药物化疗的可选择最佳支持治疗或鼓励参加临床试验；二线治疗推荐多西他赛单药化疗，不适合细胞毒药物化疗的可选择阿法替尼；三线治疗推荐最佳支持治疗或参加临床研究。

Ⅳ期孤立性骨转移的非小细胞肺癌患者，PS评分0～1分且肺部病变为非N2且可完全性切除的患者推荐肺原发病变完全切除或放射治疗＋骨转移病变放射治疗＋系统性全身化疗＋双膦酸盐治疗；PS评分0～1分且肺部病变为N2或T4患者推荐肺原发病变序贯或同步放化疗＋骨转移病变放射治疗＋系统性全身化疗＋双膦酸盐治疗。对于孤立性脑或肾上腺转移，PS评分0～1分且肺部病变为非N2且可完全性切除的患者，可考虑脑或肾上腺转移灶切除或脑SRS（SRT）＋肺原发病变完全性切除＋全身化疗；PS评分0～1分、肺部病灶T4或N2患者，推荐转移灶放射治疗＋肺部病变同步或序贯放化疗＋全身化疗。

5. 维持治疗　指在一线治疗4～6个周期后，至少使用一种一线治疗方案中的药物，而没有疾病进展。维持治疗需考虑组织学类型、对铂类化疗的敏感程度、一线治疗后残留的毒性作用、

PS评分及患者的意愿。对于非鳞癌、PS评分0～1分的患者指南推荐在经过4～6个周期含培美曲塞两药方案化疗后，继续以培美曲塞单药维持。NCCN指南指出对于鳞癌患者在含铂双药方案4～6个周期化疗后非进展且KPS＞80分的患者可予以吉西他滨单药维持治疗。

近年来，非小细胞肺癌的手术治疗、放射治疗、化疗等在临床已经取得了很大进步，进入了一个多学科综合治疗的时代，EGFR-TKI及免疫检查点PD-1/PD-L1为靶点的靶向治疗药物的出现，为肺癌尤其是晚期难治性肺癌的治疗带来了新的希望。

（二）小细胞肺癌

1. 局限期小细胞肺癌（SCLC） T1～2、N0期：推荐肺叶切除＋肺门、纵隔淋巴结清扫术，辅助化疗，术后N1、N2的患者推荐辅助放射治疗。其中预防性全脑放射治疗为Ⅱ级推荐。超过T1～2、N0期：PS评分0～2分患者推荐化疗＋放射治疗，经过规范治疗达到疾病控制者，推荐行预防性全脑放射治疗；PS评分3～4分（由SCLC所致）患者推荐化疗±放射治疗，经过规范治疗达到疾病控制者，推荐行预防性全脑放射治疗；PS评分3～4分（非由SCLC所致）患者推荐支持治疗。

2. 广泛期小细胞肺癌（SCLC） 无局部症状且无脑转移患者：PS评分0～2分、PS评分3～4分（由SCLC所致）患者推荐化疗＋支持治疗，经过规范治疗达到疾病控制者，推荐胸部放射治疗、预防性全脑放射治疗；PS评分3～4分（非由SCLC所致）患者推荐支持治疗。有局部症状患者：上腔静脉综合征临床症状严重者推荐放射治疗＋化疗，临床症状较轻者推荐化疗＋放射治疗，其中预防性脑放射治疗为Ⅱ级推荐；脊髓压迫者推荐局部放射治疗缓解压迫症状＋化疗；骨转移患者推荐化疗＋局部姑息外照射放射治疗，骨折高危患者可采取骨科固定；阻塞性肺不张患者推荐化疗＋胸部放射治疗。伴脑转移者：无症状者推荐化疗＋全脑放射治疗，经过规范治疗达到疾病控制者，推荐胸部放射治疗；有症状者推荐全脑放射治疗＋化疗，经过规范治疗达到疾病控制者，推荐胸部放射治疗。广泛期小细胞肺癌患者二线治疗：6个月内复发推荐拓扑替康化疗或参加临床试验；6个月以上复发推荐选用原方案化疗。

（常小云）

二、周围型肺癌的射波刀治疗

周围型肺癌是指起自三级支气管以下，呼吸性细支气管以上的肺癌，以腺癌多见。临床上早期周围型肺癌的症状不明显，而到症状明显时已经进入晚期。2003年Whyte等就首次报道了利用射波刀单次给予15Gy治疗早期肺癌的安全性和可行性，此后对单次最佳剂量和预后的关系也进行了较多的研究。Brown等则对分次射波刀治疗周围型肺癌进行了研究，60～67.5Gy/（3～5）Fx，中位随访时间为27.5个月，1年的局部控制率为93.2%，4.5年的局部控制率为85.8%，而1年和4.5年的总生存率则分别为93.6%和83.5%。即使在年龄＞75岁的老年Ⅰ期非小细胞肺癌患者中进行射波刀治疗，1年局部控制率、3年局部控制率、5年局部控制率分别为100%、78.8%和65.7%，平均PFS时间为48个月，1年总生存率、3年总生存率、5年总生存率分别为96%、70.2%和50.7%。

既往射波刀治疗主要应用于不可手术切除的Ⅰ期非小细胞肺癌，对于一些拒绝手术的可切除患者的研究表明，给予BED_{10} 100Gy以上的放射治疗，ⅠA期和ⅠB期患者的5年总生存率分别为72.3%和65.9%，而美国放射学家张玉蛟（Chang）教授等于2015年在《柳叶刀肿瘤学》杂志上发表的一篇荟萃分析更颠覆了传统的观念。通过对两项独立的Ⅲ期随机对照临床研究表明，对于临床诊断T1～2a（肿瘤＜4cm）N0M0的非小细胞肺癌患者，随机分配至射波刀治疗组和外科手术切除组，随访结果发现，手术组有6例死亡而放射治疗组仅1例，3年总生存率放射治疗组和手术组分别为95%和79%，3年无复发生存率分别为86%和80%，手术组有1例区域淋巴结复发和2例远处转移，放射治疗组有1例局部复发，4例区域淋巴结复发和1例远处转移。放射治疗组中有3例患者出现3级治疗相关不良事件（3例胸痛，2例呼吸困难和咳嗽，1例疲劳和肋骨骨折），没有4级及以上治疗相关不良事件或死亡，而手术组中1例患者死于手术并发症，12例患者出现3～4级治疗相关不良事件[1例4级呼吸困难，4例3级呼吸困难，4例胸痛，2例肺部感染手术组其他相关的3级毒副反应包括出血、瘘管、疝、贫血、疲劳、恶心、体重减轻和心律失常（各1例）]。虽然该篇论文的研究样本较小（总共58例患者入组，周围型肺癌53例），但从临床疗效和不良事件发生情况来看，射波刀治疗均要优于外科手术治疗，其他的几项临床研究也支持这个论点，此项研究也显著提升了射波刀治疗在I期非小细胞肺癌标准治疗中的地位。

射波刀放射治疗与疾病预后相关因素的研究不多。Lischalk等研究表明，局部复发只与鳞癌相关，而治疗前ECOG评分≥2分且肿瘤直径＞2.5cm的患者总生存率会降低。

射波刀治疗总体不良反应较轻，不影响患者的肺功能，常见的为1～2级程度的疲劳、1～2级放射性食管炎、1～2级放射性肺炎或肺纤维化、1～2级骨髓抑制，一般不需要药物治疗，部分患者会出现慢性胸壁疼痛（1～3级总发生率为10%～44%，多发生于治疗1年后，可能与肋间神经损伤有关）、肋骨骨折（低于10%）、胸腔积液、3级放射性肺炎（0～8%）等3级不良事件，可以给予吗啡镇痛、激素等对症支持治疗。少见的并发症包括迷走神经损伤和自发性气胸。4级或5级不良事件罕见。既往存在间质性肺部疾病患者是传统放射治疗的禁忌证，但日本Nakamura等研究表明采用射波刀治疗发生有症状的放射性肺炎和既往是否存在间质性肺炎无关。慢性胸壁疼痛的预测因素报道不一，既往研究提出了剂量-照射容积模型来预测胸壁疼痛的发生概率，但各家研究结果不一，并没有形成共识，还需要大样本的研究。总体来说，60Gy/3Fx的治疗计划发生胸壁疼痛的概率要高于50Gy/5Fx的治疗计划。

（一）周围型肺癌射波刀治疗适应证

1. 所有适合手术治疗的T1 ～ 2a（肿瘤＜4cm）N0M0非小细胞肺癌。

2. 因医学条件不适合手术者，如合并慢性阻塞性肺部疾病导致肺功能基线水平差或心脑血管疾病，或拒绝手术的组织学证实的1 ～ 2期周围型非小细胞肺癌。

3. 对于已经经过60 ～ 70Gy剂量三维放射治疗的进展期肺癌的残留病灶。

4. 对于组织学无法证实的磨玻璃样病变，如果在观察期间病灶变大，可以考虑治疗。

5. 对于组织学无法证实的肺部结节，如果PET/CT或连续2次CT检查临床诊断考虑肺癌的患者，可以考虑治疗。

（二）周围型肺癌射波刀治疗的具体措施

周围型肺癌的肿瘤组织可以随着呼吸运动而运动，运动幅度随着肿瘤的位置不同而不同，动度常大于1cm，如果患者深吸气或呼气则动度甚至会达到3cm，这就可能会影响放射治疗剂量的精确分配。射波刀系统能够提供强大的图像引导的实时肿瘤追踪系统，可以根据肿瘤位置的变化而发射辐射束，从而有效地减少了受辐射的正常肺组织。同时治疗系统不需要呼吸配合，从而也增加了患者的依从性，保证了治疗的顺利进行。

1. 金标植入　周围型肺癌，如果肿瘤组织位于两下肺活动度较大，或者靠近心脏及大血管的肿瘤，常要在肿瘤内部或毗邻位置植入金标，以便射波刀系统进行实时追踪，目前常用的金标植入的方法包括经支气管镜、经皮穿刺或经血管穿刺进行植入，一般多采用CT引导下经皮穿刺的方法来植入。

（1）适应证：①周围型肺癌；②远离气管、大血管的中心型肺癌。

（2）金标植入过程见相关章节，肺金标植入注意事项如下。

1）体位准备时：术者在了解病史，阅读CT片并确定穿刺可行性的基础上，根据病变部位协助患者选择相对舒适的体位，一般取仰卧位和俯卧位，仰卧位呼吸动度大，俯卧位呼吸动度小。阅片时如发现有肋骨遮挡进针，可让患者上肢伸展而改变肋间隙，如无遮挡，手臂自然下垂即可。对于中上肺部病灶，协助患者取俯卧位进针时，让患者尽量内收双臂，使肩胛骨尽量外展，特别是腋窝进针，让患者双臂尽量上举抱头，以便收紧肌肉，利于穿刺固定。女性患者乳腺影响进针时，需要绷带固定，方便穿刺。为了方便穿刺，也可改变头足、仰卧、俯卧方向。

2）定穿刺点时：用肺窗观察相邻组织及肺裂走向与病灶关系，纵隔窗同时观察肋间入径。根据病灶位置可采取平静呼吸、吸气憋气或吸气呼气后憋气方式扫描。穿刺点尽量选择肿瘤最大层面与肋间隙对应处，穿刺点与病灶距离越短，角度垂直，气胸出血风险越低。因此选择穿刺点是决定穿刺成功与否的关键步骤。

3）常规消毒麻醉前：要测量胸壁厚度，避免针头穿刺太深而穿透胸膜及肺，提前造成气胸。对于肥胖和乳房较大的女性患者，由于患者软组织穿刺时按压后距离改变，要注意CT测量深度和实际进针深度。穿刺时让针尖尽量背向血管及气管，穿刺针尽量沿肋间隙下缘（即肋骨的上缘）进针，以免损伤肋间神经及血管造成疼痛及出血。穿刺时进针要快，尽量勿穿越相邻肺裂，以减少肺组织损伤。如取病理，先植入金标，后取病理，可减少气胸和金标移位的概率。

4）金标植入后：CT再次扫描时，范围要大，行全胸扫描，观察是否有气胸、出血及确认金标位置。

2. 模拟定位及制订SBRT计划　金标植入1周后进行CT模拟定位，GTV靶区勾画，根据患者的状态、肿瘤的大小及位置确定治疗剂量，40～60Gy/（3～5）Fx，肿瘤α/β值设定为10，生物等效剂量应大于100Gy，美国、欧洲和日本的经验表明，单次照射的疗效并不令人满意，建议进行多次分割治疗计划。制订SBRT计划时，应充分考虑、谨慎评估危及器官及组织（如脊髓、食管、气管、近端支气管树、心脏、胸壁及同侧臂丛神经等）的放射治疗耐受剂量。

3.实施SBRT计划　治疗计划完成后即可开始进行射波刀治疗，患者仰卧在体膜固定的治疗床上，上肢放在身体两侧，3个发光二极管置于患者的胸部或腹部提供呼吸信号，系统通过二极管的位置变化和体内脊柱或金标的位置变化确定肿瘤的位置，机械臂移动直线加速器保证肿瘤的准确定位，从而提供对肿瘤的精准治疗。

（三）射波刀治疗过程中的注意事项

1.射波刀治疗前　准备进行射波刀治疗的患者应在治疗前进行肺功能的检测，临床常用的检测肺通气功能的指标包括第1秒用力呼气容积（FEV_1）、第1秒用力呼气容积与用力肺活量（FVC）的比值（$FEV_1/FVC\%$）和一氧化碳弥散量（DLCO）。正常参考值FEV_1：男性（3197 ± 117）ml/s，女性（2314 ± 48）ml/s；$FEV_1/FVC\%$：＞80%；DLCO 3.3～4.6ml/（kPa·s）。有研究表明，如果在治疗前患者的FVC和FEV_1较低，说明患者的呼吸通气功能和气体交换功能低下，肺的顺应性降低，这类患者容易在放射治疗后出现放射性肺炎。一项早期的研究表明，如果$FEV_1/FVC\%$设定为68%，则治疗前＜68%的11例患者中各有3例患者出现1级和2级放射性肺炎，而＞68%的20例患者中仅有1例出现1级放射性肺炎，差异显著。

放射性肺炎的发生还可能与正常肺容积（除GTV外的其他正常肺体积）接受的放射治疗剂量相关，但具体数值各家报道不一，总体来说，肿瘤同侧正常肺体积接受2.5Gy的剂量就有发生放射性肺炎的风险。肿瘤的位置与治疗后发生放射性肺炎无明显相关性。

治疗前FEV_1＜40%正常值或DLCO＜40%正常值或者术后预计FEV_1＜30%正常值的患者不建议行外科手术切除，而应考虑放射治疗。

2.射波刀治疗期间　治疗期间，如果患者出现恶心、呕吐、疲劳或厌食等症状，可以给予止吐药物、改善食欲等对症治疗。

根据患者治疗期间的体力等情况，决定患者是进行连续治疗还是间断治疗。

3.射波刀治疗结束后　治疗后患者肺功能检查结果与治疗前变化情况报道不一，多数报道提示会出现一定程度的下降。RTOG 0236研究表明，FEV_1和DLCO在术后2年约有5.8%和6.3%的患者会出现下降，但也有治疗前后没有变化的报道。

治疗后1个月建议进行胸部CT增强扫描评价治疗效果，此后每3个月进行复查，以早期发现和治疗新发病灶或复发病灶，疗效评价参考实体肿瘤疗效评价标准（response evaluation criteria in solid tumour，RECIST），具体包括：完全缓解（CR），所有靶病灶完全消失；部分缓解（PR），靶病灶最长直径之和比基线水平至少减少30%；疾病进展（PD），靶病灶最长直径之和比基线水平至少增加20%；疾病稳定（SD），靶病灶减少的程度没有达到PR，增加的程度也没有达到PD水平，介于两者之间。

（四）靶区勾画与处方剂量

1.靶区勾画　射波刀治疗靶区勾画推荐增强CT、MRI定位或PET/CT定位，可以参考PET/CT的肿瘤生物影像，在增强CT或MRI定位影像中勾画肿瘤放射治疗靶区。

（1）GTV：模拟定位CT肺窗上所显示的原发病灶。如模拟定位CT上显示的为包括了呼吸运动信息在内的病变范围，则命名为靶区内大体肿瘤体积（internal gross tumor volume，IGTV）。

（2）PTV：研究表明，95%的恶性肿瘤细胞在显微镜下可见的转移出现在腺癌GTV外8mm和鳞癌GTV外6mm以内，笔者的经验是原发性肿瘤从GTV外放8mm形成PTV，转移性肿瘤外放3～5mm形成PTV。PTV外放边界包括肿块随呼吸运动范围、摆位误差和治疗过程中患者的移动。

2.放射治疗剂量分割与总剂量　对于周围型肺癌，早期曾进行单次分割治疗的研究，单次剂量不超过30Gy的两项临床研究均未见明显的治疗相关毒性反应。在另一项单次放射剂量在

26～34Gy的59例患者临床研究中，仅1例出现3级呼吸症状，但2年局部无进展生存率从52%提升到83%（肿瘤最大直径不超过4cm）。虽然小样本研究表明单次分割治疗的临床安全性，但由于34Gy的单次照射正常组织的生物学剂量高达419.3Gy，其潜在毒性和非肿瘤相关性死亡风险增加，因此单次分割治疗的方法逐渐被淘汰。

（1）总剂量与分割方式：根据大量临床研究和剂量爬坡试验表明，对于Ⅰ～Ⅱ期周围型肺癌建议放射总剂量为48～56Gy/4Fx，隔日照射。对于PTV＜100cm³的Ⅱ期非小细胞肺癌，放射总剂量可以考虑不超过55Gy/4Fx。对于较大的肿瘤，有研究推荐60～66Gy/3Fx或者75～80Gy/5Fx。

（2）处方剂量要求：95% PTV体积接受处方剂量，99% PTV体积接受95%处方剂量。＞105%处方剂量点不能落入PTV以外正常组织区域。

（3）正常组织剂量限制：美国RTOG 0236的研究方案中，肿瘤治疗的剂量分割为60Gy/3Fx，脊髓受到的单次最大剂量＜6Gy，食管＜9Gy，同侧臂丛＜8Gy，心脏＜10Gy，气管和支气管＜10Gy，而全肺20Gy等剂量曲线所包绕的靶区体积（V20）限制在10%～15%。

放射治疗计划设计时的器官优先权依次为靶区、脊髓、肺、食管、心脏，若以上均能达到剂量学要求，则着重考虑降低正常肺的剂量。

（五）射波刀（VSI）肺追踪系统的应用

Xsight肺部追踪系统（Xsight lung tracking system）是无须植入金标，使用Xsight脊柱追踪系统（Xsight spine tracking system）对肺部肿瘤患者进行摆位，随后采用Synchrony呼吸追踪系统（Synchrony respiratory tracking system）建立肺部肿瘤的呼吸运动模型，精准追踪并治疗肺部肿瘤的一种追踪系统。

这个追踪系统与正常的使用金标呼吸追踪系统相比可以做到

完全的无创，无须植入金标，使用肿瘤代替金标来直接进行追踪。因此，肺追踪在使用前筛选患者也是有一些条件的。

（1）肿瘤在所有方向上的直径都要大于15mm。

（2）肿瘤位于肺部的周围区域。

肺部追踪算法追踪肺部肿瘤的精准能力，关键取决于在治疗时能不能在两个影像板上直接清晰地看到肿瘤的位置。因此在VSI的治疗系统里有专门为其设计的肺追踪模拟计划模块来对肿瘤的位置、影像的清晰度、呼吸运动的幅度等进行验证，并根据实际验证的结果回传到治疗计划系统，推荐医师根据模拟回传情况对靶区进行适当外扩。

治疗过程中，技师通过对肿瘤的实时 X 射线影像上靶区的搜索和定位，然后与DRR进行对比而确定肿瘤的位置。具体来说，就是将实时影像中能够看到的肿瘤范围同DRR中重建出来的肿瘤范围进行对比匹配从而达到追踪肿瘤并进行放射治疗的目的（图3-1）。

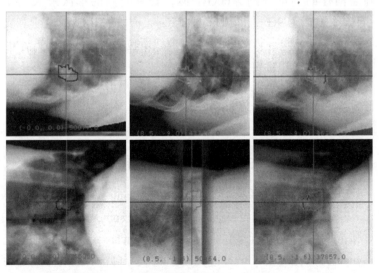

图3-1　治疗过程中DRR的靶区图像与实时影像进行比对（下排中间图片的框中为匹配窗口）

　　具体而言，将DRR中肿瘤区域的影像与实时影像中的最相似区域进行匹配。系统将基于各定位图像中重建的二维方向上的肿瘤轮廓定义追踪的匹配窗口，这个窗口是可以容纳整个肿瘤的最小矩形，因为典型的肿瘤形状不是矩形，所以会包含一些周围的正常组织。而实时影像系统拍摄到的两组影像都将独立执行配准，从而得到两个方向上的目标位置信息，通过与DRR上目标区域的对比找到位置信息，并计算误差。

　　肺部追踪算法计算目标患者位移需要3个平移组件。在患者摆位期间由脊柱追踪系统计算患者的左右旋转位移，并且假定这些旋转在整个治疗过程中是固定的。因此在开始时必须要用到脊柱追踪来进行患者在旋转位移方向上的调整（图3-2）。

　　肺部追踪系统与 Synchrony 系统联合起来，通过在平移方向上的校准，计算出平移的移动范围，结合旋转角度，机械臂带着加速器机头调整好后追踪和补偿患者呼吸运动。治疗执行使用肺部追踪系统来进行目标定位，使用 Synchrony 系统来补偿呼吸运动，从而达到准确治疗肿瘤的目的（图3-3）。

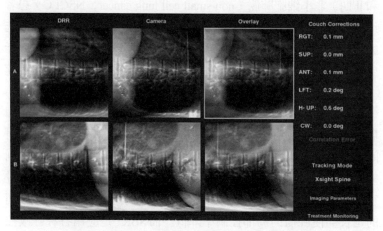

图3-2　使用脊柱追踪计算患者的左右旋转位移

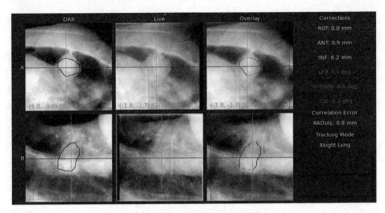

图3-3　实时影像与DRR对比

（何卫平）

三、中央型肺癌的射波刀治疗

随着人口老龄化及影像诊断学技术的提高，肺癌的发病率及检出率明显提高，早期肺癌在临床上也越来越多见。早期（Ⅰ期和Ⅱ期）非小细胞肺癌（non-small cell lung cancer，NSCLC）患者约占所有NSCLC患者的30%。外科手术是早期NSCLC患者首选的治疗手段。约65%的早期NSCLC患者因年龄、医学原因不能或不愿接受手术治疗，对于这部分患者，体部立体定向放射治疗（stereotactic body radiotherapy，SBRT）成为一种主要的治疗手段。

研究显示，早期NSCLC常规分割治疗失败的主要原因是肿瘤局部进展，且放射治疗剂量与肿瘤局部控制率和患者的总生存时间呈正相关，因此，通过递增放射治疗剂量以提高肿瘤局部控制率成为提高这部分患者治疗疗效的一个途径。但常规分割技术进行剂量递增，也会增加正常组织的放射性损伤，同时总治疗时间的延长会使肿瘤的局部控制率降低。而SBRT是应用各种呼吸控制技术减少呼吸运动对治疗的影响，计划设计采用非共面射野，每次治疗前进行影像引导，在这些治疗技术的基础之上，减少治疗分次、增加单次放射治疗剂量。前文已详细阐述了周围型肺癌

SBRT，而关于中央型肺癌SBRT，首先要明确中央型肺癌定义。目前对其定义并无明确概念，国内外主要有以下几个观点：①肿瘤侵及近端支气管树（包括气管隆嵴、左右主支气管及各叶支气管）各方向上2cm以内区域，如RTOG 0236研究采用了此种定义；②肿瘤侵及近端支气管树各方向上2cm以内区域，或计划靶区（planning target volume，PTV）包含纵隔胸膜或心包膜，如RTOG 0813研究选用此定义；③肿瘤侵及纵隔重要结构（如食管、心脏、大血管等）2cm以内区域，如上文提及张玉蛟教授等研究选用此定义；④根据胸部CT，周围型为肺的外1/3，中心型为肺的内2/3，如NCCN指南选用此定义。在笔者所在中心临床实践中，通常满足以上4条任意一项，均按照中央型肺癌进行治疗。

（一）适应证

主要依据肿瘤大小、分期、位置、与周围重要危及器官毗邻关系来考虑是否进行SBRT。各中心及临床研究适应证纳入标准暂未统一。中央区域仅含单个肿瘤的患者多选择SBRT。Rowe等发现肺癌SBRT严重毒性反应与肿瘤大小明显相关（4.3cm 比 2.9cm，$P = 0.02$）。RTOG 0813研究纳入T1 ～ 2N0M0中央型NSCLC患者，要求肿瘤长径＜5cm。Lungtech研究还纳入部分T3患者（但要求单发病灶，且肿瘤大小≤7cm，未侵及纵隔）。Joesch等认为肿瘤靠近气管隆嵴，中心气道浸润，肿瘤直径＞4cm为早期肺癌选择SBRT的禁忌，对肿瘤≤4cm，无中心气道浸润，距气管隆嵴＞4cm的患者推荐SBRT，既往接受过肺癌手术并非是选择SBRT的绝对禁忌证。笔者所在中心在临床工作中，中央型肺癌SBRT适应证为T1 ～ 2N0M0。

（二）禁忌证

相对于周围型肺癌，治疗相关严重毒性反应多发生在中央型肺癌，最常见的副作用有支气管狭窄、支气管出血、支气管坏死等。中央型肺癌进行SBRT后的毒性反应是限制其应用的主要问题。研究发现肿瘤和近端支气管树之间的距离与SBRT相关毒性反应发生率具有一定的关系，因此，为了进一步探讨所有中央型肺癌患者接受SBRT后毒性有无差异，部分研究者又将大体肿瘤靶区（gross tumor volume，GTV）包含气管或近端支气管树，或PTV包含气管、近端支气管树、食管称为超中央型肺癌。在临床实践中，为防止气管狭窄、出血、坏死等严重并发症，超中央型肺癌为相对禁忌证，侵及的气管及支气管按照危及器官进行保护，并参照危及器官限量要求严格把关。

（三）具体放射治疗实施及注意事项

患者治疗前需完成血常规、心电图、肺功能、胸部CT或PET/CT等检查，对于无明确禁忌证者，笔者所在中心射波刀治疗小组根据患者临床及影像资料确定具体治疗方案。远离心脏及大血管且无穿刺禁忌（穿刺路径经过肺大疱、肺功能差、凝血功能差等）的患者采用呼吸同步金标追踪技术（Synchrony® system），需要在CT引导下经皮肺内穿刺植入金标于肿瘤内部或周边，植入7～10日后采用真空袋将患者按照治疗体位固定，行CT下模拟定位。若不能耐受经肺穿刺行金标植入术，且靠近脊柱的病灶，则采用脊柱同步椎体追踪（X-Sight®）技术。采用真空袋将患者按照治疗体位固定，进行CT模拟定位。扫描范围为肿瘤上下各15cm（且至少包括双肺上下缘），CT层厚为1mm。对于体内有起搏器的患者，需要将起搏器定为危及器官（OAR），并保证其最大耐受量为2Gy，射野边缘需距起搏器1cm以上，理想状态射野边缘需距起搏器3cm以上。对评估剂量2～10Gy的患者建议治疗前将起搏器移到照射野以外区域，并请心内科会诊，对评估＞10Gy计划不予执行。

（四）靶区勾画及处方剂量

对于采用呼吸同步金标追踪技术（Synchrony® system）的病例，肿瘤靶区（GTV）在X、Y、Z轴方向各外放5mm左右为计划靶区（PTV）；对于采用X-Sight®追踪技术的病例，病变位于上肺者，PTV定义为GTV在Y轴方向外放6mm左右，X、Z轴方向外放5mm左右。而下肺病灶由于受呼吸影响移动较大，故在Y轴方向PTV通常外放8～10mm，X、Z轴方向外放仍为5mm。同时勾画双肺及胸腔内重要脏器（食管、心脏、胸壁、脊髓等，对于超中央型肺癌，受累气管及支气管单独作为危及器官勾画）。根据肿瘤分期及在支气管树区域位置不同，给予不同的分割剂量。正常组织限量参考RTOG 0813研究规定。处方剂量给予75%～85%的等剂量曲线，选择80～180个非共面的射线束以获得更好的剂量分布。

中央型肺癌SBRT目前尚无标准剂量分割方案，最佳分割方式及最大处方剂量尚在探索中。SBRT疗效和生物等效剂量（biological effective dose，BED）之间具有一定的相关性，BED越低肿瘤局部控制率越差，$BED_{10} \geqslant 100Gy$是肺癌SBRT获得良好局部控制率的重要预后因素。Onishi等报道了245例患者研究结果，发现$BED_{10} > 100Gy$和$< 100Gy$亚组中局部控制率和3年OS均有显著性差异，分别为92%和74%（$P < 0.05$）、88%和69%（$P < 0.05$），但局部控制率在$BED_{10} > 120Gy$及$> 140Gy$组间无明显增加。对于肺癌SBRT，$BED_{10} \geqslant 100Gy$的方案具有更好的局部控制率和生存率。

非小细胞肺癌NCCN指南指出，对于中心型肿瘤甚至超中央型肿瘤，4～10次分割的立体定向放射治疗方案似乎是安全有效的，而54～60Gy/3Fx是不安全的，应该避免。K.L. Stephans等研究显示50Gy/5Fx与60Gy/3Fx比较，1年局部控制率分别为97.3%和100%，OS为83.1%和76.9%，均无统计学差异。RTOG 0813前瞻性研究了5次分割方案的最大耐受剂量；初步结果显示50Gy/5Fx没有高级别的毒性，该方案安全有效。NCCN指南推荐肺癌SBRT放射剂量如表3-1所示。在笔者所在中心在临床实践中，对于中央型肺癌位于段支气管树中区域内病变，给予50～60Gy分4～5次照射；对位于叶支气管区域病变给予48～60Gy分4～6次照射；对位于主支气管区域病变给予42～50Gy分7～10次照射（表3-1）。

表3-1　立体定向放射治疗常用剂量（非小细胞肺癌NCCN指南）

总剂量	分割数	适应证实例
25～43Gy	1	周围型，小肿瘤（＜2cm），距离胸壁＞1cm
45～60Gy	3	周围型，且距离胸壁＞1cm
48～50Gy	4	直径小于4～5cm的中央型或周围型肺癌，距离胸壁＜1cm
50～55Gy	5	中央型或周围型肺癌，尤其是距离胸壁＜1cm
60～70Gy	8～10	中央型肺癌

与周围型肺癌相比，中央型肺癌SBRT最大难点在于降低危及器官放射性损伤风险，因此周围正常器官限量尤其关键。气管、支气管主要的放射性损伤有咯血、气管瘘、气管狭窄、气管坏死。气管、支气管限量相关临床研究如表3-2所示。心脏主要的放射性损伤有充血性心力衰竭、心包炎、心包积液、心律失常等，心脏限量相关临床研究如表3-3所示。大血管主要的放射性损伤（包括主动脉、下腔静脉、头臂静脉）有咯血和大出血等，大血管限量相关临床研究如表3-4所示。食管主要的放射性损伤有食管瘘、食管-气管瘘、食管狭窄、食管穿孔、食管炎、溃疡、出血等。食管限量相关临床研究如表3-5所示。脊髓主要的放射性损伤有放射性脊髓炎，脊髓限量相关临床研究如表3-6所示。臂丛神经限量相关临床研究如表3-7所示。肺实质主要的放射性损伤有放射性肺炎、肺纤维化及肺功能下降。既往研究只有RTOG 0813报道：V12.5＜1500cm^3；V13.5＜1000cm^3。胸壁主要的放射性损伤有疼痛和肋骨骨折，胸壁限量相关临床研究如表3-8所示。

表3-2　支气管/气管（α/β，3Gy）限量要求

研究	限量要求
Timmerman et al	最大点剂量：20.2Gy（单次分割，EqD2，93.7 Gy）；40Gy（5次分割，EqD2，88Gy）
Haasbeek et al	最大点剂量（0.5cm³）：8×5.5Gy＝44Gy（EqD2，74.8Gy）
Nuyttens et al	最大点剂量（0.5cm³）：6×8Gy＝48Gy（EqD2，105.6Gy）
EORTC 22113-08113	最大点剂量：8×5.5Gy＝44Gy

注：EQD2. 2Gy分次放射等效剂量即相当于常规2Gy分次放射的等效生物剂量

表3-3　心脏（α/β，3Gy）限量要求

研究	限量要求
Timmerman et al	最大点剂量：22Gy（单次分割，EqD2，110Gy）；38Gy（5次分割，EqD2，80.6Gy）
RTOG 0813	最大点剂量：63Gy（单次分割，EqD2，196Gy），60Gy（10次分割，EqD2，108Gy）

表3-4　大血管（α/β，3Gy）限量要求

研究	限量要求
Timmerman et al	最大点剂量：37Gy（单次分割，EqD2，296Gy），53Gy（5次分割，EqD2，144.2 Gy）
RTOG 0813	最大点剂量：63Gy（5次分割，EqD2，196.6Gy），75Gy（10次分割，EqD2，157.5Gy）

表3-5　食管（α/β，3Gy）限量要求

研究	限量要求
Timmerman et al	最大点剂量：15.4Gy（单次分割，EqD2，56.7Gy），35Gy（5次分割，EqD2，70Gy）
Haasbeek et al	最大点剂量（0.5cm³）：8×5Gy＝40Gy（EqD2，66Gy）
Nuyttens et al	最大点剂量（0.5cm³）：6×6Gy＝36Gy（EqD2，64.8Gy）

研究	限量要求
RTOG 0813	最大点剂量: 63Gy（5次分割，EqD2，196Gy），50Gy（10次分割，EqD2，80Gy）
EORTC 22113-08113	最大点剂量: 8×5Gy = 40Gy（EqD2，64Gy）

表3-6　脊髓（α/β，1～3Gy）限量要求

研究	限量要求
Timmerman et al	最大点剂量: 14Gy（单次分割，EqD2，56Gy），30Gy（5次分割，EqD2，60Gy）
Haasbeek et al	最大点剂量（0.5cm^3）: 8×3.5Gy = 28Gy（EqD2，36Gy）
Nuyttens et al	最大点剂量（0.5cm^3）: 6×4.5Gy = 27Gy（EqD2，43.9Gy）
RTOG 0813	最大点剂量: 25Gy（4次分割，EqD2，51.66Gy），30/40Gy（5/10次分割，EqD2，60Gy）
EORTC 22113-08113	最大点剂量: 8×4Gy = 32Gy（EqD2，48Gy）

表3-7　臂丛神经（α/β，3Gy）限量要求

研究	限量要求
Timmerman et al	最大点剂量: 17.5Gy（单次分割，EqD2，71.8Gy），30.5Gy（5次分割，EqD2，55.5Gy）
Haasbeek et al	最大点剂量（0.5cm^3）: 8×4.5Gy = 36Gy（EqD2，54Gy）
Nuyttens et al	最大点剂量（0.5cm^3）: 6×8Gy = 48Gy（EqD2，105.6Gy）
RTOG 0813	最大点剂量: 32Gy（单次分割，EqD2，60.2Gy），55Gy（5/10次分割，EqD2，93.5Gy）
EORTC 22113-08113	最大点剂量: 8×4.75Gy = 38Gy（EqD2，58.9Gy）

表3-8 胸壁（α/β，3Gy）限量要求

研究	限量要求
Timmerman et al	最大点剂量：30Gy（单次分割，EqD2，198Gy），43Gy（5次分割，EqD2，99.8Gy）
RTOG 0813	最大点剂量：32Gy（单次分割，EqD2，60.2Gy），82Gy（10次分割，EqD2，183Gy）

（五）病例个案

患者，女，76岁，以干咳起病，肺CT：右肺中央型肺癌伴右肺中叶局限性肺不张（图3-4）。支气管镜病理：鳞状细胞癌。行全身PET考虑右肺癌，未见淋巴结及脏器转移。患者因年龄大，拒绝行手术治疗。遂于笔者所在科室行右肺癌射波刀放射治疗，剂量42Gy/7Fx，放射治疗过程顺利，放射治疗3个月后复查肺CT可见病灶明显缩小（图3-5）。

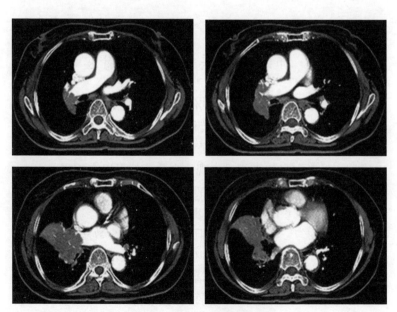

图3-4 放射治疗前基线CT

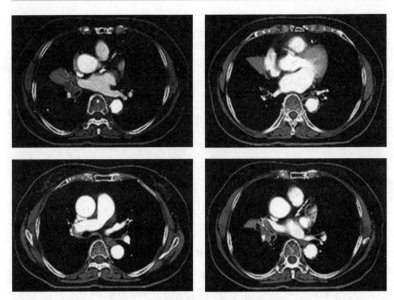

图3-5　放射治疗后3个月复查肺CT

（温　珂）

第二节　肺继发性恶性肿瘤的射波刀治疗

继发性肺肿瘤是指原发于其他部位的恶性肿瘤转移到肺。这种情况较为常见，大多为血行转移。常见的原发恶性肿瘤有胃肠道、泌尿生殖系统及肝、甲状腺、乳腺、骨、软组织、皮肤癌和肉瘤等。患者大多数无明显表现，少数病例可以有咳嗽、血痰、发热和呼吸困难等症状。一般在诊疗和随访原发肿瘤的患者时，进行胸部X线或CT检查才被发现。影像学表现为多发性、大小不一、密度均匀、轮廓清楚的圆形转移病灶。少数病例肺内只有单个转移病灶。单个继发性肺肿瘤很难与原发性周围型肺癌相区别，可考虑结合CT引导下穿刺活检确诊。

据统计在死亡于恶性肿瘤的病例中，合并20%～30%肺转移。恶性肿瘤发生肺转移的时间早晚不一，大多数病例在原发癌出现后3年内转移。有的病例可以在原发肿瘤治疗后5年、10年以上才发生肺转移。少数病例，常见有肾癌和骨肉瘤，则在查出原发癌肿之前，先发现肺转移病变。

肺部转移性肿瘤一般是恶性肿瘤的晚期表现。据统计，继发性肺肿瘤生存期与原发肿瘤的恶性度高低有关。肺部单发性转移瘤病例手术切除后5年生存率为30%以上；多发性转移瘤手术后5年生存率为20%左右。原发肿瘤恶性程度低，发生肺转移较晚的患者，手术治疗效果较好。而文献报道，射波刀治疗多发性肺转移肿瘤的2年肿瘤局部控制率高达67.0%～96.0%，2年生存率约为53.7%，笔者所在中心在一项关于射波刀治疗原发性肝癌合并肺转移的研究中，1年生存率约为60%，2年生存率约为40%。

一、射波刀治疗继发性肺肿瘤的适应证与禁忌证

1.适应证　转移性肺癌，病灶数目＜3个，肿瘤直径≤5cm者。

2.禁忌证　一般来讲，只要KPS评分在60分以上的患者均可耐受治疗。对姑息性治疗的患者可视具体情况适当放宽标准。但以下情况不适于射波刀治疗：①患者不能平卧，不能按要求的体位保持一定时间的；②大量胸腔积液；③未控制的感染；④高度肺气肿，放射治疗将会引起呼吸功能不全；⑤健康情况不佳，呈现恶病质；⑥癌变范围广泛，放射治疗可能引起广泛肺纤维化和呼吸代偿功能不全；⑦全身或胸膜、肺广泛转移者；⑧白细胞计数＜$3×10^9$/L，血小板计数＜$70×10^9$/L（合并肝硬化脾功能亢进的患者，白细胞、血小板标准适当放宽）。

二、射波刀治疗的具体措施

射波刀治疗肺部转移瘤的流程与肺原发肿瘤相同。

三、靶区勾画及处方剂量

1.靶区勾画　肺继发性恶性肿瘤的靶区勾画原则与肺原发肿

瘤相同。由于出现肺转移瘤患者为原发肿瘤的远处转移标志，因此靶区勾画时应权衡不良反应、并发症及患者获益三方面，确定治疗目的为根治肿瘤还是姑息治疗缓解症状。不同的治疗目的，再结合肿瘤所在位置，靶区勾画原则不同。例如，姑息患者，治疗以缓解症状为主，邻近危及器官的部位由于气管、食管等耐受量的限制，邻近部位的剂量可能达不到所给予的靶剂量要求。如患者为周围型寡病灶，患者一般情况、各项检查化验均符合要求，预计生存期长，应按肺原发肿瘤根治标准勾画肿瘤靶区，并给予致死剂量。

2. 处方剂量　立体定向放射治疗有着靶区剂量集中、靶区周围正常组织受量少的特点，并且不受肿瘤组织本身放射敏感性的限制而越来越多地用于治疗肺部转移病灶。故SBRT是治疗肺转移瘤的有效方法。然而，SBRT最佳时间-剂量-分割模式、治疗总剂量目前尚无统一定论。但据目前文献报道，不论其病理分型，各单位均有其相对统一剂量。

国外研究结果提示，肺继发性恶性肿瘤处方剂量可给至60Gy（分3～8次）（其生物等效剂量为105～180Gy）。国内，于金明等采用分次体部立体定向放射治疗（fractionated stereotactic body radiation therapy，FSBRT），对30例共78个病灶的肺转移瘤患者进行治疗，照射治疗次数为1～8次，80.8%的转移灶分次剂量为4～8Gy，总剂量<20Gy者占33.3%，20～30Gy者占53.8%，治疗后3个月全组转移灶的全消率为15.4%，有效率为78.2%，1年生存率、2年生存率和3年生存率分别为63.3%、34.8%和21.4%。吴少雄等采用较大的分次剂量（8～24Gy）和较少的治疗次数（1～4次），其中33.9%的肺转移灶采用单次照射，转移灶近期全消率为40.0%，有效率为83.3%，2年局部控制率为82.8%，1年生存率和2年生存率分别为78.9%和48.2%，提示FSBRT采用高分次剂量、短疗程的方案，可能有助于加强肺转移灶的局部控制。采用FSBRT分次剂量的大小和治疗次数的多少主要是根据肺转移灶体积的

大小确定的，即对较小（最大径1～2cm）的转移灶，多采取20～24Gy单次高剂量或每次15Gy共2次照射；对较大（最大径＞2cm）的转移灶，多采取每次10～15Gy共2～4次的照射；为进一步评价FSBRT的剂量大小对肺转移灶局部控制影响的作用，又在研究中引入LQ模型的方程式，将各种分割方式的物理总剂量转换为生物等效剂量（biological equivalent dose，BED），另外为尽量减少肿瘤体积因素对放射效应的影响，他们选择最大径≤3cm的47个肺病灶（75.8%）进行分析，结果显示BED_{10}≥75Gy组的近期有效率明显高于BED_{10}＜75Gy组，表明SBRT剂量的大小对肺转移瘤的局部控制率是有影响的。

但结合亚洲人体质，笔者所在医院在治疗过程中，将肺继发性恶性肿瘤也分为周围型与中央型。周围型处方剂量可给予最高48～54Gy/（6～7）Fx，中央型可给予42～49Gy/（6～7）Fx，具体治疗过程中建议做二休一或做三休一（即做2～3次休息1次）。在笔者所在中心一项针对射波刀治疗原发性肝癌肺转移临床研究中，其3个月、6个月、1年局部控制率分别为100%、100%、93%。1年总生存率、2年总生存率分别为60%、40%。

四、典型病例

患者，女，41岁，2017年12月诊断为原发性肝癌并双肺多发转移，先后行FOLFOX-4方案化疗3个周期，索拉非尼、阿帕替尼等靶向治疗，肺动脉灌注奥沙利铂化疗后，肺部肿瘤仍进展，遂于2018年8月起针对双肺转移瘤共行周期射波刀治疗，其放射治疗剂量分别为49Gy/7Fx、54Gy/6Fx、49Gy/7Fx、49Gy/7Fx。治疗后3个月复查，影像学提示治疗肿瘤明显缩小，如图3-6、图3-7所示。

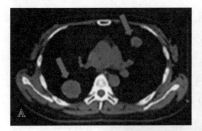
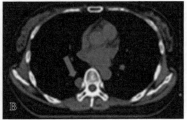
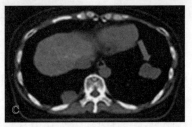

图3-6　放射治疗前肺转移瘤CT图像

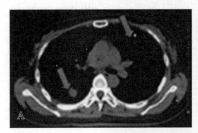
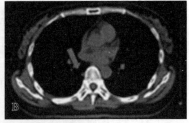
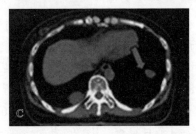

图3-7　放射治疗后3个月复查肺转移瘤CT图像（其中，A图内高密度点状物为金标）

（范毓泽）

第三节 肺癌射波刀治疗期间的常见不良反应和并发症的预防及处理

高能放射线在破坏或消灭癌细胞的同时也损害正常细胞，即存在放射治疗的不良反应。射波刀是利用高能X射线，在球形立体空间中非共面聚焦照射肿瘤，从而杀死肿瘤细胞。因此，肺癌射波刀治疗中及治疗后可能出现不良反应。放射治疗的不良反应通常分为两种，即急性和慢性。急性不良反应在治疗后不久产生，慢性不良反应可能需要几个月或几年才逐步显现出来。下面将肺癌射波刀治疗的不良反应及处理做简单介绍。

一、放射性肺损伤

周围型肺癌及中央型肺癌都易发生放射性肺损伤。

（一）早期损伤

急性放射性肺病，通常称为放射性肺炎，发生在放射治疗后1～3个月。

1.临床症状和体征　急性放射性肺病临床表现的严重程度主要与受照射肺组织的体积和剂量相关。症状出现的时间一般在放射治疗后的1～3个月，也有少数患者症状出现得更早，甚至在放射治疗过程中。由于化疗的广泛应用，在化疗后进行胸部放射治疗的患者，放射性肺病常可以在放射中或放射治疗即将结束时出现症状。早期的临床症状为低热、干咳、胸闷等非特异性呼吸道症状。较严重者可表现为高热、气急、胸痛等，甚至有可能痰中带血。受照射肺可闻及啰音，有肺实变的表现。部分患者有胸膜摩擦音和胸腔积液的表现。严重的患者可出现急性呼吸窘迫、高热等表现，甚至出现肺源性心脏病而死亡。大多数急性放射性肺病致死的病例都发生在这一急性期。若患者能从急性期恢复过来，则将经历一个逐步发展的肺纤维化过程。在此期临床上可无任何症状，或仅有少许症状如干咳等。

2.影像学表现　肺照射后影像学改变很常见，即使在没有临床症状的患者中也会出现。急性放射性肺病在常规X线片上表现为弥漫浸润样改变，其形状与接受高剂量照射区域基本一致。开始时较轻微，以后逐步发展为斑片状或均匀一片。这些变化是急性肺泡内渗出和肺间质水肿所造成。胸部CT通常的变化为肺的密度增加。主要有以下表现：均匀弥漫的密度增加、斑片状阴影、散在的实变。胸部CT图像的改变和肺接受剂量的大小基本一致。

3.肺功能　一般不会出现明显的改变。但是随着肺有效呼吸体积的减少，肺的慢性阻塞性改变逐步出现。

（二）后期损伤

后期损伤通常称为放射性肺纤维化，常发生在放射治疗3个月后。实际上肺的放射性损伤是一个连续动态的病理过程。放射性肺损伤发生的机制尚未完全明了。一般认为放射性肺损伤的靶细胞主要有两种，即肺泡Ⅱ型上皮细胞和肺毛细管/微血管的内皮细胞。

1.临床症状和体征　肺的放射性肺纤维化进展较缓慢，呈隐匿性发展，在放射治疗后1～2年趋于稳定。临床症状的出现与严重程度、受照射的肺体积和剂量相关，也与放射治疗前肺的基础状态有关。大多数患者无明显的临床症状和体征，或仅有刺激性干咳。少数患者有临床症状，特别是那些急性放射性肺病较严重的患者，表现为气急、运动能力下降、端坐呼吸、发绀、杵状指等，少数可发展为慢性肺源性心脏病，最后导致心力衰竭。

2.影像学表现　肺组织受到照射后，即使没有急性放射性肺病的临床症状出现，大多数患者的影像学检查仍会出现肺的后期改变。放射治疗后1～2年，胸部X线片出现肺纤维化的表现，即在肺的高剂量照射区有致密阴影，伴有细的条索状阴影向周围放射。这些表现与照射野的形状基本一致，但也可超出原照射野的大小。后期肺纤维化的形状和照射野形状的一致性远不如急性放射性肺病那样一致。肺纤维化的另一个明显改变就是肺呈局部收缩状态，即以照射野为中心收缩，使纵隔、肺门移位，横膈上抬。局部肺的纤维化使得其余肺有不同程度的代偿性气肿，受照射的胸膜可增厚。但是，肺纤维化造成的阴影和肿瘤的局部复发很难鉴别。胸部CT检查能显示肺纤维化和收缩的表现，但也不能与肿瘤的局部复发相鉴别。

（三）放射性肺损伤治疗措施

放射性肺损伤最好的治疗措施是预防。由于放射性肺损伤有一定的危险和致死性，因此积极治疗很重要。一旦明确为急性放射性肺病，需积极处理。①停止胸部放射治疗；②吸氧；③卧床休息，加强营养；④应用肾上腺皮质激素治疗，如每日地塞米松5～10mg，症状严重时可加大剂量，连续应用2～3周，甚至4周，待临床症状改善后可逐步减少药物剂量，避免突然停药，突然停药会导致症状的再次出现并加重肺组织的损伤，可能导致死亡；⑤由于胸部肿瘤（如肺癌）患者多伴有慢性阻塞性肺病、细菌感染，因此应该同时使用抗生素治疗，一般采用广谱抗生素，用药持续时间视患者的肺损伤轻重及一般情况等调整，基本上与激素应用的时间一致，对后期肺纤维化，目前尚无有效的治疗方法。

（四）与放射性肺损伤有关的因素

肺的放射性损伤与许多因素有关，如照射体积、照射分割剂量、照射总剂量、分割照射的间隔时间、放射治疗前的肺功能情况、是否伴有其他疾病，以及有无合用化疗或其他药物治疗等。肺的剂量-体积参数中影响肺功能的主要参数多数报道为双肺平均剂量（MLD）、受量超过20Gy的肺体积（VD20）。

某些分子标志物的增高可增加肺的毒性反应，如老年患者、治疗前存在肺间质性疾病、肿瘤位于下部、合并紫杉醇化疗、某些SNP表型（如P53、TGF-β_1、PDGF、TNF等）、低的IL-8水平等是放射诱导肺损伤的影响因子。对于间质性肺炎的患者胸部放射治疗应该谨慎。EGFR-TKI同步放射治疗是否潜在增加放射性肺损伤是需要特别注意的问题。

二、放射性食管损伤

中央型肺癌易发生放射性食管损伤。食管黏膜组织属于早期反应组织，食管是胸部放射治疗的剂量限制性器官之一。肺癌射波刀治疗发生食管的损伤较轻。

（一）急性放射性食管炎

急性放射性食管炎一般在接受20～30Gy照射后即可发生。

放射性食管炎分为4度：Ⅰ度，食管黏膜表浅性线状溃疡；Ⅱ度，深线状或表浅性环状溃疡；Ⅲ度，深环状溃疡或瘘形成；Ⅳ度，死亡。其主要表现为吞咽困难和梗阻感，疼痛症状较轻时可不进行特殊处理，症状持续1～2周或放射治疗结束后自行消失。合并化疗时，食管炎可能提前发生或加重。对于Ⅱ度及以下急性放射性食管炎可继续接受放射治疗，并密切观察病情的变化，同时给予适当的对症处理。如患者不能正常饮食可改用半流质或流质饮食或服用全能营养素。同时，必须改变饮食习惯和结构。对于Ⅱ度以上的放射性食管炎，应停止放射治疗，并适时采用肠道内或肠道外营养支持治疗。无法进食时，可考虑留置胃管、行胃造瘘等措施。疼痛较重者，可用1%普鲁卡因液口服，也可用抗生素，如林可霉素、青霉素静脉应用，庆大霉素口服等，可应用地塞米松10mg或氢化可的松100～200mg静脉滴注，1次/日，一般用3～5日，可应用镇痛药物治疗。疼痛剧烈者应暂停放射治疗。

（二）食管后期损伤

食管后期损伤主要为食管瘢痕形成、局部狭窄、吞咽梗阻。

局部可采用气囊扩张。如极度狭窄，必要时可考虑支架置入。如出现局部食管穿孔，形成食管纵隔瘘、食管气管瘘时，应积极抗炎、营养支持治疗，有条件者可进行支架置入。

三、放射性心脏损伤

中央型肺癌易发生放射性心脏损伤。全心脏照射40Gy后，严重的心脏、心包损伤发生率虽然＜5%，但是心电图、放射性核素扫描检查异常率高达20%。放射性心脏损伤的发生率与心脏受照射的体积密切相关，受照射的体积越大，放射性心脏损伤的发生率就越高。心脏受到照射后心包最易发生损伤，因此，放射性心包炎是最常见的临床表现。心肌、心瓣膜、心内膜也可受到损伤。心脏的放射性损伤可以发生在放射治疗期间，但一般发生在放射治疗后6个月至8年。

对患者采取积极的预防性措施，有利于降低心脏放射治疗所致的并发症，具体措施如下。

（1）精确定位，合理制订放射治疗计划，尽量减少心脏受照射的体积与剂量。

（2）剂量分布要求达到均匀，避免受照射的高剂量"热点"，应尽可能控制在心脏耐受剂量以内，适当调整分次照射剂量，采用合理治疗方案。

（3）尽可能减少心脏受照射体积。

（4）联合化疗或序贯化疗的患者，适当减少化疗药物的使用，尤其是心脏毒性药物。

（5）需要定期进行各种心功能的检查，密切临床随诊，及早发现心脏损伤，及早治疗。

对于心电图轻度异常和（或）少量心包积液但无明显临床症状者，可暂时观察，不予处理。对于单纯以疼痛为主要临床症状的放射性心包炎患者可予以镇痛治疗。大量心包积液造成心脏压塞者可行心包穿刺，抽取心包积液，并向心包内注入地塞米松20～30mg，1次/周。对于全心炎患者可给予强心、利尿、糖皮质激素及营养心肌的药物。慢性缩窄性心包炎需行心包切开术。放射治疗所致冠心病的治疗原则与一般冠心病相同。

四、放射性气管炎

中央型肺癌易发生放射性气管炎。临床表现：初期表现轻微，主要表现为轻微的咳嗽，随着疾病的进展可表现为刺激性咳嗽、痰中带血、胸闷、胸骨后不适感。多数患者可以得到较好的治疗效果，甚至治愈。少数患者气管出现狭窄，表现为气促、呼吸困难、发绀及喉中痰鸣。对于症状较轻的患者，一般不需要特殊处理。出现较为明显症状的患者，暂停放射治疗。在涉及气管部位进行放射治疗时，预防损伤具有积极的临床意义。对于已发生放射性气管炎的患者也可采取适当的预防措施，防止疾病进一步发展，具体治疗措施如下。

（1）药物雾化治疗：是预防和治疗放射性气管炎的主要治疗措施之一。传统上一般使用地塞米松、庆大霉素进行雾化。新近的研究采用地塞米松5～10mg加入氨溴索40～100mg，1～2次/日雾化。

（2）适当的激素治疗：临床上一般选择泼尼松或地塞米松进行治疗。使用剂量不一定很大，5～10mg/d，1～2次/日。

（3）止咳化痰、保持呼吸道通畅，减少感染的机会。对于咳嗽明显患者可口服喷托维林、可待因等。

（4）对于合并感染的患者，需要应用抗生素抗感染治疗。

（5）治疗过程中在保证靶区照射剂量的基础上，尽可能地减少气管的照射剂量。对于发生气管狭窄的患者应尽早进行手术治疗。

五、其他器官放射性损伤

1.**放射性脊髓损伤** 周围型肺癌易发生。放射性脊髓损伤的发病与多种因素有关，如照射剂量、治疗时间、分割次数、照射部位的大小及个体放射敏感性差异等。但肺癌射波刀治疗引起的放射性脊髓损伤发生率偏低。其临床表现为感觉异常（麻刺样感觉、发散样疼痛和Lhermittes征）、感觉麻木、运动无力和大小便失禁等，不同段位的脊髓损伤有特定的受损平面。Lhermittes征的临床特征是被动屈颈时会诱导刺激感或闪电样感觉，从颈部放射至背部甚至大腿前部。一般发生在放射治疗结束后2～4个月，以后持续存在或在6个月后再度出现。感觉麻痹、麻木或大小便失禁等出现在放射治疗后6～12个月。同期应用神经毒性药物，如甲氨蝶呤（MTX）、顺铂（DDP）、依托泊苷（VP-16）等会加重损伤。诊断为脊髓损伤时需与肿瘤压迫或转移所引起的症状相鉴别。目前的治疗主要是对症、增加组织供氧、改善微循环等治疗措施。可应用糖皮质激素，如地塞米松10～20mg，静脉滴注，1次/日或12小时1次；或氢化可的松100～200mg/d，静脉滴注，使用5～10日，待症状改善后逐渐减量。其他营养神经药物的应用有一定的作用，如甲磺酸阿米三嗪萝巴新片、胞磷胆碱、辅酶Q_{10}等。很多血管扩张药物可改善神经及血管局部的微循环，最为常用的药物有肌醇酯、地巴唑、菠萝蛋白酶等。

2.放射性臂丛神经损伤　周围型肺癌易发生。临床表现为上肢感觉和运动障碍、肌肉萎缩等。损伤一旦出现，应对症处理。神经营养药物无明显效果。预防是放射性臂丛神经损伤的关键。主要预防措施：合理制订放射治疗计划，注意放射治疗剂量分布与分割，避免神经所在区域受照射剂量过高或单次剂量过大。再程放射治疗时神经损伤发生率较高，应格外小心。

3.放射性肋骨损伤及慢性胸壁疼痛　周围型肺癌易发生。放射性肋骨损伤及慢性胸壁疼痛为SBRT的常见及重要不良反应，肿瘤距胸壁越近、照射剂量越大，发生风险越大、程度越重。一般无临床症状。如骨折肋骨无骨痂形成，则无须特殊处理。

4.放射性皮肤损伤　周围型及中心型肺癌都易发生。照射的剂量越高，照射的面积越大，照射的时间越长，则皮肤的损害就越严重。

（1）临床表现

1）早期皮肤反应：在临床上可分为四度。Ⅰ度，皮肤出现红斑，色素沉着；Ⅱ度，皮肤干性脱皮，皮肤发黑呈片状脱屑；Ⅲ度，皮肤湿性脱皮，局部皮肤水肿，水疱形成，继之糜烂、渗液，表皮脱落；Ⅳ度，皮肤溃疡。

2）晚期皮肤反应：花斑样皮肤，皮肤出现不均匀性色素脱落或沉着，部分毛细血管扩张或萎缩，致使皮肤呈花纹状改变、皮肤水肿、放射性溃疡、瘢痕形成。

（2）预防：正确掌握时间、剂量；避免射线重叠及"热点"；放射范围适当；再程放射治疗应慎重；注意保护放射野内皮肤，保护局部皮肤清洁、干燥，不得使用其他刺激性化学品，避免对放射野皮肤的机械性刺激，减少摩擦，避免过热、过冷等刺激。可使用皮肤保护剂如外用九尔肤康。

（3）治疗

1）干性脱皮伴明显瘙痒时，严禁使用具有刺激性及具有腐蚀性的药物进行局部治疗，对于红肿、疼痛、瘙痒无渗出的患者，可以采用1%冰片滑石粉或炉甘石洗剂涂患处；有渗出的患者可以采用1‰的新洁尔灭清洗照射野，以保持局部干净。

2）湿性脱皮样反应的患者，应暂停放射治疗。对于形成水疱的患者，应该保持水疱的完整性，防止破溃感染。可以应用四环素、可的松软膏等外涂患处。也可用庆大霉素、地塞米松、维生素 B_{12} 混合液浸泡的纱布外敷患处，效果较好。

3）溃疡坏死，先行抗感染治疗并外涂上述药物，若溃疡经久不愈且较深，可考虑手术治疗。长久不愈的皮肤溃疡也可试用高压氧治疗。

六、全身反应

周围型及中心型肺癌都易发生放射治疗的全身反应。

1.预防　　放射治疗的全身反应一般属抑制反应，多半不会有后遗症。有些反应是无法避免的，但可采取下列措施将反应降到最低限度。

（1）放射治疗前，向患者说明可能出现的全身反应，并强调这种反应是暂时的，可随放射治疗的结束而消失，让患者有思想准备，消除患者的紧张、惧怕心理。放射治疗过程中密切观察患者情况。

（2）对于放射治疗十分敏感的肿瘤，估计消退较快者可减少每日的照射剂量。发现明显异常应暂停放射治疗，并予以对症处理。

（3）每日放射治疗的容积剂量不宜过大。

（4）放射治疗应严格掌握适应证，年老体弱、已行多程化疗、骨髓储备功能差者均不宜应用。

2.治疗

（1）有精神症状的患者，可使用镇静、催眠、抗焦虑、营养神经药物等。

（2）对于消化道系统反应的患者，可给予胃动力药、消化酶类药物；对于食欲缺乏患者，可考虑给予甲地孕酮口服治疗；对于腹泻、腹痛患者，可给予抗感染、止泻、解痉类药物，必要时补液治疗，应用小剂量糖皮质激素。

（3）对于骨髓抑制者，可给予升白、升血小板药物治疗，也可酌情少量多次输新鲜全血或白细胞、血小板等成分血。发生感染和出血者，则需应用抗生素治疗并积极止血。

（常小云）

第四章

胰　腺　癌

第一节　胰腺癌的诊治现状

据世界卫生组织（WHO）统计，2012年全球胰腺癌发病率和死亡率分别列恶性肿瘤第13位和第7位。2017年统计数据显示，发达国家（如美国）胰腺癌新发估计病例数列男性第11位，女性第8位，占恶性肿瘤死亡率的第4位。在我国，2015年胰腺癌居我国总体恶性肿瘤发病率和死亡率的第9位和第6位，在上海等经济发达地区，胰腺癌新发估计病例数列第7位，死亡率列第6位，并且呈快速上升趋势。吸烟、高脂饮食和体重指数超标可能是胰腺癌的主要危险因素。另外，糖尿病、过量饮酒及慢性胰腺炎等与胰腺癌的发生也有一定关系。国内外的研究表明，约60%的胰腺癌患者在确定诊断时已发生远处转移，25%的患者为局部晚期，不能行根治性切除术，中位生存期仅为6～9个月；能够手术切除的仅15%，中位生存期15～17个月，5年生存率为5%～7%。

一、胰腺癌的诊断

（一）临床症状

胰腺癌起病隐匿，早期症状不典型，常表现为上腹部不适、腰背部疼痛、消化不良或腹泻等，易与其他消化系统疾病相混淆。患者出现食欲缺乏、体重下降等症状时大多已属中晚期。

（二）体格检查

患者早期一般无明显体征，当疾病处于进展期时，可以出现黄疸、肝大、胆囊肿大、上腹部肿块及腹水等阳性体征。

（三）胰腺癌的危险因素

长期吸烟、高脂饮食、体重指数超标、过量饮酒、伴发糖尿病或慢性胰腺炎等是胰腺癌发病的危险因素。

（四）实验室检查

1. CA19-9　是目前最常用的胰腺癌诊断标志物，具有以下临床特征：将血清CA19-9＞37U/ml作为阳性指标，诊断胰腺癌的灵敏度和特异度分别达78.2%和82.8%。约10%的胰腺癌患者Lewis抗原阴性，CA19-9不升高，此时需结合其他肿瘤标志物如CA125和（或）癌胚抗原（CEA）等协助诊断。对于CA19-9升高者，在排除肝内胆管细胞癌、胆管癌、胆道梗阻或胆道系统感染等因素后应高度怀疑胰腺癌。

2. 血糖变化　也与胰腺癌发病或进展有关。①老年、低体重指数、无糖尿病家族史的新发糖尿病患者，应警惕胰腺癌的发生；②既往长期罹患糖尿病，短期出现血糖波动且难以控制者，也应警惕胰腺癌的发生；③前瞻性研究结果显示，空腹血糖每升高0.56mmol/L，胰腺癌发病风险增加14%。

3. 其他生物学靶点　如外周血内微RNA、叶绿体DNA，外泌体内Glypican-1等也具有潜在临床应用前景，尚待高级别循证医学证据的证实。

（五）影像学检查

影像学检查是胰腺癌诊断的重要手段，方法包括CT、MRI、超声、PET/CT等。影像学技术诊断胰腺癌的优势体现如下：完整（显示整个胰腺）；精细（层厚1～3mm的薄层扫描）；动态（动态增强、定期随访）；立体（多轴面重建，全面了解毗邻关系）。

1. 增强三维动态CT薄层扫描　是目前诊断胰腺癌最常用的手段，能清晰显示肿瘤大小、位置、密度及血供情况，并依此判断肿瘤与血管（必要时采用CT血管成像）、邻近器官的毗邻关系，指导术前肿瘤的可切除性及新辅助化疗效果评估。

2. MRI　除显示胰腺肿瘤解剖学特征外，还可清晰地显示胰腺旁淋巴结和肝脏内有无转移病灶；且在与水肿型或慢性肿块型胰腺炎鉴别方面优于CT检查。磁共振胰胆管造影与MRI薄层动态增强联合应用，有助于明确胰腺囊性和实性病变（尤其是囊腺瘤、胰腺导管内乳头状黏液肿瘤的鉴别诊断），并进一步明确胰管、胆管的扩张及侵犯情况，诊断价值更高。

3. 正电子发射断层显像（positron emission tomography，PET）　检查图像可显示肿瘤的代谢活性和代谢负荷，在发现胰外转移和评价全身肿瘤负荷方面具有明显优势。

4. 超声内镜（endoscopic ultrasonography，EUS）　在内镜技术的基础上结合了超声成像，提高了胰腺癌诊断的灵敏度和特异度；特别是EUS引导细针穿刺活组织检查，已成为胰腺癌定位和定性诊断最准确的方法。另外，EUS也有助于判断肿瘤分期，诊断T1～2期胰腺癌的灵敏度和特异度分别为72%和90%，诊断T3～4期胰腺癌的灵敏度和特异度分别为90%和72%。

（六）病理学检查

组织病理学和（或）细胞学检查是诊断胰腺癌的"金标准"。除拟行手术切除的患者外，其余患者在制订治疗方案前均应力争明确病理学诊断。目前获得组织病理学或细胞学标本的方法包括：①EUS或CT引导下穿刺活组织检查；②腹水脱落细胞学检查；③腹腔镜或开腹手术下探查活组织检查。

（七）胰腺癌的病理学类型

根据世界卫生组织分类，胰腺恶性肿瘤按照组织起源可分为上皮来源和非上皮来源，其中上皮来源的肿瘤包括来自于导管上皮、腺泡细胞和神经内分泌细胞的导管腺癌，腺泡细胞癌和神经内分泌肿瘤及各种混合性肿瘤。

（八）胰腺癌的分期

第8版美国癌症联合委员会（AJCC）分期系统中的胰腺癌TNM分期系统的实用性和准确性在我国多个中心的研究中获得验证。

1.原发肿瘤（T）

Tx：原发肿瘤不能评估。

T0：无原发肿瘤证据。

Tis：原位癌。

T1：肿瘤最大直径≤2cm。

  T1a：肿瘤最大直径≤0.5cm。

  T1b：0.5cm＜肿瘤最大直径＜1.0cm。

  T1c：1.0cm≤肿瘤最大直径≤2.0cm。

T2：2.0cm＜肿瘤最大直径≤4.0cm。

T3：肿瘤最大直径＞4.0cm。

T4：肿瘤不论大小，累及腹腔干、肠系膜上动脉和（或）肝总动脉。

2.区域淋巴结

Nx：区域淋巴结无法评估。

N0：无区域淋巴结转移。

N1：1～3枚区域淋巴结转移。

N2：4枚以上区域淋巴结转移。

3.远处转移（M）

Mx：远处转移无法评估。

M0：无远处转移。

M1：有远处转移。

具体分期如下。

0期：TisN0M0。

ⅠA期：T1N0M0。

ⅠB期：T2N0M0。

ⅡA期：T3N0M0。

ⅡB期：T1～3N1M0。

Ⅲ期：T4，任何N，M0；任何T，N2M0。

Ⅳ期：任何T，任何N，M1。

二、胰腺癌的治疗原则

（一）手术治疗原则

手术目的是实施根治性切除（R0）。近年来国内外学界达成共识，切缘肿瘤侵犯采用欧洲标准即"1mm原则"为判断R0切除或肿瘤切除不完整并有显微镜下阳性切缘（R1）切除的标准，切缘1mm以上无肿瘤细胞方为R0切除，否则为R1切除。根据综合诊治的原则，术前应该进行多学科讨论，充分评估根治性切除的把握性，还要明确肿瘤是否有远处转移和合并症；对疑似有远处转移而高质量的CT/MRI检查仍然无法确诊的患者，应该进行PET/CT扫描检查。

1.可根治切除胰腺癌手术治疗　通过影像学检查，判断肿瘤可根治切除的标准是无远处转移，无肠系膜上静脉-门静脉扭曲，腹腔干、肝动脉和肠系膜上动脉周围脂肪间隙清晰。

推荐：针对胰头癌，应进行标准的胰十二指肠切除术，需要完整切除胰腺钩突及系膜组织，肠系膜上动脉右侧、后方和前方的淋巴脂肪组织，根治性手术应达到胆管、胃（或十二指肠）、胰颈和后腹膜切缘阴性。扩大区域淋巴结清扫不能改善患者的预后。对胰体尾癌应行胰体尾和脾切除术；部分肿瘤较小的患者，可考虑腹腔镜胰体尾切除术。肿瘤累及全胰或胰腺内有多发病灶，可以考虑全胰切除术。

2. 可能切除（borderline resectable）胰腺癌的手术治疗　可能切除的标准是肿瘤无远处转移；肠系膜上静脉-门静脉系统肿瘤侵犯有节段性狭窄、扭曲或闭塞，但切除后可安全重建；胃十二指肠动脉侵犯达肝动脉水平，但未累及腹腔干；肿瘤侵犯肠系膜上动脉未超过周径的180°。

推荐：部分可能切除的胰腺癌患者可从新辅助放化疗中获益；联合静脉切除如能达到R0切除，则患者的预后与静脉未受累及的患者相当；联合动脉切除不能改善患者的预后。目前尚缺乏足够的高级别循证医学依据。

3. 姑息性手术治疗　经影像学检查，发现以下情况之一应判定为肿瘤不可切除：①有远处转移；②不可重建的肠系膜上-门静脉侵犯；③胰头癌，肿瘤包绕肠系膜上动脉超过180°或累及腹腔干和下腔静脉；④胰体、胰尾癌，肿瘤累及肠系膜上动脉或包绕腹腔动脉干超过180°。

推荐：手术探查时如发现胰头肿瘤无法切除，应予以活检取得病理学诊断证据；对暂未出现十二指肠梗阻但预期生存期≥3个月的患者，建议行预防性胃空肠吻合术；肿瘤无法切除但有胆道梗阻的患者，建议进行胆总管/肝总管空肠吻合术；有十二指肠梗阻的患者，如预期生存期≥3个月，应行胃空肠吻合术。

（二）内科治疗原则

根据综合诊治的原则，应进行多学科讨论评估，包括患者全面体能状况评估、肿瘤分期及分子标志物检查等结果，制订合理的内科治疗计划。

1. 术后辅助化疗　与单纯手术相比，术后辅助化疗具有明确的疗效，可以防止或延缓肿瘤复发，提高术后长期生存率，因此，积极推荐术后实施辅助化疗。术后辅助化疗方案推荐氟尿嘧啶类药物（包括替吉奥胶囊及5-FU/LV）或吉西他滨

（gemcitabine，GEM）单药治疗；对于体能状态良好的患者，可以考虑联合化疗。

2.新辅助化疗　对于可能切除的胰腺癌患者，如体能状况良好，可以采用联合化疗方案，或进行单药术前治疗，降期后再行手术切除。通过新辅助化疗不能手术切除者，即采用晚期胰腺癌的一线化疗方案。

推荐方案：体能状况良好患者，可采用FOLFIRINOX、GEM＋白蛋白结合型紫杉醇、GEM＋替吉奥等联合化疗方案。

（三）胰腺癌的放射治疗

对于胰腺癌来说，放射治疗是整个治疗中重要的组成部分。Ⅰ期和Ⅱ期胰腺癌的术后放射治疗（化疗有或无）的作用存在争议，因为大部分的随机临床试验数据提供了互相矛盾的结果。对于胰腺癌术后局部残存或切缘不净者，术后同步放化疗可以弥补手术的不足。同步放、化疗是局部晚期胰腺癌的主要治疗手段之一。以GEM或5-FU类药物为基础的同步放、化疗可以提高局部晚期胰腺癌的中位生存期，缓解疼痛症状，从而提高临床获益率，成为局部晚期胰腺癌的首选治疗手段。术前新辅助放、化疗也是目前对临界切除病例的研究热点，关于其治疗适应证选择及合理的剂量模式尚无明确共识。因身体状况而不符合手术、化疗条件的患者，接受单独放射治疗可显著提高患者的生活质量。调强放射治疗（IMRT、VMAT、TOMO）技术及基于多线束（X射线或γ射线）聚焦的体部立体定向放射治疗（SBRT）技术正越来越多地用于胰腺癌的治疗，放射治疗剂量模式也逐渐向高剂量、少分次方向改变，局部控制率、疼痛缓解率及生存率都获得了改善和提高。

1.辅助放射治疗　术后辅助放射治疗尚存争议，目前尚缺乏高级别的循证医学依据。与单独化疗相比，采用辅助性放化疗可改善肿瘤局部复发率。

2.新辅助放射治疗　对于可切除及可能切除的胰腺癌实施新

辅助放化疗可能提高R0切除率，并可延长患者生存期，改善患者生活质量，但缺乏高级别的循证医学证据。联合方案尚无标准，可采用氟尿嘧啶类（5-FU持续输注或含卡培他滨方案），或含GEM方案放化疗，或诱导化疗（2～4个周期）有效后采用含5-FU或含GEM方案的同步放化疗。新辅助放射治疗的照射剂量和范围参考局部晚期胰腺癌放射治疗规定实施。

3.不可切除的局部晚期胰腺癌的放射治疗　对于全身状况良好的不能切除的局部晚期胰腺癌，采用常规剂量放射治疗同步化疗或联合诱导化疗可缓解症状和改善患者生存期，与单独化疗相比局部控制率高，延长无治疗生存时间。对于梗阻性黄疸的病例，放射治疗前建议放置胆道支架引流胆汁。高剂量放射治疗较常规剂量放射治疗提高局部控制率，可延长患者总生存时间。

4.局限期胰腺癌的放射治疗　对于拒绝接受手术治疗或因医学原因不能耐受手术治疗的可手术切除局限期胰腺癌，推荐接受高剂量放射治疗。照射范围及剂量参考局部晚期胰腺癌高剂量少分次放射治疗、SBRT的推荐。

5.晚期胰腺癌的减症放射治疗　对于因年龄、内科疾病而不耐受放化疗的局部晚期或伴远处转移的胰腺癌患者，推荐可通过照射原发灶或转移灶，实施以缓解梗阻、压迫或疼痛为目的的减症治疗，以提高患者生活质量。仅照射原发灶及引起症状的转移病灶，照射剂量根据病变大小、位置及耐受程度判定给予常规剂量或高剂量。

（四）其他治疗建议

以下治疗方法尚缺乏充分的和高级别的循证医学证据，建议积极组织或参与多中心临床研究。

1.介入治疗　由于胰腺癌的供血多具有乏血供和多支细小动脉供血等特征，介入治疗效果有限，推荐证据不足，可以采取超选择性供血动脉灌注化疗或栓塞等特殊治疗；对肝转移性病变可根据供血特征分别行供血动脉灌注化疗或栓塞化疗，但尚缺乏高级别的循证医学证据，需要进行大样本多中心临床研究以明确介入治疗的指征和意义。

适应证：①梗阻性黄疸（胆管引流术或内支架置入术）；②不宜手术或不愿意手术、接受其他方法治疗或术后复发的患者；③控制疼痛、出血等疾病相关症状；④灌注化疗作为特殊形式的新辅助化疗。

2.不可逆电穿孔（纳米刀）治疗 纳米刀是一种全新的尖端肿瘤消融技术，它是指把直径1mm的电极针经皮肤刺入肿瘤，并以计算机技术计算和绘制预计电场的大小和位置，释放高压电脉冲在肿瘤细胞上形成纳米级永久性穿孔，破坏细胞内平衡，使癌细胞快速凋亡。因细胞穿孔是纳米级的，而被称为纳米刀。同时，治疗不会发生热沉效应而导致治疗不彻底或造成热损伤，血管旁的癌细胞也可以被彻底杀灭。治疗后，人体会产生正常愈合反应，吸收已凋亡的细胞，并长出新生细胞。2012年美国FDA批准此方法用于肿瘤消融治疗，2015年6月国家食品药品监督管理总局批准此方法用于临床，此方法适用于肝肿瘤和胰腺肿瘤消融，适用于局部晚期胰腺癌。一系列的实验和临床研究显示，纳米刀具有其他消融技术所不具有的优点：①消融时间短；②消融边界清晰，不损伤正常组织；③不受热沉效应影响；④治疗彻底，杜绝复发；⑤治疗区域可恢复正常功能；⑥治疗过程及效果可实时监控；⑦可适应更多复杂的病情。

3.免疫治疗 PD-1单克隆抗体派姆单抗对高度微卫星不稳定性（MSI-H）或缺失错配修复（dMMR）的肿瘤患者具有较好的疗效。目前推荐其用于具有MSI/dMMR分子特征的合并远处转移的胰腺癌患者，但需要高级别循证医学证据的支持。

4.姑息治疗与营养支持 提高胰腺癌患者的生活质量是姑息治疗的重要目标。对于胰腺癌终末期患者应给予姑息治疗，其目的是减轻临床症状和提高患者生活质量。终末期肿瘤患者的症状可以大致归为两类。一类是疼痛，包括肿瘤引起的癌痛和器官累及引起的其他疼痛，如胆道梗阻引起的痉挛痛等；另一类是乏力相关症状，主要是由于营养摄入不足或代谢异常引起的营养不良。疼痛是胰腺癌最常见的症状之一，疼痛控制良好也是患者体能状况较好的标志之一。在明确疼痛的原因和排除外科急症后，要明确是否为癌痛。考虑癌痛者，根据WHO三阶梯镇痛的五大原则予以足量镇痛。营养不良甚至恶病质在胰腺癌终末期患者中极为多见。应首先对患者进行恶病质的诊断与分期：①恶病质前期，即体重下降≤5%并存在厌食或糖耐量下降等；②恶病质期，即6个月内体重下降＞5%，或基础体重指数＜20kg/m² 者体重下降＞2%，或有肌肉减少症者体重下降＞2%；③难治期，即预计生存期＜3个月，WHO评分3～4分，对抗肿瘤治疗无反应的终末状态。在判定全身营养状况和患者胃肠道功能状况基础上制订营养治疗计划。生命体征平稳而自主进食障碍者，如患者有意愿则应予营养治疗，其中存在胃肠道功能者以肠内营养为主。无胃肠道功能者可选择胃肠外营养，一旦肠道功能恢复，或肠内营养治疗能满足患者能量及营养素需要量，即停止胃肠外营养治疗。营养治疗同时应监测24小时液体出入量、水肿或脱水情况、电解质等。生命体征不稳和多器官功能衰竭者原则上不考虑系统性营养治疗。糖皮质激素药物和醋酸甲地孕酮能够增加食欲。酌情选用能够逆转恶病质异常代谢的代谢调节剂，目前使用的药物包括鱼油不饱和脂肪酸（EPA）、二十二碳六烯酸（DHA）和非甾体抗炎药沙利度胺等。

5.中医药治疗　中医药是胰腺癌综合治疗的组成之一，与西医药相比，其并非着眼于直接杀灭癌细胞，而是注重于"扶正"调理。中医药有助于增强机体的抗癌能力，降低放化疗的毒性，改善临床症状，提高患者生活质量，并有可能延长生存期，可以作为胰腺癌治疗的重要辅助手段；但是目前中医药治疗胰腺癌的循证医学证据不多，尚缺乏高级别的证据加以支持，需要积极进行探索和大型随机对照的临床研究。

（张爱民）

第二节 胰腺癌的射波刀治疗

射波刀是新近出现的立体定向放射手术平台，具有定位精确、图像引导及大分割放射治疗等独特的优势，在局部进展期胰腺癌的治疗中取得了很好的疗效。同时射波刀还可以用于胰腺癌术前及术后的辅助治疗及转移性胰腺癌的姑息治疗，可成为胰腺癌患者很好的治疗选择。在美国大部分进展期胰腺癌患者接受50.4Gy的常规放射治疗与同步5-氟尿嘧啶（5-FU）为基础的化疗，但局部肿瘤进展很常见，同时出现明显的并发症，降低了生活质量，超过1/4接受传统放、化疗的患者会出现局部失败。由于立体定向放射治疗可提供明显的剂量提升，因此若想提高局部控制率就要采用类似的治疗方式。国内学者蔡晶、于金明2组病例采用加速器行立体定向放射治疗方法治疗胰腺癌，有效率分别为66.7%、100%，1年生存率分别为55.6%、92.3%。夏廷毅教授应用伽马刀治疗胰腺癌，有效率为88.4%，1年生存率为56.5%。美国斯坦福大学的Koong教授采用射波刀立体定向放射治疗平台对胰腺肿瘤进行单次大剂量照射，取得了良好的效果。在美国斯坦福大学Ⅰ期的剂量递增试验中，15例局部进展期胰腺癌患者接受了单次射波刀治疗，3例为15Gy，5例为20Gy，7例为25Gy。在治疗后12周的随访中，没有观察到3级或3级以上的胃肠道急性反应，即使在最高的25Gy剂量组也没有发现剂量限制毒性。在对25Gy组可评价患者的随访中，发现原发胰腺肿瘤的控制率为100%。更重要的是，12/15的患者在疼痛缓解和体重增加方面获得了益处，全部患者的中位生存时间为11个月。Hoyer等报道采用45Gy/3Fx方案治疗22例不可手术的胰腺癌患者，6个月的实际控制率为57%。急性反应在治疗后14日最为明显，表现为身体状态的恶化和疼痛增加，4例患者出现严重的胃或十二指肠溃疡。Jafari等注意到由肿瘤靶体积勾画的不确定性导致了临床靶区（CTV）和计划靶区（PTV）相对较大。因此，采用FDG-

PET/CT融合图像可以帮助更加准确地勾画肿瘤靶区，另外，在四维CT的基础上建立一个与呼吸有关肿瘤内靶区（ITV），可以使PTV在正常组织中的外扩最大限度地减小。近几年的研究都采用肿瘤内金标植入，进行呼吸追踪，有效率进一步提高，胃肠道反应明显减少。Schellenberg等报道采用25Gy/1Fx方案治疗16例不可手术的胰腺癌患者，6个月的实际控制率为81%，中位生存期为11个月。Polistina等采用30Gy/3Fx方案治疗33例不可手术的胰腺癌患者，6个月的实际控制率为82.6%，中位生存期为11.6个月。Didolkar等采用15～30Gy/3Fx方案治疗85例不可手术的胰腺癌患者，6个月的实际控制率为91.7%，中位生存期为18.6个月。Mahadevan等采用24～36Gy/3Fx方案治疗39例不可手术的胰腺癌患者，6个月的实际控制率为85%，中位生存期为20个月。Rwigema等采用18～25Gy/1Fx方案治疗71例不可手术的胰腺癌患者，6个月的实际控制率为64.8%，中位生存期为10.3个月。Angelo等采用36～45Gy/6Fx方案治疗30例不可手术的胰腺癌患者，6个月的实际控制率为85%，中位生存期为19.5个月。宋勇春等对59例局部进展期胰腺癌患者应用射波刀治疗，结果显示中位生存期为12.5个月，LPFS期为10.9个月，1年生存率、2年生存率分别为54%、35%。Tingshi Su等对25例局部进展和远处转移胰腺癌进行射波刀治疗患者研究显示，中位生存期为9.0个月，1年生存率、2年生存率为37%、18%。张火俊等对149例高龄局部晚期或转移性胰腺癌患者进行射波刀治疗，结果显示中位生存期为12.9个月，1年生存率为55.9%。笔者所在中心对32例局部晚期或转移性胰腺癌患者进行射波刀治疗，1年生存率、2年生存率分别为43.7%、31.3%，中位生存期为8.5个月。综合以上研究结果，采用射波刀治疗局部进展期胰腺癌是目前比较好的方案，首先提高了肿瘤局部控制率，其次减少了系统性全身治疗的延迟。胰腺局部肿瘤得到控制，使疼痛减轻并降低了胃或十二指肠梗阻的危险性。但从以上射波刀治疗胰腺癌的研究中可以看出，各个研究射波刀设计的照射剂量及分割次数各不相同，合理的剂量模式与局部控制率的关系尚无明确共识，关于照射剂量、分割次数等尚无标准化方案。

一、适应证和禁忌证

1.适应证

（1）组织学证实为胰腺恶性肿瘤，影像学证实为临界可切除胰腺癌、局部晚期胰腺癌、术后局部复发性胰腺癌、转移性胰腺癌。

（2）肿瘤最大径≤5cm。

（3）由于患者或肿瘤原因无法进行手术治疗者，如肿瘤被血管包绕。

（4）肝功能、血常规正常。

（5）ECOG评分≤2分。

（6）能按射波刀治疗要求保持相对固定体位40分钟。

（7）预测生存期＞3个月。

2.禁忌证

（1）6个月内有缺血性心脏病或心功能不良。

（2）心律失常。

（3）控制不良的高血压。

（4）腹腔积液。

（5）胃、十二指肠梗阻。

（6）肿瘤侵犯胃肠道壁。

二、胰腺癌射波刀治疗的具体措施及注意事项

胰腺癌射波刀治疗前检查与肝癌相似，但应注意一部分胰腺癌患者伴血糖异常，应监测控制血糖，必要时请内分泌科会诊。胰腺病灶与胃肠道关系密切，尤其是胰头部肿瘤，建议治疗前行胃镜检查以评估胃十二指肠情况。与肝癌不同的是，胰腺病灶往往位置较深，行金标植入术时风险相对较高，目前除CT引导下的金标植入外，超声引导下的胰腺肿瘤金标植入术能实时判定肿

瘤与血管、胃肠道运动的关系，也是胰腺金标植入的理想选择。因胰腺组织质地软、密度较低易发生金标移位，故需要等待1周时间让金标在胰腺内炎症机化后形成的纤维组织固定后再安排CT模拟机下定位。

三、靶区勾画与处方剂量

结合CT、MRI或PET/CT等影像学资料，在射波刀计划系统（Multiplan TPS）中勾画大体肿瘤靶区（GTV），GTV外放5mm左右后为计划靶区（PTV），胰头部位的肿瘤由于与胃、十二指肠（尤其是十二指肠）关系密切，GTV外扩PTV时通常达不到均匀外扩。射波刀治疗时区域淋巴结不进行预防性照射，危及器官（胃、十二指肠、胰腺、肾、脊髓等）进行勾画后再进行限量。治疗采用同步呼吸追踪技术，平均治疗时间约为40分钟。笔者所在科室目前采用的剂量分割方式为35 ～ 54Gy/（5 ～ 10）Fx。正常组织耐受量参考AAPM TG-101报告。

四、胰腺癌射波刀治疗期间的常见不良反应和并发症的预防及处理

胰腺癌治疗过程中可能出现全身反应（如乏力）、皮肤反应、胃肠道反应、骨髓抑制等，与肝癌射波刀治疗过程中的不良反应和并发症相似，具体内容参考肝癌射波刀治疗期间的常见不良反应和并发症的预防及处理。

（张爱民）

第五章

前列腺癌

第一节　前列腺癌的诊治现状

前列腺癌（prostate cancer，PCa）是男性泌尿生殖系统常见的恶性肿瘤，在欧美国家居癌症专项死亡原因第2位。2015年我国的流行病学显示，我国前列腺癌的发病呈现显著的地域差别，香港、台湾地区为前列腺癌高发热点区域，长江三角洲和珠江三角洲地区次之，而广大的农村地区前列腺癌发病率较低。年龄是前列腺癌最重要的危险因素，诊断的中位年龄为68岁，并且随年龄增长发病率急剧上升。

对于前列腺癌而言，虽然近年来治疗方法不断进步，然而转移性前列腺癌仍为不可治愈的肿瘤。在美国，前列腺癌约占所有诊断癌症的30%，93%为局限性前列腺癌，5年生存率达99%。这一点与我国的情况有所不同，目前我国约2/3的前列腺癌患者确诊时已经是晚期。因此，造成国内和欧美国家前列腺癌生存率差异的主要原因是疾病分期晚，丧失了根治机会。前列腺特异性抗原（prostate specific antigen，PSA）筛查使大多数前列腺癌患者在症状出现之前得以诊断。除了传统的PSA以外，还涌现了很多新的前列腺癌诊断标志物，研究较多的有血液前列腺健康指数（PHI）、4Kscore和尿液前列腺癌抗原3（PCA3）等。目前无临床症状，仅活检阳性的局限期前列腺癌较为多见，前列腺癌一般发展缓慢，随着肿瘤的进展，直到中晚期才表现出相关临床症状。

一、临床表现

（一）症状

局部症状包括尿频、尿急、尿痛、夜尿、尿流变细、排尿困难甚至尿潴留、血尿等。侵犯直肠可有血便或排便习惯改变，侵犯射精管导致血精，射精量少。当压迫或侵犯周围淋巴结或血管时，则可出现下肢水肿。远处转移通常是骨和盆腔淋巴结，如神经血管束受侵犯则发生勃起功能不全。

（二）体征

直肠指检（digital rectal examination，DRE）是诊断前列腺癌的有效方法，所有患者均应行DRE，注意前列腺大小、有无结节、有无外膜侵犯（包括精囊）、指套有无血迹。DRE发现前列腺硬结节约有50%活检证实为癌。DRE（＋）患者不论PSA值如何，尤其是游离PSA与总PSA比率＜15者，经2～3周抗生素治疗后结节仍不缩小，均推荐行穿刺活检。

根据前列腺癌患者本身状况和疾病特点，如治疗前PSA、肿瘤分化（Gleason评分）及分级等，将前列腺癌分成不同危险组，有助于选择观察等待、激素治疗、根治性前列腺切除术、外照射、近距离放射治疗及联合治疗等方式。

（三）Gleason分级

经直肠超声引导前列腺活检（至少10个点）或根治性前列腺切除术获得组织，病理学家根据细胞（如核内容、核数量、多形性、腺体形成及间质侵犯）将其分成5级，它包含2个评分（如3＋3），前一个代表主要类型，后一个代表次要类型，前列腺癌级别越高，分化越差，越容易发生淋巴结转移及远处转移。Gleason评分最高的决定其生物学行为、预后及治疗。

（四）前列腺癌的危险分层系统

前列腺癌危险度分级为治疗方案提供依据，根据2019年美国NCCN指南中，血清PSA、Gleason评分和临床分期将前列腺癌分为五类，即极低危、低危、中危、高危、极高危。

（1）极低危：T1c，Gleason评分≤6分/分级分组1级，PSA＜10ng/ml，前列腺活检阳性针数少于3个，每针癌灶≤50%，PSA密度＜0.15ng/（ml·g）。

（2）低危：T1～T2a，Gleason评分≤6分/分级分组1级，PSA＜10ng/ml。

（3）中危

1）中危偏好：T2b～T2c，或Gleason评分3＋4＝7分/分级分组2级，或PSA 10～20ng/ml但是前列腺活检阳性针数少于50%。

2）中危偏差：T2b～T2c，或Gleason评分3＋4＝7/分级分组2级，或Gleason评分4＋3＝7分/分级分组3级，或PSA 10～20ng/ml。

（4）高危：T3a或Gleason评分8分/分级分组4级，或Gleason评分9～10/分级分组5级，或PSA＞20ng/ml。

（5）极高危：T3b～T4，或分级分组5级，或穿刺活检有4针以上Gleason评分8～10分/分级分组4级或5级。

二、治疗原则

临床医师为患者制订治疗决策时通常应考虑的因素包括：肿瘤分期/分级、患者的价值观和偏好、预期寿命、患者治疗前的一般功能状态/GU系统功能状态、治疗后的预期患者功能状态、短期和长期副作用、挽救性治疗的可能性及生活习惯改变（戒烟、饮食和锻炼），需避免过度治疗。

1.不同风险等级患者的治疗推荐

（1）低危/极低危前列腺癌：在诊断方面，不建议行腹部盆腔CT扫描及常规的全身骨扫描。在治疗方面，推荐首先是主动监测；进展风险相对较高的患者可选择根治性手术或根治性放射治疗；预期寿命＜5年的患者可以考虑等待观察；高能聚焦超声（HIFU）等局灶治疗的证据仍显不足。目前肿瘤标志物检测在选择主动监测方面的作用尚不明确。在中国，由于极低危的患者被发现的比较少，患者也不太愿意接受主动监测，因此极低危患者的管理与国际性指南存在差距。

（2）中危前列腺癌：对于预后较差的患者，盆腔MRI检查和全身骨扫描检查是极其必要的。在治疗方面，根治性切除手术或放射治疗联合内分泌治疗作为标准治疗推荐；预后较好的患者可考虑局灶治疗；预期寿命＜5年的患者可考虑等待观察；局灶治疗（冷冻治疗、HIFU）不是标准推荐方案。

（3）高危前列腺癌：推荐常规进行CT/MRI检查和全身骨扫描。对于高危局限性前列腺癌，根治性切除或放射治疗联合内分泌治疗应作为标准治疗推荐；不应推荐主动监测；对于预期寿命不足5年的患者可以考虑等待观察；临床试验以外，不推荐局灶治疗。

2.局部进展的前列腺癌　单纯手术效果较差，可选择放射治疗联合内分泌治疗或单纯内分泌治疗。

3.晚期前列腺癌　一般指的是AJCC的TNM分期系统中的Ⅳ期，即T4肿瘤或者已经发生淋巴结转移或远处转移者（T4N0M0、TxN1Mx、TxNxM1）。在诸多肿瘤中，前列腺癌是对激素最为敏感的一种肿瘤，充分利用这一特性对前列腺癌的治疗尤为重要。血清睾酮水平决定肿块生长速度，故内分泌治疗被认为能够延缓疾病的进展，延长生存期，有效缓解肿瘤所致症状，已被推荐为晚期转移性前列腺癌的一线治疗的有效方法之一。复发或内分泌治疗无效的可以考虑应用新型内分泌治疗药物、细胞毒性药物及免疫治疗药物等。

三、常见治疗手段

（一）动态监测和观察

对于极低风险前列腺癌及预期寿命＜10年的患者，首选动态监测。优点在于使约2/3符合动态监测的患者避免过度治疗，避免治疗过程中一些不必要的副作用、提高生活质量，减少对小的惰性癌症进行不必要治疗的风险。

（二）根治性前列腺癌切除术

对于存在可完全手术切除的临床局限性前列腺癌，预期寿命≥10年，且健康状况良好、无手术禁忌证的都适合采取根治性前列腺癌切除术。

（三）放射治疗

1.常规体外放射治疗　3D-CRT、IMRT等放射治疗技术在前列腺癌的治疗上应用广泛，不但可以作为早期前列腺癌患者的根治手段，同时，还可被应用于前列腺癌患者的术后辅助治疗及补救性放射治疗。

3D-CRT在前列腺癌的治疗方面应用较早。随着放射治疗技术的发展，IMRT在危及器官保护等方面比3D-CRT更优。目前IMRT被广泛应用于前列腺癌的治疗。Kupelian团队开展了前列腺癌的IMRT治疗研究，予以70Gy/28Fx的分割方式，进行了较长时间的随访。结果显示低危患者的7年局部控制率可达95%，中危患者的7年局部控制率可达85%。Cahlon团队对所有患者采用86.4Gy/48Fx的分割方式，也得出了与Kupelian团队研究相同的结果。A.Sujay研究团队对302例病灶局限的前列腺癌患者进行了IMRT放射治疗，给予总剂量75.6Gy（70.2～77.4Gy），其中35.4%的患者接受了去势治疗。随访时间为6～138个月（中位时间为91个月），局部控制率与复发率为5%和8.6%，低危组患者的9年生化控制率为77.4%，中危组患者的9年生化控制率为69.6%，高危组患者的9年生化控制率为69.6%，且无患者出现3级及以上消化道反应，0.7%的患者出现3级及以上泌尿生殖道毒性反应。NCCN指南指出，对于低危患者，传统的体外放射治疗与前列腺癌根治术有相似的无疾病进展生存率。在一项3546例前列腺癌患者的大样本研究中，体外放射治疗与近距离治疗结合后，15～25年的无病生存率稳定在73%。对于高危或极高危的患者，放射治疗结合其他治疗（如内分泌治疗）会使总生存率等提高。

2.立体定向放射治疗　立体定向放射治疗前列腺癌的疗程时间短，一般≤5日。Chen等对33名低危、55名中危及8名高危中位年龄69岁（48～90岁）的患者行射波刀治疗，给予剂量为35Gy/5Fx和36.25Gy/5Fx，其中11名患者联合了内分泌治疗。随访至2年时，患者的PSA从6.3ng/ml（1.9～31.6ng/ml）降至0.49ng/ml（0.1～0.19ng/ml）。2年无生化复发生存率为99%，胃肠道和泌尿生殖系毒性（≥2级）的发生率为1%和31%。多项单中心研究结果表明，长达6年的随访后，SBRT与传统放射治疗比较，SBRT组患者的生化无疾病进展生存率更高，早期的毒性反应（膀胱、直肠和生活质量）相似。一项Ⅱ期试验结果表明，低危、中危、高危组的5年生存率分别为95%、84%和81%。

3.近距离放射治疗　近距离放射治疗是将放射源置入前列腺组织内，当前有2种方法，即低剂量率（放置永久性粒源植入物，如碘-125、钯-103）和高剂量率（临时插入辐射源，如铱-192）。粒子植入适用于低风险癌症和某些小体积中度风险患者。近距离治疗的优点是治疗时间短（1日）。对于一部分患者来说，近距离治疗的肿瘤控制率可以达到前列腺癌根治术的效果。近距离治疗的缺点包括治疗前需进行常规麻醉及存在急性尿潴留的风险。应用高剂量率放射治疗与体外放射治疗（40～50Gy）联合治疗高危局限的或局部进展的前列腺癌患者，可以在提升治疗剂量与疗效的同时使急性与晚期毒性反应降低。常规与体外放射治疗联合时，近距离放射治疗的剂量为（13～15）Gy×1Fx、（5.5～6.5Gy）×3Fx、（4.0～6.0）Gy×4Fx；单独应用近距离放射治疗时的剂量为19Gy×1Fx、13.5Gy×2Fx、10.5Gy×3Fx、9.5Gy×4Fx。

4.质子治疗　不是一项新的技术，但在前列腺癌中的应用还在发展，目前没有明确的证据证明其疗效及不良反应发生率优于外照射治疗。

（四）内分泌治疗

前列腺癌中高危患者应考虑放射治疗和激素综合治疗，疗效优于单纯放射治疗，放射治疗加激素治疗是中、高危患者的标准治疗方案。前列腺正常细胞和肿瘤细胞都对抗雄激素治疗敏感，新辅助激素治疗的目的在于减少前列腺体积和照射靶区，降低正常组织毒性作用。激素治疗的治疗目的在于消除局部或远处残余的肿瘤细胞。

内分泌治疗可选择方案有雄激素剥夺治疗（ADT）、全雄激素阻断治疗（CAB）、间歇内分泌治疗。去势治疗的实施方案有双侧睾丸切除术（手术去势）和促黄体素释放素（LHRH）激动剂或拮抗剂（药物去势）两种，两者疗效相当。

1.局限性前列腺癌的内分泌治疗适应证和方案合理化选择局限性前列腺癌内分泌治疗方案的临床模式包括：前列腺癌根治性放射治疗联合内分泌治疗；前列腺癌根治性手术联合辅助内分泌治疗；前列腺癌根治性手术联合辅助放射治疗和内分泌治疗；前列腺癌根治性手术术前新辅助内分泌治疗或新辅助内分泌联合化疗。

大量前瞻性临床研究证实，高危局限性前列腺癌患者接受前列腺癌根治性放射治疗同时，联合长疗程的内分泌治疗可以明显延长患者生化复发的时间；而中危局限性前列腺癌患者接受根治性放射治疗时，联合4～6个月的短程内分泌治疗即可延长此类患者的总生存期和前列腺癌特异性生存期。但低危局限性前列腺癌患者仅需接受单纯放射治疗即可获得良好的长期生存。

前列腺癌根治术前的新辅助治疗应在患者充分了解其潜在获益及安全性风险的情况下，选择适当患病人群应用；对于根治性放射治疗的患者，放射治疗前的新辅助内分泌治疗方案值得推荐，并建议可以考虑6个月的内分泌治疗疗程。

2.根治性治疗后生化复发患者内分泌治疗适应证和方案合理化选择 局限性前列腺癌患者在接受前列腺癌根治性治疗后8～10年生化复发率为16%～22%，而高危局限性前列腺癌患者5～8年生化复发率则高达40%以上。对于根治手术术后生化复发患者，补救性放射治疗结合内分泌治疗（短期单纯去势或长疗程非甾体抗雄激素药物）与单纯补救性放射治疗相比可以使患者有更好的生存获益。作为辅助治疗，间歇性内分泌治疗在降低毒副作用的同时，并不影响辅助治疗效果。对于接受补救性放射治疗的根治术后生化复发患者，推荐同期联合3个月单纯去势治疗或2年大剂量比卡鲁胺口服，以增加补救性放射治疗的疗效；若考虑长疗程内分泌治疗，间歇内分泌治疗也有相当的临床疗效。对根治术后生化复发患者单独使用内分泌治疗的长期疗效需要更大样本的前瞻性研究进一步证实。

3.晚期/转移性前列腺癌内分泌治疗适应证及方案合理化选择 内分泌治疗一直是晚期/转移性前列腺癌的标准治疗方案，为了进一步改善患者的总生存期，新的治疗模式一直在尝试、调整和改进之中。亚洲的临床研究数据显示，去势联合雄激素阻断治疗与单纯去势治疗相比，可以延长转移性患者的总生存期。2017年欧洲肿瘤内科学会（European Society for Medical Oncology，ESMO）报道的最新文献荟萃分析结果同样提示联合内分泌治疗（去势联合雄激素阻断）与单独去势治疗相比有生存优势。甾体类抗雄激素药（孕酮类、雌激素和酮康唑等）的生存获益不显著且毒副作用较大，目前临床上已很少使用。对于转移性前列腺癌患者，间歇性内分泌治疗的疗效并不优于连续性内分泌治疗。新近的临床研究报道，去势治疗联合新型抗雄激素药物或化疗在晚期转移性前列腺癌，尤其是高肿瘤负荷患者中具有延长总生存期的优越性。NCCN和欧洲泌尿外科学会（EAU）先后推荐上述两种新的联合治疗可以作为转移性前列腺癌患者的标准选择。

晚期前列腺癌经去势治疗后，大部分患者可获得病情缓解，但是经过18～24个月的中位缓解期后，对内分泌治疗敏感前列腺癌常转变为激素抵抗型前列腺癌（hormone-refractory prostate cancer，HRPC），一旦发展到此阶段，治疗上较为困难，严重威胁患者生命。目前公认的HRPC定义如下：连续3次间隔至少2周测得血清PSA水平持续上升且均高于正常值；血睾酮浓度在去势水平（＜50ng/ml）；使用抗雄激素治疗的，须停药至少4周，排除"撤药综合征"影响；病情进展，原发灶增大或出现新的转移灶。

对内分泌治疗失败者，后续的系统治疗取决于转移状态和初始治疗，对于M0患者首选参加临床试验，其次是定期观察、监测，也可以选用二线内分泌药物治疗。对于M1患者，系统的治疗包括化疗、二线内分泌治疗、免疫治疗等。对于初始治疗行全雄激素阻断治疗者，停用抗雄激素治疗，以除外"抗雄激素撤药反应"。目前二线内分泌治疗包括加用或改用不同的抗雄激素药物（如比鲁卡胺、氟他胺、恩杂鲁胺等）、雄激素合成抑制剂（醋酸阿比特龙）、雌激素（己烯雌酚）、肾上腺酶合成抑制剂（酮康唑）等。

（五）化疗及其他治疗

1. 化疗 主要用于激素抵抗性前列腺癌，常见的化疗药物有多西他赛、卡巴他赛、米托蒽醌、雌二醇氮芥等。但对于身体状况能耐受化疗、高肿瘤负荷的转移性激素敏感性前列腺癌，雄激素剥夺治疗联合多西他赛化疗或者联合阿比特龙及泼尼松均为指南推荐的一线治疗方案。

（1）多西他赛：自1997年以来，美国FDA先后批准米托蒽醌、多西他赛和卡巴他赛作为去势抵抗性前列腺癌（castration resistant prostate cancer，CRPC）患者的治疗药物，特别是TAX-327和SWOG-9916两项前瞻性临床研究证实了多西他赛的可靠疗效，奠定了多西他赛治疗转移性CRPC（metastatic CRPC，mCRPC）的基石地位。近年来，多项多中心随机对照研究进一步证实：针对激素敏感转移性前列腺癌（metastatic hormone sensitive prostate cancer，mHSPC）患者，传统内分泌治疗联合多西他赛化疗不但可以降低患者总体死亡风险，还可以显著延长患者总生存时间。据此，NCCN Ⅰ类证据推荐内分泌治疗联合化疗用于高肿瘤负荷的mHSPC患者的临床治疗及放射治疗后的辅助治疗。EAU更是以ⅠA类证据推荐联合化疗用于所有适合的mHSPC患者。

前列腺癌多西他赛化疗标准适应证人群包括：mCRPC和mHSPC患者。美国泌尿外科学会（American Urology Association，AUA）2017年指南和中国前列腺癌化疗共识均推荐符合以下条件的mCRPC患者为接受化疗的最佳适应证：①未经化疗的无症状或有轻微症状且体能状况良好［美国东部肿瘤协作组（Eastern Cooperative Oncology Group，ECOG）评分0～2分］的mCRPC患者；②未经化疗有症状但体能状况良好（ECOG评分0～2分）的mCRPC患者；③也可选择用于未经化疗有症状但体能状况差（ECOG评分3～4分）的mCRPC患者，尤其是当患者症状和体能状况与肿瘤发展直接相关时；④也可继续用于体能状况良好（ECOG评分0～1分）且既往多西他赛化疗有效的mCRPC患者。

针对mHSPC化疗的最佳适应证，专家一致推荐，高肿瘤负荷［内脏转移和（或）4个或更多骨转移灶，其中至少有一处骨盆或脊柱外的骨转移灶］且体能状况适合化疗的mHSPC患者在雄激素剥夺治疗（androgen deprivation therapy，ADT）基础上联合多西他赛化疗。

（2）多西他赛化疗后进展的mCRPC

1）阿比特龙1000mg（1次/日）联合泼尼松5mg（2次/日）（Ⅰ类共识）：与安慰剂联合泼尼松的治疗方案相比，阿比特龙联合泼尼松可以延长中位生存时间4.6个月（15.8个月比11.2个月）。次要研究终点也体现出阿比特龙的优势：中位PSA无进展生存时间延长（8.5个月比6.6个月），影像学无进展生存时间延长（5.6个月比3.6个月），PSA下降程度≥50%的比例更高（29%比5.5%）。

（2）恩杂鲁胺160mg（1次/日）（Ⅰ类共识）：与对照组相比，恩杂鲁胺可延长总生存时间4.8个月（18.4个月比13.6个月）。同时，PSA反应率更高（54%比2%），软组织病灶反应率更高（29%比4%），中位PSA无进展生存时间延长（8.3个月比3.0个月），影像学无进展生存时间延长（8.3个月比2.9个月），骨相关事件发生延迟（16.7个月比13.3个月）。

（3）卡巴他赛25mg/m^2（每3周1次）联合泼尼松5mg（2次/日，根据化疗周期而定）（Ⅰ类共识）：针对先前接受过多西他赛化疗的mCRPC，卡巴他赛治疗的中位生存时间优于米托蒽醌（15.1个月比12.7个月）。

（4）其他治疗方案（生存获益不明）：如果中断多西他赛化疗前评估化疗有效，则可以再次尝试化疗。米托蒽醌联合泼尼松可缓解前列腺癌引起的疼痛症状。

2.免疫治疗

（1）以疫苗为基础的免疫治疗：治疗目标是刺激产生针对肿瘤抗原的特异性抗肿瘤免疫反应，同时最大限度地减少对正常组织的损伤。目前关于CRPC免疫治疗的5种主要类型的疫苗包括自体细胞来源、细胞来源、基于病毒技术、肽类和DNA疫苗。

Sipuleucel-T是一种自体疫苗，是由患者的自体外周血单核细胞体外刺激产生的抗原呈递细胞。所用的重组刺激蛋白由靶抗原前列腺酸性磷酸酶（PAP）融合至粒细胞巨噬细胞集落刺激因子（GM-CSF）构成。收集经融合蛋白孵育刺激的树突状细胞等免疫活性细胞重新注入患者体内，激发体内产生针对携带PAP抗原的前列腺癌细胞的抗肿瘤免疫反应。研究显示，接受Sipuleucel-T治疗的患者中位总生存期为25.8个月，而安慰剂组为21.7个月。与安慰剂组相比，Sipuleucel-T组降低了22.5%的死亡风险，中位总生存期延长了4.1个月。Sipuleucel-T耐受性良好，常见的不良反应包括畏寒（53.1%）、发热（31.3%）、肌肉痛（11.8%）和头痛（18.1%）等。2010年4月29日美国FDA批准Sipuleucel-T用于晚期前列腺癌的治疗。

DCvax疫苗是前列腺特异性膜抗原多肽疫苗，同样是基于树突状细胞（dendritic cell，DC）的肿瘤疫苗，其基本制备流程与Sipuleucel-T类似。GVAX疫苗是利用GM-CSF基因通过不同的方法（非病毒载体和病毒载体）修饰自体或异体的肿瘤细胞，经射线照射杀死GM-CSF修饰的肿瘤细胞后给肿瘤患者进行多次皮下免疫注射，诱发机体产生肿瘤特异性的细胞免疫反应，以达到特异性毁损肿瘤的目的。Prostvac含有两种独立的病毒疫苗载体：①重组的牛痘病毒疫苗，用于促发T细胞反应；②重组的禽痘病毒，用于维持T细胞的抗肿瘤免疫，病毒载体内含有前列腺癌特异性抗原的编码序列和3种共刺激因子，分别为B7-1、ICAM-1和LFA-3，能够提高机体的免疫反应。个体化多肽疫苗（personalized peptide vaccination，PPV）是指根据肿瘤患者的个体遗传基因结构和功能差异，从一系列候选多肽中选出至多4种与人类白细胞抗原A1亚型（HLA-A1）匹配的多肽，制成肿瘤疫苗，从而激发患者体内对肿瘤的特异性免疫应答，延长其生存时间。DNA疫苗实际上指编码某种特异性抗原的基因片段克隆到真核表达载体后，直接或经包装导入宿主体内，转录并翻译所编码的蛋白，通过不同的抗原递呈途径诱导机体同时产生针对该抗原的特异性细胞和体液免疫反应。关于上述疫苗在前列腺癌的临床研究均在进行，期待进一步的临床研究。

（2）免疫检查点抑制剂：免疫检查点抑制剂的靶点〔如细胞毒T淋巴细胞相关抗原4（cytotoxic T lymphocyte-associated antigen-4，CTLA-4）〕、程序性死亡受体（PD-1）及其配体（PDL-1）等是一类免疫抑制性的分子。

Ipilimumab是一种新型的CTLA-4抑制剂，通过抑制CTLA-4与T淋巴细胞表面的CD80（B7）结合，增强T细胞介导的免疫应答。多中心随机双盲Ⅲ期临床试验（CA184-043）纳入了2009年5月至2012年2月期间的799例多西他赛治疗后进展（≥1处骨转移）的mCRPC患者，在接受针对骨转移的放射治疗（8Gy/Fx）后，1∶1随机每3周Ipilimumab 10mg/kg或安慰剂4次，无进展的患者每3个月予以Ipilimumab或安慰剂维持治疗，直至疾病进展、毒性反应不耐受或死亡。结果显示，Ipilimumab治疗组（399例）的中位总生存期较安慰剂组（400例）无显著差异（11.2个月和10.0个月，$P = 0.053$），然而，亚组分析表明对于碱性磷酸酶＜1.5倍正常上限，血红蛋白＞11.0mg/dl和无内脏转移的患者组，Ipilimumab的中位总生存期为22.7个月，而安慰剂为15.8个月（$P = 0.0038$）。Ipilimumab可为预后特征良好的患者提供生存获益。

KEYNOTE-365是联合派姆单抗（俗称K药）与奥拉帕尼、多西他赛或恩扎鲁胺用于治疗mCRPC的phase1b/2临床试验。该研究采用派姆单抗联合多西他赛＋泼尼松治疗接受过阿比特龙或恩扎鲁胺后失败的mCRPC患者。入组标准包括：患者筛选前的疾病进展（PSA进展或影像学进展）时间＜6个月，阿比特龙或恩扎鲁胺治疗失败后4周，未接受过化疗。治疗方案是派姆单抗联合多西他赛＋泼尼松的化疗。66例患者中有22例患者PSA下降超过50%（confirmed PSA decline ≥ 50%），PSA反应率为33%（22/66）。36例具有可测量病灶患者中客观反映率为14%（5/36），5例患者是部分缓解（PR）。72例患者中，总体的疾病控制率为57%（41/72）；其中36例具有可测量病灶的患者的疾病控制率是50%（18/36）；36例具有不可测量病灶的患者的疾病控制率是64%（23/36）。根据RECIST v1.1标准，中位的治疗有效持续时间是4.9个月，至PSA进展的中位时间是24周，至影像学进展的中位时间是8个月，中位生存期尚未达到。该研究显示采用派姆单抗联合多西他赛＋泼尼松治疗接受过阿比特龙或恩扎鲁胺后失败的mCRPC患者，这样的联合治疗方案具有一定的肿瘤控制效果。由于病例数有限，随访时间尚短，联合治疗方案的效果是否优于多西他赛化疗的方案还值得商榷。

（杜玉娟　孙永先）

第二节　前列腺癌的射波刀治疗

放射治疗是前列腺癌重要的治疗手段之一。早期前列腺癌的放射治疗可以达到根治的目的，疗效与前列腺癌根治性手术相近，尤其是以射波刀为代表的立体定向放射治疗技术。而局部晚期前列腺癌则以放射治疗为主，有远处转移者放射治疗也可减轻症状，改善生活质量。

一、前列腺癌行射波刀治疗的适应证

1.局限性前列腺癌不适合手术或患者不愿手术者可行根治性射波刀放射治疗。

2.前列腺癌术后有残留或T3期前列腺癌术后需辅助性放射治疗。

3.因前列腺增生采用电切术后组织病理发现为前列腺癌者，需行根治性放射治疗。

4.应用去势治疗和内分泌治疗无效的前列腺癌患者可行根治性放射治疗。

5.前列腺癌出现骨转移、血尿、下尿路梗阻时可行姑息性放射治疗，其可起到镇痛、止血、缓解症状的作用。

二、前列腺癌射波刀治疗的具体措施及注意事项

射波刀治疗前列腺癌的优点为最大限度地减少对周围正常组织及器官的照射，提高肿瘤局部的照射剂量及靶区的照射总量，提高肿瘤局部控制率，降低并发症。其具体措施如下。

1.金标植入　为精确定位，在行放射治疗前需在肿瘤部位或肿瘤周边6cm范围内植入4颗以上金标（植入原则见总论），方法类似于前列腺穿刺活检术，为减少周围脏器损伤，可在超声实时引导下实施，术前排空膀胱。

2.定位与靶区勾画　先确定肿瘤体积、靶体积和治疗体积。

GTV范围为CT或MRI模拟图像的肿瘤实际大小及精囊，CTV等同于GTV范围，一般PTV在背侧方向外扩0.3cm，其他各个方向外扩0.5cm。

3.处方剂量

（1）单纯射波刀治疗：射波刀治疗前列腺癌的处方剂量一般为35～40Gy/5Fx，笔者所在中心常采用35Gy/5Fx的分割方式。

（2）体外放射治疗后射波刀补量：体外常规放射治疗45Gy后，可应用射波刀针对病灶加量，一般采用18～21Gy/3Fx，笔者所在中心常采用18Gy/3Fx的分割方式。

4.注意事项

（1）对于低危（T1a～T2a、Gleason评分≤6分和PSA<10ng、Gleason评分≤67分或PSA>20ng/ml）患者提高照射剂量的同时应用辅助性内分泌治疗可提高疗效。

（2）局部晚期前列腺癌的放射治疗（T3～4N0M0，T1～4N1M0，T3N0M0）：常与内分泌治疗联合应用，多采用新辅助内分泌治疗或辅助内分泌治疗。外放射治疗联合内分泌治疗能明显提高肿瘤控制率和生存率。根治性手术后切缘阳性者可辅助体外放射治疗，局部肿瘤控制率可达90%～100%，可采用调强放射治疗，局部射波刀加量的方式。

三、前列腺癌射波刀治疗的并发症及预防

射波刀治疗前列腺癌的并发症较其他方式的放射治疗发生率相对低。因单次剂量和总剂量、放射治疗方案和照射体积的不同而异。

1.全身反应　发生率较其他脏器发生率低，主要表现为一系列的功能紊乱与失调，如精神不振、食欲缺乏、身体衰弱、疲乏、恶心呕吐、食后胀满等。

2.局部反应　主要是泌尿系统和消化系统副作用及性功能障碍。放射治疗引起的泌尿系统副作用包括尿道狭窄、膀胱瘘、出血性膀胱炎、血尿、尿失禁等；胃肠副作用包括暂时性肠炎、直

肠炎引起的腹泻、腹部绞痛、直肠不适和直肠出血、小肠梗阻等，需要手术治疗的副作用包括严重乙状结肠和小肠损伤、会阴部脓肿、肛门狭窄或慢性直肠出血，其发生率低于1%。放射性急性皮肤副作用为红斑、皮肤干燥和脱屑，主要发生于会阴和臀部的皮肤皱褶处。其他副作用包括耻骨和软组织坏死，下肢、阴囊或阴茎水肿等，发生率均低于1%。放射治疗患者的性功能障碍发生率低于根治性手术治疗患者。

（李文刚）

第六章

脑部肿瘤

第一节　脑部肿瘤诊治现状

脑部肿瘤又称颅内肿瘤。脑部肿瘤包括原发性肿瘤和继发性肿瘤。肿瘤发生于脑、脑膜、脑垂体、脑神经、脑血管和胚胎残余组织者称为原发性颅内肿瘤；由身体其他脏器组织的恶性肿瘤转移至颅内者，称为继发性颅内肿瘤，如肺癌、乳腺癌、前列腺癌、肾癌、皮肤癌及消化系统肿瘤经血液转移至颅内。脑部肿瘤大部分可产生头痛、颅内高压及局灶性症状。脑部肿瘤可发生于任何年龄，以20～50岁为最多见，小儿以颅后窝及中线肿瘤较多见，主要为髓母细胞瘤、颅咽管瘤及室管膜瘤，成人以大脑半球胶质瘤为最多见，脑部肿瘤占全身各种肿瘤的1%～3%。常见的脑部肿瘤有胶质瘤、神经纤维瘤、星形细胞瘤、脑膜瘤、垂体瘤、转移瘤、颅咽管瘤、听神经瘤等。

一、临床表现

脑部肿瘤的临床症状主要包括颅内压增高症状、局灶性症状。

1.*颅内压增高症状*　头痛、恶心、呕吐，头痛多位于前额及颞部，为持续性头痛阵发性加剧；视盘水肿及视力减退；精神和意识障碍及其他症状：头晕、复视、一过性黑矇、猝倒、意识模糊、精神不安或淡漠，可发生癫痫甚至昏迷；生命体征变化：中度与重度颅内压增高常引起呼吸、脉搏减慢，血压升高。

2.*局灶性症状*　依肿瘤所在部位产生相应的体征，如偏瘫、感觉障碍、偏盲、失语、内分泌功能紊乱、交叉性麻痹等。位于小脑者则有眼球震颤、共济失调及后组脑神经症状等。部分患者有癫痫发作，多数为局限性发作。患者也常有精神症状，表现为反应迟钝、表情淡漠等。

二、脑部肿瘤的辅助检查

通过CT或MRI检查确定肿瘤部位、数目、形状、大小、毗邻及伴随的病理异常；判断肿瘤的性质、内部结构及血供等情况；显示神经束走行区，确定肿瘤邻近重要的脑功能区，用于减少手术损伤；评价手术结果，观察有无肿瘤残留、复发。

原发性脑部肿瘤如胶质瘤、脑膜瘤、垂体瘤、听神经瘤等CT、MRI影像学检查表现各异。

1.脑膜瘤

（1）CT检查：圆形、卵圆形或分叶状均一高密度或等密度肿块，边界清楚，以广基和颅骨内板或硬膜相连，常有点状、不规则或全部钙化，可见相邻颅骨骨质增生或破坏，少数表现不典型，呈低密度，恶性者不具特征性。增强多明显均一强化。

（2）MRI检查：T_1WI、T_2WI均与脑皮质等信号，瘤周可见受压脑皮质为"皮质扣压征"，瘤内及周围可见血管流空信号，增强明显，均一强化，邻近脑膜可见"脑膜尾征"。

2.听神经瘤

（1）CT检查：小脑角区类圆形等密度或囊性低密度肿块，少数为高密度，70%～90%内耳道锥状或漏斗状扩大，占位效应明显，脑干、第四脑室受压变形；肿瘤多为类圆形，多数与岩骨相交成锐角，肿瘤周围轻度水肿，桥小脑角池闭塞，相邻脑池扩大，增强表现为均匀或不均匀，也可为单环或多环。

（2）MRI检查：肿瘤T_1WI低信号、T_2WI高信号可伴囊变等，听神经增粗，增强扫描均匀或不均匀强化。

3.垂体腺瘤

（1）CT检查：平扫中微腺瘤多难以显示，巨腺瘤为鞍内鞍上等密度或稍高密度影，囊变、坏死、出血使密度不均，蝶鞍扩大，鞍背变薄鞍底下陷。微腺瘤增强可见垂体内低密度病变，且微腺瘤造成垂体上缘局部上凸，垂体柄倾斜和鞍底局部首先破坏下陷；巨腺瘤为均一或不均一强化。

（2）MRI检查：平扫显示微腺瘤常使垂体上缘上凸，垂体柄偏移，肿瘤T_1WI为低信号、T_2WI为高信号，巨腺瘤在T_1WI和T_2WI均与脑皮质等信号，合并囊变、坏死、出血时信号不均。肿瘤可向周围生长而侵及周围结构。微腺瘤增强早期为低信号区，延迟后强化，晚期可与正常垂体等信号，巨腺瘤呈均一或不均一强化，并能清楚显示海绵窦受累情况。

4.脑继发性恶性肿瘤　影像学特点见脑继发性恶性肿瘤部分。

三、诊断与鉴别诊断

（一）诊断

根据患者颅内高压症状及CT和MRI的典型影像及病理学检查，多可确定诊断。

（二）鉴别诊断

脑部肿瘤需与脑脓肿、脑囊虫、急性血肿相鉴别。

1.脑脓肿　发病年龄较轻，囊壁薄，厚度均一，多有感染史，如中耳炎、乳突炎、心脏病史。

2.脑囊虫　病灶多在1cm以下，病史有助于鉴别。

3.急性血肿　多有头颅外伤史。

四、脑部肿瘤的治疗

脑部肿瘤治疗方法包括手术治疗、化疗、放射治疗。对于大多数原发性脑肿瘤，主要为手术治疗，但手术完全切除几乎是不可能的；化疗是治疗脑部肿瘤的主要手段之一，主要针对脑部肿瘤术后残余肿瘤细胞而并非肿瘤主体，辅助于手术和放射治疗，由于血脑屏障、肿瘤生长分数低、严重脑水肿等原因，除个别肿瘤外，绝大多数肿瘤化疗效果很差，不能有效地延长生存期。放射治疗是脑部肿瘤治疗的重要方法之一，有时也可作为肿瘤部分切除或化疗的辅助疗法，适用于对放射治疗敏感的肿瘤，可延长患者生存期、提高患者生活质量、降低神经功能障碍的发生率。随着放射治疗技术的发展，三维适形放射治疗（3D-CRT）、立体定向放射外科（SRS）、立体定向放射治疗（SRT）均应用于脑部肿瘤的治疗，并取得良好的治疗效果。放射治疗包括全脑照射和局部照射，全脑照射是脑转移瘤的主要治疗手段，有效率为70%～90%，局部照射包括伽马刀和射波刀等。

五、脑部肿瘤的射波刀治疗

射波刀是立体定向放射治疗的一种，是治疗颅内肿瘤的重要方法，尤其对位于功能密集区、手术危险性较大的肿瘤有一定优势。射波刀治疗适应证包括：手术不能彻底切除的肿瘤；肿瘤位置深或肿瘤浸润重要功能区域而不能手术切除者；不适合手术切除而放射治疗效果较佳者，如胶质瘤、髓母细胞瘤等；肿瘤手术后又复发者如垂体瘤等，传统手术难度大、风险高、易复发，很难根治性治疗者。朴京虎、J.Liao等报道显示射波刀可以精确地杀死肿瘤细胞，且对周围的正常组织损伤小，对于脑部肿瘤，如脑膜瘤、胶质瘤、听神经瘤、颅咽管瘤等有很好的治疗效果。

脑部肿瘤射波刀治疗的常规治疗流程。

1.诊断及评估　采集临床资料，结合患者病史、症状、体征和神经系统体格检查、影像学检查和病理学检查，明确诊断。根据肿瘤病理、肿瘤分期、肿瘤分级及影像学检查（X线、CT、MRI、B超、同位素扫描等）确定肿瘤范围。

射波刀治疗前应完善相关检查，具体如下。全身检查：发育、精神状态、营养状况及有无内分泌障碍的表现；神经系统检查：精神状态、运动、感觉、脑神经及反射的改变，特别是眼底检查应列为常规检查，此外，应根据病情进行必要的视野、失语、失用、自主神经系统、听力、前庭功能及其他检查；实验室检查：除常规检查如血常规、凝血功能、肝肾功能及心、肺等各系统功能外，根据病情选择内分泌功能检查，充分评估患者病情。

2.体位及固定方法　根据患者放射治疗的需要选择合适的体位卧于定位床上，暴露头颈部，将与热塑膜配套的头架放于定位床上适当的位置并摆正，选择适合患者的头枕，将软化后的热塑膜置于患者头面部，两侧边框固定于头架座上，按压热塑膜表面，使热塑膜与患者面部、颈部皮肤等充分接触，以便制作的面罩和患者的额、鼻、口唇、下颌、颈部的弧形相吻合，塑出其形状，待其冷却变硬成形。

3. CT模拟定位　患者于定位床上摆好体位后行头颅螺旋CT薄层扫描，确定肿瘤的位置和范围，扫描范围应从第2颈椎下缘向上一直扫描至颅顶，超出颅顶2cm以上，扫描重建层厚一般为1mm。

4.治疗计划设计及实施　CT扫描后将CT图像的数字信息传输到计划系统，在计划系统上进行图像融合，结合MRI或PET/CT等影像学资料，勾画出大体肿瘤体积（gross tumor volume，GTV）和相应危及器官（organs at risk，OAR）（包括正常脑组织、脑神经、视交叉、脑干、小脑、脊髓、晶状体、玻璃体等），危及器官受量不超过其耐受剂量。利用射波刀治疗计划系统行逆向调强治疗计划设计，根据剂量体积直方图（dose volume histogram，DVH）评估并优化靶区计划，将设计好的治疗计划传输至治疗控制系统，确定治疗参数无误后开始治疗。

5.治疗及观察　放射治疗期间给予甘露醇和地塞米松脱水等对症治疗。观察放射治疗不良反应，有无颅内压增高的表现（如头痛、呕吐或视盘水肿），定期监测血常规、肝肾功能等。

（万芝清）

第二节 垂体瘤的射波刀治疗

垂体瘤（pituitary adenoma）是发生于垂体前叶的肿瘤，占颅内肿瘤的10%～15%，1/3的垂体瘤无分泌激素功能，2/3的垂体瘤具有分泌激素的功能。垂体瘤有良性、侵袭性、垂体癌之分，90%以上的垂体瘤为良性，垂体瘤细胞的多形性经常与临床恶性表现不一致，因此不能根据病理特征区分良性、恶性，侵及局部骨质、软组织的垂体瘤经常是良性的。

一、解剖、生理

正常垂体位于颅底中央、蝶鞍上的垂体窝，由腺垂体（垂体前叶）、神经垂体（垂体后叶）组成，蝶鞍两侧是海绵窦，前上方是视交叉。

根据普通染色方法，垂体前叶腺细胞可分为嗜酸性、嗜碱性、中性细胞，细胞着色的不同反映了细胞产生激素的化学特性。嗜酸性细胞染成橙色，见于生长激素（GH）、催乳素（PRL）；嗜碱性细胞染成蓝色，见于促肾上腺皮质激素（ACTH）、促甲状腺素（TSH）、卵泡刺激素（FSH）、黄体生成素（LH）；中性细胞呈淡粉色，是各种类型的去颗粒细胞，或是具有细长突起的星形细胞，这些细长突起具有划分腺体的作用。各种腺细胞呈散在分布，分类并不十分严格。

二、临床表现

按有无分泌激素功能，垂体瘤可分为两大类，即功能性垂体瘤、无功能性垂体瘤。

1.功能性垂体瘤 占垂体瘤70%，体积大多较小，可分泌1～2种激素，表现出不同的内分泌症状。

（1）催乳素瘤：产生催乳素（PRL），占垂体瘤40%，血液中的PRL明显升高，往往大于200μg/L。女性表现为月经失调、闭经、溢乳等，男性则表现为性欲、性功能减退，毛发减少、乳腺发育等。

（2）促肾上腺皮质激素瘤：产生促肾上腺皮质激素（ACTH），占垂体瘤10%，血液中皮质醇明显升高，表现为库欣综合征，如满月脸、水牛背、脂肪堆积、皮下紫纹、继发性高血压、电解质紊乱、性功能障碍等。

（3）生长激素腺瘤：产生过量的生长激素（GH），占垂体瘤10%，未成年患者因骨骺线未闭合，表现为巨人症，成年患者则表现为指端肥大症。

（4）甲状腺腺瘤：占垂体瘤1%，血液中TSH、T_3、T_4升高，表现为甲状腺肿大、甲状腺功能亢进、心率快、基础代谢增高甚至突眼，还可伴有性功能减退、闭经、不育等。

2.无功能性垂体瘤　主要表现为占位效应，向上发展可以压迫视交叉、下丘脑，导致视力下降、视野缺损；向两侧发展可以侵犯海绵窦，其内有第Ⅱ对、第Ⅲ对、第Ⅳ对、第Ⅵ对脑神经，导致脑神经受损、头痛、骨质破坏等。另外，随着肿瘤增大，还可以导致垂体功能不全。

三、诊断

结合临床症状和体征、血液中相关激素水平、垂体鞍区MRI增强扫描，可以明确垂体瘤诊断。

1.垂体瘤X线片　可见蝶鞍扩大，鞍背骨质吸收。

2.垂体瘤MRI表现　垂体瘤可呈圆形、椭圆形或不规则形，T_1加权像常为低信号、等信号，T_2加权像常为高信号，垂体瘤伴出血时，T_1加权像和T_2加权像可均为高信号。增强扫描，因肿瘤强化时间长，垂体强化明显早于肿瘤，因此早期肿瘤呈相对低信号，晚期呈相对高信号。根据肿瘤大小，其可有颈内动脉移位、鞍底下陷、垂体柄移位、鞍膈上凸、视交叉压迫、海绵窦受累等征象。

四、治疗

垂体瘤的治疗以手术为主，但由于肿瘤侵犯周围结构、切除不彻底等，单纯手术治疗的复发率高达20%～50%。放射治疗在垂体瘤治疗中处于辅助地位，传统的二维放射治疗对激素水平的控制需要较长时间，放射治疗后垂体功能低下的发生率也较高。近年来，随着影像学技术、放射治疗技术的不断发展、进步，立体定向放射治疗（SRT）逐步取代了常规放射治疗，成为垂体瘤治疗的常用手段。射波刀（Cyber knife）作为SRT的新方式，采用分次、高剂量放射治疗，可以减少对视路、脑干等射线敏感结构的损伤，在肿瘤控制方面，取得了良好的效果。射波刀治疗后有些有分泌功能的肿瘤还需要药物治疗以降低激素水平。

五、射波刀治疗垂体瘤的适应证和禁忌证

（一）适应证

1. 直径＜10mm的垂体微腺瘤。
2. 直径＞10mm的垂体大腺瘤，但视力、视野无明显受损，MRI显示瘤体与视交叉之间距离应大于2mm。
3. 手术后残留、复发的患者，已作为SRT首选。
4. 高龄、身体状况差等不适合手术的患者。

（二）禁忌证

1. 对于视力、视野明显受损，或肿瘤卒中的患者，首选手术治疗。
2. 对于催乳素型患者，首选多巴胺激动剂类药物（溴隐亭）治疗；对于生长激素分泌过多型患者，首选注射用醋酸奥曲肽微球（相对禁忌证）。

六、射波刀治疗垂体瘤流程

1.治疗目的　①控制肿瘤生长；②调整内分泌功能。

2.治疗前准备　①完整的影像学检查，尤其是MRI增强扫描，能够清楚显示肿瘤所在位置、空间三维形状及其与周围结构的关系，尤其是与视神经、视交叉的距离，对于精准放射治疗十分重要；②视力、眼底镜检查，以及内分泌激素检查，便于治疗后随访对比。

3.处方剂量　控制、抑制垂体瘤生长，有效剂量＞12Gy；改善内分泌紊乱，有效剂量＞25Gy；根据病灶体积大小，视力、视野受累情况，可分3～5次治疗。

4.并发症　①垂体功能低下；②视神经损伤，继发视力、视野障碍，可在治疗后15～34个月发生；③下丘脑受损等。

（袁庆中）

第三节　脑膜瘤的射波刀治疗

脑膜瘤是成年人常见的颅内良性肿瘤，仅次于胶质瘤，占颅内原发性肿瘤的10%～14.3%。女性稍多于男性，男：女为1∶1.8，多发于50岁左右。笔者所在中心自2013年1月收治脑膜瘤病例22例，其中18例为女性患者。

脑膜瘤起源于脑膜及脑膜间隙，以矢状窦旁、大脑凸面、大脑镰旁者多见。脑膜瘤有的为多发性，可多达几十个，散在于不同部位。此外，脑膜瘤可与胶质瘤、神经纤维瘤同时存在于颅内，也可与血管瘤并存。

恶性脑膜瘤又称间变型脑膜瘤、乳突状或肉瘤型脑膜瘤，具有恶性肿瘤的特征，表现为在原部位反复复发，并可发生颅外转移，占所有脑膜瘤的1%～10%，以年轻人多见，病程短，进展快，好发于大脑凸面及上矢状窦旁。特征性改变为有丝分裂常见并出现乳头样改变，侵入皮质，即使肿瘤全切也很快复发。与其他类型相比，血管母细胞型脑膜瘤表现更为恶性的特征。CT或MRI影像上除脑膜瘤的边界清楚，增强后明显强化及鼠尾征外，恶性脑膜瘤多呈分叶状，部分可有坏死囊变，可伴有明显的瘤周水肿，一般无肿瘤钙化。

恶性脑膜瘤术后应行放射治疗，最好采用适形放射治疗、立体定向放射治疗或质子治疗，或在外照射的基础上配合立体定向放射治疗追加剂量。

一、分型与分级

按照病理类型脑膜瘤可分为内皮型脑膜瘤、纤维型脑膜瘤、过渡型脑膜瘤、血管母细胞型脑膜瘤（有学者称为血管外膜细胞瘤）、非典型脑膜瘤及恶性脑膜瘤。

按照部位脑膜瘤分为矢状窦旁脑膜瘤（肿瘤基底附着在上矢状窦壁并充满上矢状窦角的脑膜瘤）、大脑凸面脑膜瘤（肿瘤基底与颅底硬脑膜或硬脑膜窦无关系的脑膜瘤，可发生在大脑凸面硬脑膜的任何部位，以额顶叶交界处、冠状缝附近居多）、大脑镰旁脑膜瘤（基底位于大脑镰旁，肿瘤实质常埋于大脑半球的脑实质内）、脑室内脑膜瘤、嗅沟脑膜瘤、鞍上脑膜瘤、蝶骨嵴脑膜瘤、海绵窦脑膜瘤、小脑脑桥角脑膜瘤、岩骨斜坡脑膜瘤、枕骨大孔脑膜瘤。

脑膜瘤与脑组织边界清楚，多为球形、扁平形或哑铃形，直径可达1～10cm。按照病理学特点脑膜瘤分为4级，3级为恶性脑膜瘤，4级为脑膜肉瘤。

瘤内坏死可见于恶性脑膜瘤。脑膜瘤有时可使其邻近的颅骨受侵而增厚或变薄。

二、临床表现

脑膜瘤多为良性肿瘤，生长缓慢，病程长。因肿瘤呈膨胀性生长，所以首发症状以头痛和癫痫多见。很多患者只伴有轻微脑部不适，行影像学检查时发现。

1.颅内压增高症状 可不明显，许多患者仅有轻微头痛，甚至是CT扫描时偶然发现脑膜瘤。因为肿瘤生长缓慢，所以肿瘤通常长得很大，而临床症状仍不严重。有时，患者眼底视盘水肿已经相当明显，甚至出现继发视神经萎缩，而头痛并不剧烈，无呕吐。值得注意的是，当"哑区"的肿瘤长得很大，无法代偿而出现颅内压增高时，病情会突然恶变，甚至会在短期内出现脑疝。

2.局部神经功能障碍 根据肿瘤生长部位的不同及邻近神经血管的结构不同，可有不同程度的局部神经功能障碍。大脑中央沟区域的脑膜瘤，常引起癫痫及对侧肢体的不完全性偏瘫；额叶及颅前窝脑膜瘤，可出现精神症状；蝶骨嵴内侧型脑膜瘤及鞍结节脑膜瘤早期均可引起视力减退或兼有视野缺损等。

3.颅骨变化 表现为骨板受压变薄、破坏，甚至肿瘤穿破骨板侵蚀至帽状腱膜下，头皮局部可见隆起。有时肿瘤也可使颅骨内板增厚，增厚的颅骨内板可含有肿瘤组织。

4.癫痫 多见于位于额部或顶部的脑膜瘤。

三、辅助检查

1.脑电图 一般无明显慢波。但当肿瘤较大，压迫脑实质，引起脑水肿时，脑电图可呈现慢波，多以局限性异常Q波、棘波为主，背景脑电图的改变较轻微。大脑半球凸面或矢状窦旁脑膜瘤的患者可有癫痫病史，脑电图可辅助诊断。

2.头颅X线检查 由于脑膜瘤与颅骨关系密切，且有共同的供血途径，容易引起颅骨改变。头颅平片的定位征出现率可达30%～60%，颅内压增高征可达70%以上。

3.CT检查 可见病变密度均匀，增强后强化明显，基底宽，附着于硬脑膜上。CT值为60～70HU者常伴有砂样钙化。一般无明显脑水肿。少数可伴有明显的瘤周水肿。脑室内脑膜瘤50%可出现脑室外水肿。CT的优点在于可明确显示肿瘤的钙化和骨质破坏（增生或破坏）。

4.MRI检查 一般表现为等长或稍长的T_1稍长T_2信号。肿瘤边界清楚，呈圆形或类圆形，多数边缘有一条低信号带，呈弧形或环形。增强后呈均匀明显强化。基底硬脑膜强化可形成特征性的表现——鼠尾征，其对脑膜瘤的诊断有特殊意义。MRI的优点在于可清晰显示肿瘤与周围软组织的关系。

5.脑血管造影　可了解肿瘤血供、肿瘤与周围重要血管的关系及硬脑膜静脉窦的情况。同时也为手术前栓塞提供条件。通常脑膜瘤的特征性表现为脑膜瘤血管呈粗细均匀、排列整齐的小动脉网，轮廓清楚呈包绕状。肿瘤可接受来自颅外、颈内动脉或椎动脉系统的双重血供。肿瘤的血液循环速度比脑血管速度慢，造影剂常在肿瘤中滞留，表现为迟发染色（静脉期及窦期仍见肿瘤染色）。

四、诊断

脑膜瘤的定位及定性诊断可依据其好发部位、临床表现及辅助检查做出。

五、治疗现状

手术切除脑膜瘤是最有效的治疗手段，尽量做到SimpsomⅠ、Ⅱ级切除。化疗无效。对于不能全切的脑膜瘤、恶性脑膜瘤及病理为细胞增生活跃的脑膜瘤，手术后需要进行放射治疗。

1.手术治疗　根据肿瘤的部位选择不同的体位、手术切口及手术入路。随着显微外科技术的进展，脑膜瘤手术效果不断提高，使大多数患者得以治愈，但并不排除复发的可能性。

2.放射治疗　对于不能全切的脑膜瘤及恶性脑膜瘤，手术后需要放射治疗。由于现代显微外科技术的发展、显微手术器械的不断改进，脑神经电生理监测的应用，术中麻醉及术后护理技术的加强，脑膜瘤手术致残率和死亡率明显降低，但是脑膜瘤术后复发率仍在10%～26%，颅底脑膜瘤术后复发率可达40%～50%，平均复发时间为4年。由此，放射治疗为脑膜瘤治疗的重要手段。常规放射治疗对恶性脑膜瘤及血管母细胞型脑膜瘤有一定疗效，但良性脑膜瘤最好采用适形放射治疗、立体定向放射治疗或质子治疗。

由于脑膜瘤与正常脑组织有良好的边界，能够被CT或MRI清晰成像，所以很容易用计算机进行靶区勾画及放射剂量的计算。

六、脑膜瘤的射波刀治疗

绝大多数脑膜瘤手术全切可取得较好的效果，但与重要血管、神经、脑干及下丘脑密切的脑膜瘤，因手术全切有加重脑神经损伤、引起术中大出血，甚至导致重残或死亡的可能，所以会存在肿瘤术后残存、肿瘤术后复发等情况，且复发后不宜再行手术，可考虑行放射治疗。恶性脑膜瘤术后，也应考虑行放射治疗。射波刀对特殊部位脑膜瘤及术后残留或复发者有较好的治疗效果。Colombo等报道了应用射波刀治疗不适宜手术或部分手术切除后复发的199例脑膜瘤患者的结果，给予12～25Gy的剂量，随访1～59个月，肿瘤体积缩小者36例，肿瘤大小不变者148例，体积增加者7例，8例失访。154例患者临床表现稳定，31例临床症状显著改善，7例患者的临床症状加重，3例患者再次进行射波刀治疗，4例患者复发后行手术切除。

（一）适应证

恶性脑膜瘤术后、肿瘤术后残存、肿瘤术后复发不宜再行手术者及各种原因不能进行手术的患者，应予以放射治疗。特别是蝶鞍旁、蝶骨嵴、小脑脑桥角及斜坡等处的颅底脑膜瘤，由于解剖结构的特殊性，手术常难以达到完全切除，手术切除并发症多，术后复发率高，为立体定向放射治疗良好的适应证。以上部位的脑膜瘤可先行手术切除，然后对难以切除的残余肿瘤进行照射，手术与放射治疗结合可达到既根治肿瘤又避免脑神经损伤的效果。

（二）处方剂量

笔者所在中心的良性脑膜瘤常规外照射的靶区边缘应按照

CT或MRI影像所显示的肿瘤勾画。靶区剂量给予15 ～ 30Gy/（1 ～ 5）Fx，恶性脑膜瘤常规外照射的靶区边缘应按照CT或MRI影像所显示的肿瘤外缘外扩2 ～ 3mm，靶区剂量给予15 ～ 35Gy/（1 ～ 5）Fx，分割方式主要依据病灶大小，以及病灶与视交叉、脑干的距离而定。

（三）并发症与处理

射波刀治疗后应注意脑水肿（中线部位脑膜瘤发生脑水肿的风险高）、脑神经功能损伤及短暂头痛、恶心等并发症。其中以脑水肿最为常见，脑水肿的发生与肿瘤的部位、大小及放射剂量的大小有关，其发生机制可能与放射治疗引起血流减慢、受阻等有关，对于缺乏侧支循环的部位应注意减少边缘剂量。

（四）典型病例

患者，女，61岁，主因"听力、嗅觉减退7年"就诊。头颅增强MRI提示枕骨斜坡脑膜瘤。2015年6月于笔者所在科室行立体定向放射治疗，27.5Gy/5Fx。放射治疗后患者未定期住院复查，症状改善情况未知。影像学表现如图6-1所示。

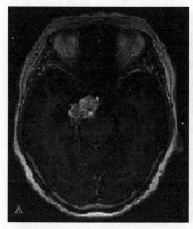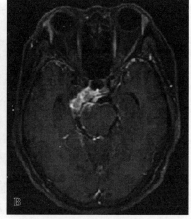

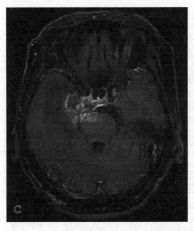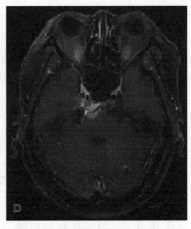

图6-1 射波刀治疗脑膜瘤患者的影像学资料

A.2015年6月放射治疗前影像；B.2015年9月复查影像；C.2016年3月复查影像；D.2016年6月复查影像

（郑 利）

第四节 听神经瘤的射波刀治疗

一、概述

听神经瘤为最常见的颅内神经鞘瘤，肿瘤生长缓慢，多为良性。其发病率占颅内肿瘤的7.79%～10.64%。患者年龄多在30～60岁，20岁以下者少见。女性略多于男性。肿瘤多发生于听神经的前庭段，少数发生于耳蜗部，随着肿瘤生长变大，压迫脑桥外侧面和小脑的前缘，充满于小脑脑桥角凹内。绝大多数为单侧。本病属良性病变，即使多次复发也不发生恶变和转移，如能切除常能获得永久治愈。

二、临床表现

听力改变是本病早期突出的临床症状。其他症状则与肿瘤大小和肿瘤影响周围神经的先后顺序及程度有关，如果影响到第Ⅴ对、第Ⅶ对、第Ⅷ对、第Ⅸ对、第Ⅹ对、第Ⅺ对脑神经及小脑、脑干等，则会出现相应的临床症状和体征，临床上称为小脑脑桥角综合征。肿瘤体积小时，多表现为听神经刺激或轻度压迫征象，如一侧耳鸣、听力减退及眩晕，少数患者时间稍长后出现耳聋。肿瘤继续增大时，压迫同侧的面神经和三叉神经，可出现面肌抽搐及泪腺分泌减少，或有轻度的面神经周围性瘫痪。肿瘤体积大时，压迫脑干、小脑及后组脑神经，引起交叉性偏瘫及偏身感觉障碍、小脑共济失调、步态不稳、发音困难、声音嘶哑、吞咽困难、进食呛咳、脑积水等。

三、辅助检查

（一）X线表现

岩骨平面见内耳道扩大、骨侵蚀或骨质吸收。少数内耳孔无变化。

（二）CT检查

瘤体呈等密度或低密度，少数呈高密度影像。肿瘤多为圆形或不规则形，位于内听道口区，骨窗位见内耳道扩大。增强效应明显，少数为不均一或周边强化。

（三）MRI检查

小肿瘤位于内听道内，多为实性，大肿瘤多伴有不规则囊变。肿瘤呈等或略长 T_1、长 T_2 信号，囊变区呈更长 T_1 与长 T_2 信号。第四脑室受压变形，脑干及小脑也变形移位。注射造影剂后肿瘤实质部分明显均一强化，囊变区不强化。

四、诊断与鉴别诊断

（一）诊断

有典型小脑脑桥角综合征和内耳道扩大者，即可确诊。对于不明原因的耳鸣和听力进行性减退的患者，除进行一般神经系统检查外，尚需进行岩骨平片、颅脑CT及MRI检查，以利于早期诊断。

（二）鉴别诊断

听神经瘤应与表皮样囊肿、脑膜瘤、三叉神经鞘瘤相鉴别。

1.表皮样囊肿　首发症状多为三叉神经根刺激症状，听力下降多不明显，前庭功能多属正常。CT、MRI可协助鉴别。

2.脑膜瘤　耳鸣和听力下降不明显，内耳道不扩大，MRI强化有典型的"鼠尾征"。

3.三叉神经鞘瘤　常跨越颅中窝、颅后窝，典型者呈哑铃状，首发症状为三叉神经根刺激症状，耳鸣和听力下降不明显，通常有患侧岩骨尖骨破坏或颅中窝骨缺损，而内听道正常。

五、治疗现状

（一）手术治疗

显微外科手术切除目前是公认的首选治疗方法，主要有经迷路径路、经颅中窝径路、经枕下乙状窦后径路。应根据肿瘤大小、术前听力情况、患者年龄及一般情况等综合决定。手术治疗的目的是肿瘤的全切除，同时达到面神经解剖甚至功能的保留，术中电生理监测大大提高了对面神经的保护。对于小型听神经瘤，还应争取保留耳蜗神经的解剖和功能。

（二）放射治疗

近年来，随着显微神经外科及术中神经电生理监测技术的发展，听神经瘤的手术切除率和面神经保留率有了很大的提高，但仍不能忽视手术给患者带来的创伤和术后各种并发症。随着CT和MRI等影像学技术的发展，听神经瘤的定位、定性诊断更加准确，为立体定向放射神经外科在治疗听神经瘤方面的应用提供了保障，使其逐渐成为继显微神经外科手术之外的另一种治疗方法。射波刀治疗听神经瘤因采用分次照射，同时对保存患侧有用听力有极优异的表现，使射波刀成为目前治疗听神经瘤的较佳选择。

陈志萍等报道47例单侧听神经瘤患者行立体定向放射治疗。处方剂量：等中心总剂量25Gy，5次分割，每日1次，80%剂量曲线包绕计划靶区（PTV）边缘。中位随访及听力随访时间分别为61个月及52个月，30例（63.8%）、13例（27.7%）及4例（8.5%）患者分别出现肿瘤部分PR、SD、PD，5年肿瘤局部控制率为90.4%。放射治疗后14例（29.8%）患者出现肿瘤暂时性增大。1年、3年、5年患者有效听力保存率分别为68.4%、62.1%、35.5%。刘丽丽等报道对65例听神经瘤患者进行分次立体定向放射治疗，所有患者均有患侧听力的进行性下降或肿瘤进行性增大，或两者兼有。接受剂量为20～24Gy/（5～6）Fx（80%等剂量曲线）。随访12～62个月，平均26个月，5年局部控制率为93%，听力保护率为75%，三叉神经功能保护率为92%，无面瘫、脑积水及其他并发症发生。倪天瑞等报道对98例听神经瘤患者行立体定向放射治疗，周边等剂量曲线为45%～70%，边缘剂量为10～13Gy。结果81例获14～84个月随访，平均39个月。MRI显示41例（50.6%）肿瘤缩小，38例（46.9%）无变化，2例（2.5%）增大；25例（30.9%）肿瘤中心失增强。无面瘫和面部麻木，听力保留率为59.2%。

六、听神经瘤的射波刀治疗

1.射波刀治疗听神经瘤适应证

（1）年迈体弱或全身情况差无法接受手术者。

（2）显微手术后复发肿瘤。

（3）听神经瘤位于其有听力一侧，需要保护听力者。

（4）要求保留面神经功能者。

（5）双侧听神经瘤至少有一侧存有听力者。

（6）肿瘤直径＜3cm者。

（7）无颅内高压或脑干明显受压者。

（8）拒绝外科手术者。

2.射波刀治疗听神经瘤的禁忌证

（1）恶病质、体衰等晚期患者。

（2）术后靶区边界不清者。

（3）靶区体积过大者。

（4）有难于确定的重要亚临床病灶、病灶与重要敏感危及器官不可分离等情况不适合行射波刀治疗者。

3.射波刀治疗听神经瘤建议处方剂量　12～13Gy/1Fx；18～21Gy/（2～3）Fx；20～25Gy/（4～5）Fx。

4.射波刀治疗听神经瘤的并发症及处理　部分患者会出现术后短暂的肿瘤扩张，主要有3种类型，即A型中央坏死、B型固性膨胀、C型囊性扩张或囊肿形成。目前多数学者认为肿瘤扩张是一种常见的术后短暂的病理生理过程，这种术后变化一般会向肿瘤退化演变，因此可以被看作是射波刀治疗后有效的机体反应。肿瘤扩张一半会在射波刀治疗术后5年后开始缩小，但仍有相当一部分肿瘤扩张及术后迟发形成的囊肿会进一步恶化，需要进一步外科手术进行挽救性治疗。

射波刀治疗听神经瘤的常见并发症为面神经损害、三叉神经损害、听神经损害（多在3～6个月后恢复）及交通性脑积水。并发症可首选药物治疗，主要依靠皮质激素、脱水剂、神经营养药物及对症治疗。多数病例经药物治疗后可恢复到术前水平。少数因水肿严重，引起颅内压增高，药物治疗无效者，可考虑行手术治疗。

（肖崇娟）

第五节 脊索瘤的射波刀治疗

一、概述

脊索瘤起源于胚胎残留脊索组织，属先天性间叶组织肿瘤，脊索瘤最常发生在骶骨（50%）、颅底（35%）及脊柱（15%）等中轴骨部位。颅骨脊索瘤多起自斜坡中线部位，位于硬膜外，缓慢浸润生长，呈低度恶性。见于任何年龄，以青壮年常见，男性多于女性，可向颅内、颅外各方向浸润性生长，如鞍上、鞍旁、颅前窝、颅后窝、枕骨大孔等，可压迫脑干及导水管产生脑积水。少数可长入蝶窦及鼻咽部。本病多为单发性，个别有远处转移者。

二、临床表现

本病病程长，平均在3年以上，头痛为最主要症状，呈持续性钝痛，常为全头痛，也可向枕颈部或颈部扩展，因肿瘤部位和发展方向不同其临床表现各有不同。

（一）鞍区脊索瘤

垂体功能低下，主要表现为阳痿、闭经、身体发胖等；视神经受压产生原发性视神经萎缩、视力减退及双颞侧偏盲等。

（二）鞍旁脊索瘤

鞍旁脊索瘤主要表现动眼神经、滑车神经、展神经麻痹，以展神经受累较为常见。

（三）斜坡脊索瘤

斜坡脊索瘤主要表现为脑干受压症状，即步行障碍、锥体束征、展神经和面神经功能损害。肿瘤向小脑脑桥角发展，出现听觉障碍、耳鸣、眩晕。若起源于鼻咽壁远处，常突入到鼻咽引起鼻塞、疼痛，可见脓性或血性分泌物。肿瘤发生于颅底，可引起交通性脑积水。

三、辅助检查

（一）X线表现

肿瘤多见于颅底、蝶鞍附近、蝶枕软骨联合处及岩骨等处。骨质破坏，边界尚清楚，可有碎骨小片残留或斑片状钙化物质沉积。并且可有软组织肿块突入鼻咽腔，一般较大，边缘光滑。脊索瘤肿块突出颅腔时可使钙化松果体移位，偶可引起颅内高压。

（二）CT检查

肿瘤起自蝶枕联合的脊索残余，根据肿瘤所在部位脊索瘤分为鞍区、颅中窝和斜坡三型。典型表现为颅底不规则或类圆形软组织肿块，多为混杂密度，其中可见多发散在钙化，肿块边缘模糊，周围无明显水肿。脑底池因肿瘤占据而封闭，脑干、第四脑室向后移位。枕骨斜坡、鞍区广泛骨破坏。肿瘤可伸入鼻咽腔形成肿块。增强：肿瘤轻度强化。

（三）MRI检查

MRI检查表现为斜坡膨大，失去正常的轮廓，局部可见异常软组织影，T_1WI呈低信号，T_2WI呈高信号，信号强度不均匀，其中可见囊变、出血和钙化信号。病变可累及蝶鞍、鞍上池、鼻咽腔、蝶窦和颅底。增强：多数轻度强化或无强化，少数强化明显。

四、诊断与鉴别诊断

（一）诊断

脊索瘤的典型表现为特定部位的骨破坏、局部软组织肿块伴钙化、增强后肿块轻度强化或无强化，诊断一般不难。

（二）鉴别诊断

脊索瘤主要需与颅底其他软骨性肿瘤、脑膜瘤相鉴别。

1.软骨肉瘤 也好发于岩骨和斜坡，发病多见于30～50岁，CT可见密度高而不均的肿瘤，呈分叶状，瘤内有钙化点，瘤基底部明显骨质破坏；MRI的T_1WI为低信号，T_2WI信号明显增高，但不均匀。CT和MRI强化均不明显且欠均匀。

2.软骨瘤 虽多发于颅底，但并不常侵犯斜坡，这是与脊索瘤的区别。女性多见CT和MRI与软骨肉瘤相似，但肿瘤基底部无骨质破坏，肿瘤边界清楚，有小的环形和螺纹形钙化。

3.脑膜瘤 在X线片上主要表现为骨质增生性改变而少有溶骨性改变。脑血管造影可显示脑膜动脉支供血。CT和MRI显示肿瘤边界清楚，明显强化，有"鼠尾征"。

五、治疗现状

（一）手术治疗

脊索瘤治疗首选手术治疗。由于其多毗邻重要神经、血管，因此手术难度极大，无法完全切除，故术后复发率高。为了最大程度切除肿瘤，手术入路的选择就显得极为重要。颅内脊索瘤的手术入路很多，目前以内镜经鼻入路切除肿瘤取得了良好效果。应根据肿瘤所在具体位置及大小来选择最合适的入路。术中需注意，原则上以首先切除压迫脑干的肿瘤为主，然后考虑进一步的肿瘤切除，从而使术后放射治疗的负荷减少。

（二）放射治疗

颅底脊索瘤由于面部解剖结构复杂，手术不易完全切除，复发率高，而需追加术后放射治疗。由于肿瘤多邻近脑干、脑神经等重要结构，传统放射治疗的剂量受到严格限制，难以充分杀灭肿瘤细胞。与既往治疗方法相比较，应用立体定向放射治疗方法治疗颅内脊索瘤有以下优点：对肿瘤做到精确定位、精确计划和精确治疗，通过分次治疗的方法使肿瘤治疗总剂量大大超过常规放射治疗剂量，充分杀灭肿瘤细胞；肿瘤以外剂量锐减，重要组织如垂体、下丘脑、视交叉、脑干等能获得良好保护，最大限度地避免放射损伤及治疗不良反应的发生。

郭韬等报道应用立体定向放射治疗方法治疗颅内脊索瘤19例，随访时间为25～77个月，平均为43.6个月。临床症状及影像学检查治疗前后比较：显效4例，有效6例，无效2例，加重1例。治疗后症状加重的1例患者，行肿瘤手术切除，之后又行立体定向放射治疗，随访至62个月，复查MRI显示肿瘤控制良好。另有显效、有效各1例，分别于首次治疗后18个月、22个月，在原病灶邻近部位出现新生肿瘤，再次行立体定向放射治疗后，继续随访19个月、27个月，见肿瘤缩小。郭灵等报道颅底颈椎脊索瘤12例，其中颅底10例，颈椎2例。全组平均年龄为38.7岁。所有病例均行术后立体定向放射治疗，颅底、颈椎平均剂量分别为52.2Gy/5.5周和40Gy/（4～5）周。5年生存率、10年生存率分别为41.6%和28.5%。Krishnan等报道了29例颅内脊索瘤患者，中心剂量平均为30Gy，周边为15Gy，随访4.5年，局部控制率（不变或缩小）为72%。刘阿力等对28例术后行立体定向放射治疗的脊索瘤患者进行随访，包括平均30.2个月的临床随访和平均28个月的影像学随诊。患者3年总生存率和5年总生存率分别为90.9%和75.8%，而影像学随诊中3年和5年的肿瘤实际控制率为64.2%和21.4%。

六、颅内脊索瘤的射波刀治疗

（一）适应证

1.肿瘤直径＜5cm，无明显的颅内压增高与视神经、重要脑组织（丘脑、脑干等）受压的症状与体征。

2.不愿或不能接受手术的患者。

3.肿瘤直径＜4cm，临床表现仅以脑神经损害（除外视神经）为主患者（包括术后肿瘤复发者），可直接行射波刀治疗。

4.术后或其他治疗后多次复发、残留者。

（二）射波刀治疗脊索瘤禁忌证

1.病变周围严重水肿，伴发顽固性颅内压增高者。

2.有既往间隔期短，多次出血史者。

3.恶病质者。

4.疑有肿瘤术后复发但尚未证实者。

（三）处方剂量

射波刀治疗颅内脊索瘤建议处方剂量：8 ～ 10Gy/1Fx；15 ～ 20Gy/2Fx；20 ～ 36Gy/（3 ～ 5）Fx。

（四）射波刀治疗的并发症及处理

1.脑水肿 为最常见的并发症。放射性脑水肿发生与病变部位、大小、肿瘤照射剂量等因素有关。当发生放射性脑水肿时，需采用脱水扩血管药物及激素治疗。激素治疗在减轻水肿、减少神经细胞变性坏死、稳定神经细胞膜方面作用巨大。常用的有地塞米松、甲泼尼松龙、泼尼松等。使用激素时，应早期应用大剂量，以后减量维持，持续时间视病情而定，应逐渐减药，以防反跳现象。但伴有系统性疾病，如高血压、糖尿病等患者，激素治疗应慎用。常用的脱水剂有甘露醇、甘油果糖、呋塞米等。使用脱水剂注意保持水电解质平衡及防止肾功能损害。

2.急性反应 射波刀治疗后24 ～ 48小时，尤其是鞍区、小脑脑桥角肿瘤患者可出现短暂的头痛、恶心或呕吐。出现症状的原因是第四脑室底部呕吐中枢受射线刺激而引起急性反应，使用镇吐、激素、脱水剂等对症治疗即可缓解。

3.脑神经功能障碍 远期并发症主要包括视神经、动眼神经、三叉神经、展神经、面神经等损害。出现脑神经损害的时间为治疗后1～98个月。由于肿瘤长期侵蚀或压迫脑神经，神经组织对放射线的耐受性降低，而且肿瘤压迫本身可以造成神经受损。制订治疗计划时应综合考虑各方面的因素。

脊索瘤细胞多为囊泡细胞，胞体大，胞质呈空泡状，并且细胞核小，分裂象少见，所以大剂量X射线照射后，不易发生瘤细胞急性肿胀、坏死、崩解，这是由其细胞组织特点决定的。射波刀治疗后1年左右多数肿瘤体积缩小，临床症状也相应缓解。随着时间延长，肿瘤复发比例增高，需加强术后的随访复查。

（五）典型病例

患者，女，47岁，2012年4月行经鼻内镜鼻窦手术，术后病理提示（蝶窦）脊索瘤。2014年5月肿瘤原位复发，再次行经鼻内镜手术切除术，于2014年9月3日至9月13日在笔者所在医院针对术后残留病灶行射波刀治疗，共11次，剂量共54Gy，如图6-2所示。

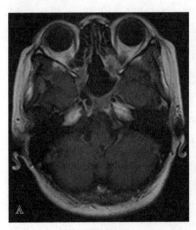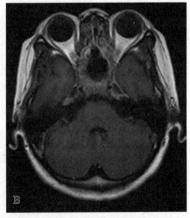

图6-2　脊索瘤放射治疗前后的影像学资料

A.2014年9月1日放射治疗前头部MRI显示蝶窦内见混杂长T_1长T_2信号，增强扫描呈明显强化；B.2015年4月7日放射治疗后7个月头部MRI显示蝶窦内见混杂长T_1长T_2信号，增强扫描呈不均匀强化

（肖崇娟）

第六节　脑胶质瘤的射波刀治疗

脑胶质瘤来源于整个神经上皮组织的各型胶质细胞和神经元细胞，占颅内肿瘤的40%～50%。成年人胶质瘤占所有脑部肿瘤的30%～40%，占脑部恶性肿瘤的80%左右，具有高发病率、术后高复发性、高病死率及低治愈率的特点。病因仍有很多尚不明确，可能相关的因素主要有病毒感染、生活环境变化及化学、电磁辐射等多方面。2007年版WHO中枢神经系统肿瘤分类将胶质瘤分为WHO Ⅰ～Ⅳ级，Ⅰ级、Ⅱ级为低级别胶质瘤，Ⅲ级、Ⅳ级为高级别胶质瘤。Ⅰ级为增殖能力低，手术可能治愈的肿瘤；Ⅱ级为浸润性肿瘤，增殖活性虽低，但常复发，并具有进展为更高级别恶性肿瘤倾向；Ⅲ级肿瘤具有恶性肿瘤组织学证据，包括胞核间变、有丝分裂活跃，多数Ⅲ级肿瘤患者需要接受辅助性放射治疗和（或）化疗；Ⅳ级肿瘤具有恶性细胞学表现，有丝分裂活跃，坏死倾向，肿瘤术前及术后进展快，致死性临床结局。胶质瘤的治疗以手术切除肿瘤为主，结合放射治疗、化疗等综合治疗。手术切除应尽可能做到影像学全切，至少切除肿瘤的95%，残余肿瘤细胞数量在10^9个以下应用放化疗才有意义。放射治疗可杀灭或抑制残余肿瘤细胞，延长患者生存期，已经成为高级别胶质瘤的标准疗法。射波刀是立体定向放射治疗方式之一，通过采用颅骨追踪方法，治疗精确性得以明显提高，在颅内多种肿瘤的治疗中发挥着重要的作用。

一、脑胶质瘤的术后放化疗

1.低级别胶质瘤（WHO Ⅱ级）的术后放化疗

（1）术后放射治疗评价：Ⅱ级胶质瘤术后72小时内进行影像学复查，肿瘤切除程度的判定主要依据MRI T_2或Flair高信号影像，应与术前影像比较；MR功能成像有助于确定低级别胶质瘤术后残留的范围。放射治疗前采用RTOG 9802（RTOC，Radiation Therapy Oncology Group，美国肿瘤放射治疗协作组织）或EORTC22844（EORTC，European Organization for Research and Treatment of Cancer，欧洲癌症治疗研究组织）标准进行风险分层均可。两种分层标准都有各自的优点和不足，临床中可结合使用，个体化分析，更准确地判断疾病风险。术后放射治疗应尽早开始，建议术后4～8周。如患者病情良好，则应尽早放射治疗。

（2）术后放化疗方案：目前关于低级别胶质瘤放射治疗剂量的前瞻性随机对照研究有NCCTG86-72-51和EORTC228844。两项结果均提示高剂量放射治疗未带来生存获益。术后放射治疗总量为45～54Gy，1.8～2.0Gy/Fx；残留病灶的放射治疗剂量＞50Gy；提高残留病灶区的剂量需要开展进一步临床研究。NCCN指南2018V1版对于Ⅱ级脑胶质瘤术后低危（年龄＜40岁或肿瘤全切）患者推荐术后辅助PCV方案或替莫唑胺方案辅助化疗，对于高危（年龄＞40岁或肿瘤次全切）患者推荐放射治疗＋辅助PCV方案或替莫唑胺方案化疗，或替莫唑胺同步放化疗。

（3）Ⅱ级胶质瘤部分切除术后或活检后靶区勾画原则：靶区勾画采用CT与MRI图像融合方式确定，依据术前和术后的MRI影像，采用FLAIR序列和T_2序列中高信号的区域定义为GTV；GTV外放1～2cm作为CTV；超出解剖屏障的部分可仅包括0.5cm的解剖屏障外的结构；对于弥漫多病灶的低级别胶质瘤建议在常规放射治疗45Gy左右时复查MRI，残留病灶周围外放1cm，加量至54Gy，超过60Gy有放射性脑坏死的风险。

2. WHO Ⅲ级、Ⅳ级胶质瘤术后放化疗

（1）Ⅲ级、Ⅳ级胶质瘤术后放射治疗：开始时间的长短是否会影响高级别胶质瘤患者的生存期至今尚无定论，目前没有相关随机对照试验结果发表。近年来多个回顾性研究结果显示术后放射治疗开始时间距手术＞6周会对胶质母细胞瘤患者的总生存期

或无进展生存期产生负面影响。2017年中国胶质瘤放射治疗专家共识中推荐术后应尽早（＜6周）进行放射治疗。

（2）Ⅲ级、Ⅳ级胶质瘤术后放射治疗的剂量分割方案：随机临床研究显示，与采用总剂量45Gy/20Fx常规放射治疗治疗高级别胶质瘤相比，采用总剂量60Gy/30Fx的患者有明显生存获益（中位生存期9个月和12个月，$P=0.007$）；但是有随机对照研究发现总剂量超过60Gy，生存获益并不增加。目前常规分割放射治疗的基础上联用替莫唑胺化疗是成人胶质母细胞瘤的普遍治疗模式，中位生存时间达到14.6个月。$54\sim60$Gy，$1.8\sim2.0$Gy/Fx仍然是目前治疗高级别胶质瘤的标准剂量方案。

（3）Ⅲ级、Ⅳ级胶质瘤术后常规放射治疗的靶区勾画：目前常用RTOG或EORTC勾画原则，两者均可使用。KPS评分高、神经功能较好且预后相对较好的患者更适合大靶区，反之则推荐小靶区。RTOG勾画原则：第一阶段照射46Gy，2Gy/Fx。GTV1的照射范围包括术后MRI T_1增强区、术腔和MRI T_2/FLAIR相的异常信号区。CTV1为GTV1外扩2cm，如果周围没有水肿区域，则外扩2.5cm。对于颅骨、脑室、大脑镰等天然屏障区域外扩0.5cm。PTV1一般外放$0.3\sim0.5$cm。第二阶段照射14Gy，2Gy/Fx。GTV2的照射范围包括术后MRI T_1增强区和术腔。CTV2为GTV2外扩2cm，天然屏障区域及PTV2外放同第一阶段。EORTC勾画原则：1个靶区照射60Gy，2Gy/Fx。GTV包括MRI T_1增强区和术腔，不包括瘤周水肿区。CTV为GTV外扩2cm，对于颅骨、脑室、大脑镰、小脑幕、视器、脑干等一些天然屏障区域外扩$0\sim0.5$cm。PTV一般外放$0.3\sim0.5$cm。

二、射波刀在脑胶质瘤立体定向放射治疗中的临床应用

1.射波刀治疗适应证 射波刀一般不作为脑胶质瘤的首选治疗方法，以下情况可作为适应证。

（1）前期综合治疗后局部复发胶质瘤。

（2）大脑深部无法手术并且病灶局限患者不愿行常规放射治疗。

（3）常规放射治疗后的局部加量。

（4）术后辅助放射治疗后的局部加量。

（5）患者KPS评分＞70分。

对于术后放化疗后复发胶质瘤的再程放射治疗，部分经过选择的较小的复发肿瘤，临床上常采用SRS及立体定向分次放射治疗（SFRT）作为再程放射治疗手段。RTOG90-05证实，SRS并发症发生率尚可接受，最大的耐受剂量取决于靶区大小。康静波等对复发胶质瘤28例分为射波刀联合贝伐珠单抗组（15例）和单纯射波刀治疗组13例，定位扫描层厚为2mm，结合CT和MRI定位图像进行靶区勾画（未说明以哪个系列异常信号区为靶区）。近期疗效：按照实体瘤疗效评价标准（RECISI）1.1，射波刀联合贝伐单抗组15例中，CR 5 例、PR 8 例、SD 1 例、PD 1 例，治疗有效率为86.7%（13/15）；射波刀单独治疗组13 例中，CR 2 例、PR 7 例、SD 3 例、PD 1 例，治疗有效率69.2%（9/13）。两组治疗有效率差异无统计学意义（$\chi^2 = 1.268$，$P = 0.372$）；生存期：中位无进展生存期，射波刀联合贝伐单抗组7.7个月、射波刀组4.7个月，差异有统计学意义（$t = 2.355$，$P = 0.027$）；平均总生存期，射波刀联合贝伐单抗组10.9个月、射波刀组7.5个月，差异有统计学意义（$t = 2.300$、$P = 0.030$）；射波刀治疗复发胶质瘤联合或不联合贝伐珠单抗均可取得较好疗效并延长生存期，但联合治疗组效果更佳；射波刀组4例Ⅲ级神经系统毒性，因较严重头痛需要住院行甘露醇和激素治疗；3例Ⅱ级神经系统毒性。Pinzi等的报道中，128例（161个病灶）高级别胶质瘤放射治疗后复发采用射波刀再程放射治疗，接受单次SRS和分次SFRT患者的PTV分别为2cm³（$0.14 \sim 83.00$cm³）和10cm³（$0.63 \sim 120.00$cm³），中位生存期为32个月，1年生存率、2年生存率、3年生存率分别为95%、62%、45%；7例（6%）靶体积较大者发生放射性脑坏死。

常规分割再程放射治疗的研究报道很少。德国海德堡大学共172例复发脑胶质瘤接受再程放射治疗，中位放射治疗总量36Gy（范围：15～62Gy，2Gy/Fx），胶质母细胞瘤和间变型胶质瘤复发后中位生存时间分别为8个月和12个月，只有1例出现了放射性脑坏死。

K.Yoshikawa等回顾性分析单纯行射波刀治疗的25例组织学证实为恶性胶质瘤患者，其中胶质母细胞瘤18例（中位年龄61.6岁，范围为48～78岁）、间变型星形细胞瘤7例（中位年龄46.1岁，范围为28～71岁），共44个病灶。靶区以MRI增强区确定为治疗靶区，根据病灶大小采取单次照射或分次照射，中位靶体积为19cm^3（0.3～90.2cm^3），中位剂量为20.3Gy（13.9～26.4Gy）。在18例胶质母细胞瘤中，随访85.7周，中位生存时间为82.6周，1年生存率、2年生存率、3年生存率分别为68%、42%、27%；7例间变MRI星形细胞瘤中，随访11.4～52.8个月，其间6例仍存活，1例死亡。在病灶控制方面，22个胶质母细胞瘤病灶中，按RECIST1.1评价标准，CR 1例（4.5%）、PR 5例（22.7%）、SD 8例（36.4%）、PD 8例（36.4%），有效率及控制率分别为27.2%和63.6%；11个星形细胞瘤病灶中CR 0例、PR 2例（18.2%）、SD 3例（27.3%）、PD 6例（54.5%），有效率及控制率分别为18.2%和45.5%。确定局部控制的19个病灶中，平均130日出现照射野内或照射野旁复发病灶（12个，63.2%），另有6个复发病灶远离照射野。并发症方面只有1例胶质母细胞瘤在治疗后10个月出现放射性脑坏死（4%）。

由于缺乏相应的随机对照研究结果，复发脑胶质瘤再程放射治疗时要考虑初次放射治疗的剂量、与初次放射治疗间隔的时间、复发肿瘤的部位与体积等诸多因素，选择合适的患者进行再程放射治疗；确定复发脑胶质瘤再程放射治疗靶区体积和照射剂量时，要充分平衡预期疗效与毒副作用；复发胶质瘤再程放射治疗靶区体积较大的可选择常规分割放射治疗；局部小靶区再程放射治疗多选择SFRT或SRS。这里需要注意的是胶质瘤复发与假性进展的鉴别，单独放射治疗的胶质瘤患者假性进展的发生率为10%，而联合化疗后可达30%，最高报道为32%，MGMT启动子甲基化可增加假性进展的发生率，*IDH-1*基因突变的胶质瘤患者中假性进展发病率高，1p/19q共缺失患者假性进展发病率低。出现假性进展的患者存在显著生存获益；假性进展的诊断以病理诊断为金标准，MRI功能成像及PET（^{11}C-氨基酸、^{18}F-络氨酸）等影像学检查对鉴别肿瘤进展或复发有指导意义。假性进展不需要治疗，病变可以慢慢缩小、自然恢复。

2.射波刀治疗脑胶质瘤的特有优势

（1）射波刀属于无框架立体定向放射治疗，不同于Leksell头部伽马刀需要钢架固定，只能单次照射，射波刀可以根据照射靶区大小选择不同分次照射，安全性及机动性强。

（2）射波刀治疗计划可塑性强，特别对于不规则形、非圆形病灶，可通过多种计划实现适形度，如单等中心计划、多等中心计划和适形计划。

3.脑胶质瘤射波刀治疗靶区勾画及治疗计划的问题　对于脑胶质瘤立体定向放射治疗的靶区勾画仍无可参考指南或专家共识，Yoshikawa等对初治脑胶质瘤以MRI增强区确定为治疗靶区，中位剂量为20.3Gy（范围为13.9～26.4Gy，1～5次分割），没有外扩CTV，取得较好效果。Sato等对61例脑胶质瘤患者行射波刀治疗，以MRI的T_2WI或FLAIR高信号区为靶区，病灶直径＜3cm者采用SRS，＞3cm者采用SFRT，并且要求计划中至少边缘剂量包绕90%靶体积，通常使用80%等剂量曲线；平均剂量为30.6Gy（范围为8.6～42Gy；1～8次分割）；结果中位生存期为11个月，4例出现放射性脑坏死，2例射波刀治疗后行开颅手术。Pinzi等回顾性分析128例放射治疗后复发高级别脑胶质瘤（161个病灶）采用射波刀治疗，采用SRS中位剂量15Gy（范围为6～22Gy），采用SFRT中位剂量23Gy（范围为12～28Gy；2～3次分割）。对于复发胶质瘤，因大部分经过大范围常规分割放射治疗，之前的CTV至少在MRI的T_2WI或FLAIR高信号区1～2cm外，按照RTOG或EORTC勾画方案1～2cm CTV已接受60Gy。再次外扩CTV可能带来更多的RTOG标准Ⅲ级以上并发症。因此，以MRI强化区作为射波刀治疗靶区是一个相对安全可靠的选择。在处方剂量方面，对于初治者，采用SRS方式时，可参考伽马刀治疗经验，高级别者周边剂量为18～25Gy/1Fx；低级别者周边剂量为15～20Gy/1Fx可根据周围危及器官情况位置调整分割次数。放射治疗后复发再次放射治疗者，多采用SFRT方式，参考文献资料中位剂量20～25Gy/（2～5）Fx是相对安全有效的，可根据靶区大小和前期放射治疗情况及患者的状态酌情给予分割次数及总剂量。对于局部加量者，以80%左右等剂量曲线覆盖肿瘤边缘，追加剂量以肿瘤缩小情况而定，一般为15～20Gy/1Fx，使总剂量达50～60Gy。

4.射波刀治疗脑胶质瘤相关并发症及处理　急性反应常在1～3个月发生，主要表现为头痛、头晕、恶心、呕吐及原有神经功能障碍加重。治疗期间或治疗后积极给予甘露醇及类固醇的治疗多数可缓解。晚期反应常发生在3～6个月以后，主要表现为顽固性脑水肿和放射性脑坏死。顽固性脑水肿使用甘露醇及类固醇往往难以达到预期疗效，贝伐珠单抗在这方面发挥了极大作用，近年来，VEGF抗体药物贝伐珠单抗在放射性脑坏死伴发的严重脑水肿治疗中疗效显著。对于使用贝伐珠单抗后仍无缓解者，根据情况需考虑开颅减压。

5.典型病例　如图6-3所示。

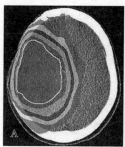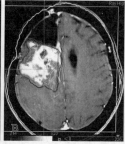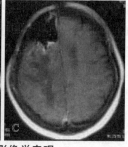

图6-3 脑胶质瘤射波刀治疗病例影像学表现

A.胶质瘤术后放射治疗后复发，再程常规放射治疗剂量为40Gy/20Fx；B.常规放射治疗后局部射波刀加量剂量为18Gy/3Fx；C.治疗后18个月复查MRI

（杨远游）

第七节　脑继发性恶性肿瘤的射波刀治疗

一、概述

脑继发性恶性肿瘤为身体其他部位的恶性肿瘤转移至颅内者，癌瘤、肉瘤及黑素瘤均可转移至颅内。临床所见的脑继发性恶性肿瘤大多数为癌瘤转移，占90%以上。男性多于女性，男女比例约为1.5∶1。其最多见于40～60岁。恶性肿瘤转移至颅内有3条途径：经血流转移、经淋巴转移及直接侵入，其中经血流转移为最多见的途径。转移途径和转移部位与原发瘤的部位相关，如肺癌、乳腺癌、皮肤癌等主要经血流转移，易在脑内形成多发转移癌。消化道癌较易经淋巴系统转移，而播散于脑膜。

二、病理表现

肿瘤呈灰褐色或灰白色，质地不一，较脆软。切面呈颗粒状，有时瘤内发生坏死，形成假性囊肿，含有液化坏死组织。显微镜下，肿瘤组织呈浸润性生长，转移瘤的组织形态与原发瘤相似。

三、临床表现

病程一般均较短。如肿瘤有出血，则症状迅速进展。如有瘤内坏死，形成囊肿，症状发展也较快。70%～90%病程在6个月以内，很少超过1年，个别的可达2～3年，平均3.5～4个月。本病临床表现主要包括颅内压增高症状和局部症状。

1.颅内压增高症状 出现较早而显著。约90%有头痛，多伴有恶心、呕吐，70%以上有视盘水肿，部分患者有眼底出血、视力减退、展神经麻痹，晚期可出现意识障碍及脑疝症状。

2.局部症状 与脑部肿瘤的局部症状相同。脑膜转移主要表现为颅内压增高和脑膜刺激征。

四、辅助检查

1. CT检查 肿瘤呈类圆形高密度或混杂密度影像，混杂密度者常为肿瘤内有坏死囊变。肿瘤周围常有低密度水肿带。动脉增强相呈明显强化或环状强化。

2. MRI检查 肿瘤多位于皮髓质交界区，T_1WI多呈低信号，T_2WI多呈高信号，周围水肿明显，常多发。动脉增强相呈均一结节状强化或环状强化。

五、诊断

根据患者多为中老年、病程短、进展快、颅内高压症状明显，一般情况较差及CT和MRI的典型影像学表现，多可确定诊断。若在身体其他部位发现肿瘤，则可以确立继发性肿瘤。

六、治疗现状

脑继发性恶性肿瘤治疗困难，不易治愈。多主张综合治疗，目的是缓解患者症状，减轻痛苦，延长生命。

（一）手术治疗

手术是治疗脑转移瘤的方法之一。手术可以迅速缓解继发于脑积水、瘤周水肿、颅内占位效应等引起颅内压增高导致的一系列中枢神经系统症状。

手术治疗的适应证：①转移瘤数目＜3个，且位于非重要功能区；②原发肿瘤对放射线不敏感；③单发转移瘤且直径＞3cm，转移瘤引起的脑水肿导致了严重的占位效应，且颅外原发灶稳定；④颅内转移瘤需要明确肿瘤病理类型；⑤小脑病变引起阻塞性脑积水或脑干受压，需要立即行手术切除；⑥导致无法控制的癫痫发作的转移瘤可通过手术切除病灶而缓解；⑦生活质量评估（KPS评分）≥70分；⑧预计术后生存期≥6个月。然而，单纯手术治疗面临原发肿瘤不能控制、术后残存肿瘤复发、新发转移灶等问题，而且手术治疗受肿瘤生长位置、肿瘤数量、患者身体状况等限制，无法保证完全切除肿瘤病灶，特别是对位置深的脑转移瘤，并且手术治疗可能损伤神经系统功能，严重影响生活质量，所以手术治疗无法被大多数患者接受。

（二）化疗

化疗是脑继发性恶性肿瘤综合治疗的一种有效方法。患者出现脑转移，其他脏器也有可能发生血行转移，因此化疗是必需的。脑转移瘤本身可造成血脑屏障破坏，若行全脑放射治疗或应用甘露醇等脱水药物治疗则也可使血脑屏障不同程度地开放，所以化疗药物可以顺利地通过血脑屏障，杀伤颅内肿瘤细胞。原发肿瘤对化疗的敏感性是决定脑转移灶化疗效果的另一关键因素。小细胞肺癌、淋巴瘤、生殖细胞瘤和乳腺癌对化疗相对敏感，而非小细胞癌和黑素瘤对化疗敏感性差。对脑转移瘤效果较好的化疗药物有尼莫司汀、洛莫司汀等亚硝脲类药物，以及替莫唑胺、紫杉醇、替尼泊苷等。但多数脑转移瘤患者化疗耐受能力差或多次化疗后对化疗药物耐药，故单纯化疗疗效不理想。

（三）分子靶向治疗

目前没有任何注册的靶向药物用于治疗实体瘤的脑转移瘤。对于激活性表皮生长因子受体（EGFR）突变或间变性淋巴瘤激酶（ALK）重排的非小细胞肺癌脑转移患者，使用特异性TKI可以获得生存获益。人类表皮生长因子受体（HER-2）阳性乳腺癌脑转移患者可以从单独使用拉帕替尼或与卡培他滨联合使用中获益。黑素瘤脑转移患者可以从伊匹单抗或BRAF抑制剂等靶向药物中获益。肾细胞癌脑转移患者可以从多重靶向药物TKI中获益，特别是舒尼替尼。

（四）放射治疗

放射治疗是恶性肿瘤的主要治疗手段之一。脑转移瘤放射治疗主要方式有全脑放射治疗（WBRT）、SRS及二者的联合应用。一直以来，全脑放射治疗被公认为是脑转移瘤患者的标准治疗手段。目前2周30Gy/10Fx的方案可作为大部分脑转移瘤患者的治疗标准，美国国立综合癌症网络（NCCN）指南也推荐37.5Gy/15Fx的分割方案。而射波刀被认为是目前世界上最为精确的SRS和SRT技术之一。对于不能手术或术后复发的肿瘤患者，射波刀治疗近期疗效确切，不良反应率较低。它已被应用于治疗颅内多种良性肿瘤、恶性肿瘤，既可取得较好的局部控制率，又可较好地保护正常脑组织，减少患者神经功能损伤，比传统的放射治疗更有效地治疗脑转移瘤。

七、脑继发性恶性肿瘤的射波刀治疗

采用立体照射技术，确定一个很小的三维颅内靶体积，给予高剂量照射，其特点是靶区边缘剂量迅速下降。单次治疗病变剂量高，正常组织受累很小，可达到高剂量集中杀灭肿瘤的效果，肿瘤细胞对射线的抗拒已不能影响疗效。射波刀治疗脑转移瘤的疗效显著，在治疗颅内单发脑转移瘤的疗效与手术相近，而治疗颅内多发脑转移瘤时具有明显的优势。Wang 等报道 39 例脑转移瘤患者，共 68 个转移瘤病灶行射波刀治疗，随访 14 个月，3 个月局部控制率和有效率分别为 77.9% 和 94.1%，而 3 个月、6 个月、12 个月的生存率分别为 97.5%、82.5%、67.5%。Wowra 等报道射波刀治疗颅内单发脑转移瘤的疗效优于伽马刀。Muacevic 等前瞻性分析射波刀治疗脑转移瘤的疗效及安全性，发现射波刀治疗的患者中位生存为 12.2 个月，6 个月、12 个月、18 个月、24 个月的控制率分别为 99.0%、95.2%、92.1%、86.0%，而且 69% 患者的死因与脑转移瘤无关，只有 6.3% 的患者出现治疗相关的不良反应。以上研究说明，射波刀治疗脑转移瘤是一种可行的、安全有效的手段。射波刀在治疗颅内较大转移瘤方面也具有优势。Wang 等报道 37 例直径 > 3cm 的脑转移瘤行射波刀治疗，所有患者给予 800cGy 总剂量，分割 3 次，每日 1 次。35 例患者随访 1 年，中位生存时间为 5.5 个月，6 个月的局部控制率为 80%，7 例出现其他部位复发，与射波刀治疗相关并发症发生率为 9%，其中放射性脑坏死 1 例（2.9%），导致应用类固醇激素时间延长 1 例（2.9%），新发癫痫 1 例（2.9%）。研究数据显示，800cGy×3 日的射波刀治疗较大脑转移瘤是安全有效的。Murai 等对 54 例患者 102 个脑转移瘤中的 61 个较大脑转移瘤（直径 ≥ 2.5cm）进行射波刀治疗，发现 27 ～ 30Gy/3Fx 或 31 ～ 35Gy/5Fx 是可耐受并有效的分割方式，其 6 个月、12 个月的总生存率分别为 52%、31%，102 个脑转移瘤局部控制率分别为 84%、78%，而 61 个巨大脑转移瘤的局部控制率分别 77%、68%，3 级及 3 级以上的放射治疗不良反应未出现。射波刀对颅内关键部位转移瘤的疗效也较好。Inoue 等进一步研究 78 例生长在关键部位且肿瘤体积 > 30cm³ 的 85 个进行射波刀治疗的巨大脑转移瘤患者，采用中位总剂量 31Gy，分 5 次，中位随访 8 个月，得到良好的转移瘤局部控制率 ［92.9%（79/85）］，50.9%（28/55）出现肢体无力、视觉障碍、失语等神经症状改善，10 例患者出现脑水肿症状，其中 2 例患者（2.1%）因为放射性脑坏死行手术治疗。提示射波刀治疗关键部位的巨大脑转移瘤也具有很高的局部控制率，不良反应少。Inoue等前瞻性研究颅内关键部位转移瘤且肿瘤体积>10cm^{3}的88例进行射波刀治疗的患者，根据转移瘤体积分为10～19.9cm^3、20～29.9cm^3、≥30cm^{3}三组，给予射波刀治疗剂量分别为47.2Gy、48.5Gy、46.5Gy，中位分5次，所有肿瘤体积≥20cm^{3}者给予≥5次治疗，随访中位时间7个月（3～41个月），肿瘤局部控制率为90.2%，中位生存时间为9个月，三组生存率无统计学差异，无患者出现放射性脑坏死而行手术治疗。以上研究提示射波刀对巨大脑转移瘤的治疗是安全有效的。

（一）射波刀治疗的适应证

1.全身各个系统的恶性肿瘤颅内转移者。

2.全身情况尚可，无明显颅内压增高症状与体征，或经药物或经手术治疗后，颅内压获得一定程度的控制者。

3.转移数目较少，多为3～4个以下。

4.肿瘤直径一般<5cm，非功能区较大的肿瘤也可行射波刀治疗。

5.位置较深或位于功能区不适合手术者。

6.全脑放射治疗后复发者。

7.肿瘤边界较清，易与周围组织区分者。

8.对常规治疗相对不敏感的肿瘤（如肾癌、黑素瘤等）的脑转移。

9.拒绝手术或手术难度大者。

（二）射波刀治疗的禁忌证

1.位于或邻近脑脊液循环通道的转移瘤，已导致脑室明显扩大，脑脊液循环受阻导致顽固性颅内压增高，药物无法控制，而又未行脑室分流术者。

2.病灶位于敏感或重要结构，如与视神经、视交叉距离<3mm。

3.急性出血，边界不清。

4.有囊性变者。

5.严重心功能、肝功能、肾功能不全者（相对禁忌证）。

6.患者一般情况差，恶病质者。

（三）射波刀治疗方法

体位固定、CT模拟定位及治疗计划设计及实施详见本章第一节。

（四）靶区确定

如何确定肿瘤边界或治疗体积在立体定向放射治疗中显得格外重要。主要根据MRI T_1增强片在CT定位片上确定GTV，若能应用MRI、CT融合技术勾画靶区则更为精确。临床中一般采用GTV边界外放$1 \sim 2mm$定为PTV，一般以$80\% \sim 90\%$等剂量线包含GTV。国外学者在靶区确定上基本类同。Nole分析了在GTV边界上外放1mm治疗脑转移瘤的控制率情况，认为在确定PTV时在GTV基础上外放1mm能够显著提高肿瘤局部控制率，且不增加放射治疗的毒副作用。

（五）射波刀治疗注意事项

1.射波刀治疗前需常规检查：见本章第一节。

2.射波刀治疗过程中应常规行血常规、肝肾功能等检查，如出现骨髓抑制导致白细胞、血小板下降，放射治疗需暂停或终止。

3.治疗中及治疗后应注意对皮肤的保护，嘱患者治疗过程中及治疗后避免对照射区域皮肤刺激。

4.射波刀治疗期间的辅助治疗

（1）对于有症状的脑转移瘤患者，类固醇可能会降低SBRT或SRS治疗相关的急性或亚急性不良反应。地塞米松是糖皮质激素类药物的首选，每日给药2次，总日剂量限于$4 \sim 32mg$。

（2）一旦获得最大程度神经功能改善，就应该尝试逐步减少糖皮质激素类药物用量，以降低激素治疗相关慢性不良反应。

（3）无症状患者不需要类固醇治疗。

（4）抗惊厥药不应列为预防处方药。

（5）对有癫痫发作史且需要同步化疗和靶向治疗的患者，应避免使用酶促抗癫痫药物，如苯巴比妥、苯妥英钠、卡马西平等。

（6）对患有深静脉血栓形成（VTE）的患者，低分子肝素（LMWH）对于初始治疗和二次预防均有效，且耐受性良好。建议抗凝治疗时间为3～6个月。然而，对于活动性恶性肿瘤患者和治疗期间肿瘤复发的患者，有一些数据支持延长抗凝治疗时间。推荐对正进行手术治疗的患者进行预防性抗凝治疗。

（7）贝伐单抗治疗可以考虑用于有症状的放射性脑坏死患者。

（六）处方剂量

有文献报道，剂量与肿瘤大小成反比。2018年NCCN指南给出了脑转移瘤SRS的剂量推荐。

1.对于排除小细胞癌、淋巴瘤、生殖细胞瘤和多发性骨髓瘤的脑转移瘤患者，KPS评分＞70分，1～4个脑转移瘤患者建议：直径≤20mm，推荐剂量为22～25Gy；直径为20～40mm时推荐剂量为18～20Gy。

2.对于KPS评分＞70分、＜10个脑转移灶、最大肿瘤体积＜10ml、最大直径＜30mm及总累积体积≤15ml的患者，其中体积＜4ml的病灶周围剂量推荐22Gy，4～10ml体积推荐20Gy剂量。

3.对于小脑孤立性非脑干转移瘤，肿瘤直径≤20mm，最大耐受剂量为18Gy；直径为21～30mm的肿瘤，最大耐受剂量为15Gy；直径为31～40mm的肿瘤，最大耐受剂量为12Gy。

4.对于脑干转移瘤病灶，20Gy、18Gy和16Gy的周围剂量分别推荐用于＜1ml、1～4ml和4～10ml的肿瘤体积。针对体积大的肿瘤或接近关键性神经结构区的肿瘤使用高倍单次照射剂量具有显著毒性风险，而尝试采用低分级方案可以达到肿瘤的有效局部控制，且相关毒性作用在可接受范围内。笔者所在放射治疗中心为降低放射治疗毒副作用，采用25～35Gy/（5～6）Fx的分割方式。

（七）典型病例

患者，男，60岁，于2015年10月在当地医院诊断为右肺腺癌，2018年5月检查发现左侧丘脑转移，2018年6月1日至6月5日在笔者所在科室行射波刀治疗，总剂量为30Gy/5Fx。图6-4为治疗前后头颅MRI对比。

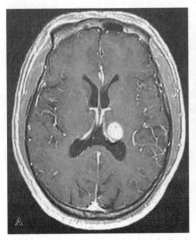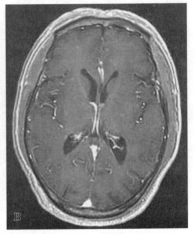

图6-4　肺癌脑转移治疗前后对比

A.治疗前；B.治疗后5个月

（欧阳灿）

第八节　其他颅内病变的射波刀治疗

一、三叉神经痛

三叉神经痛（trigeminal neuralgia，TV）是最常见的脑神经疾病，以一侧面部三叉神经分布区内反复发作的阵发性剧烈痛为主要表现，国内统计的发病率为52.2/10万，女性略多于男性，发病率可随年龄而增长。

（一）病因及发病机制

三叉神经痛的病因及发病机制至今尚无明确的定论，各学说均无法解释其临床症状。目前为大家所支持的仍然是三叉神经微血管压迫导致神经脱髓鞘学说及癫痫样神经痛学说。三叉神经脑干发出部分缺乏鞘膜，易受血管波动的影响而致疼痛发生，且患者年龄大，动脉硬化患者居多。

（二）临床表现

三叉神经痛发生年龄多在40岁以上，以中老年人居多。女性多于男性，约为3∶2。疼痛部位右侧多于左侧，疼痛由面部、口腔或下颌的某一点开始扩散到三叉神经某一支或多支，以第2支、第3支发病最为常见，第1支者少见。其疼痛范围绝对不超越面部中线，也不超过三叉神经分布区域。偶尔有双侧三叉神经痛者，占3%；疼痛性质如刀割、针刺、撕裂、烧灼或电击样剧烈难忍的疼痛，甚至痛不欲生；疼痛的规律：三叉神经痛的发作常无预兆，而疼痛发作一般有规律。每次疼痛发作时间由仅持续数秒到1～2分钟骤然停止。初期起病时发作次数较少，间歇期也长，数分钟、数小时不等，随病情发展，发作逐渐频繁，间歇期逐渐缩短，疼痛也逐渐加重而剧烈。夜晚疼痛发作减少。间歇期无任何不适。有诱发因素，说话、吃饭、洗脸、剃须、刷牙及风吹等均可诱发疼痛发作，以致患者精神萎靡不振，行动谨小慎微，甚至不敢洗脸、刷牙、进食，说话也小心，唯恐引起发作；扳机点又称"触发点"，常位于上唇、鼻翼、牙龈、口角、舌、眉等处。轻触或刺激扳机点可激发疼痛发作；发作时常突然停止说话、进食等活动，疼痛侧面部可发生痉挛，即"痛性痉挛"，皱眉咬牙、张口掩目，或用手掌用力揉搓颜面以致局部皮肤粗糙、增厚、眉毛脱落、结膜充血、流泪及流涎。表情呈精神紧张、焦虑状态。

（三）神经系统检查

神经系统检查显示无异常体征，少数有面部感觉减退。此类患者应进一步询问病史，尤其询问既往是否有高血压病史，进行全面的神经系统检查，必要时行腰椎穿刺、颅底和内听道X线片、颅脑CT、MRI等检查，以帮助与继发性三叉神经痛相鉴别。

（四）分类

三叉神经痛可分为原发性（症状性）三叉神经痛和继发性三叉神经痛两大类，其中原发性三叉神经痛较常见。

原发性三叉神经痛是指具有临床症状，但应用各种检查未发现与发病有关的器质性病变。

继发性三叉神经痛除有临床症状外，临床及影像学检查可发现器质性疾病如肿瘤、炎症、血管畸形等。继发性三叉神经痛多见于40岁以下中青年人，通常没有扳机点，诱发因素不明显，疼痛常呈持续性，部分患者可发现原发性疾病的其他表现。脑部CT、MRI、鼻咽部活组织检查等有助于诊断。

（五）鉴别诊断

1.牙痛　三叉神经痛常被误诊为牙痛，而将健康牙齿拔除，甚至拔除全部牙齿仍无效，方引起注意。牙病引起的疼痛为持续性疼痛，多局限于牙龈部，局部有龋齿或其他病变，X线及牙科检查可以确诊。

2.副鼻窦炎　如额窦炎、上颌窦炎等，为局限性持续性疼痛，可有发热、鼻塞、脓涕及局部压痛等。

3.青光眼　单侧青光眼急性发作可误诊为三叉神经第1支痛，青光眼为持续性痛，不放射，可有呕吐，伴有球结合膜充血、前房变浅及眼压增高等。

4.颞颌关节炎 疼痛局限于颞颌关节腔，呈持续性，关节部位有压痛，关节运动障碍，疼痛与下颌动作关系密切，可行X线及专科检查以协助诊断。

5.偏头痛 疼痛部位超出三叉神经范围，发作前多有视觉先兆，如视物模糊、暗点等，可伴呕吐。疼痛为持续性，时间长，往往半日至1～2日。

6.三叉神经炎 病史短，疼痛呈持续性，三叉神经分布区感觉过敏或减退，可伴有运动障碍。神经炎多在感冒或副鼻窦炎后发病。

7.小脑脑桥角肿瘤 疼痛发作可与三叉神经痛相同或不典型，但多见于30岁以下青年人，多有三叉神经分布区感觉减退，并可逐渐产生小脑脑桥角其他症状和体征。胆脂瘤多见，脑膜瘤、听神经鞘瘤次之，后两者有其他脑神经受累，共济失调及颅内压增高表现较明显。X线片、CT颅内扫描及MRI等可协助确诊。

8.肿瘤侵犯颅底 最常见为鼻咽癌，常伴有鼻出血、鼻塞，多数可侵犯脑神经，颈淋巴结肿大，鼻咽部检查、活检、颅底X线检查、CT及MRI可协助确诊。

9.舌咽神经痛 易与三叉神经第3支痛混淆，舌咽神经痛的部位不同，为软腭、扁桃体、咽舌壁、舌根及外耳道等处。疼痛由吞咽动作诱发。应用1%可卡因等喷咽区后疼痛可消失。

10.三叉神经半月节区肿瘤 可见神经节细胞瘤、脊索瘤、麦氏窝脑膜瘤等，可有持续性疼痛，患者三叉神经感觉、运动障碍明显。颅底X线检查可能有骨质破坏等改变。

11.面部神经痛 多见于青年人，疼痛超出三叉神经范围，可延及耳后、头顶、枕颈甚至肩部等。疼痛呈持续性，可达数小时，与动作无关，不怕触摸，可为双侧性疼痛，夜间可较重。

（六）治疗方法

1.药物治疗

（1）卡马西平（carbamazepine）：对70%的患者镇痛有效，

但约1/3的患者不能耐受其嗜睡、眩晕、消化道不适等副作用。开始每日2次，以后可每日3次。每日0.2～0.6g，分2～3次服用，每日极量1.2g。

（2）苯妥英钠（sodium phenytoin）：疗效不及卡马西平。

2.手术治疗

（1）三叉神经及半月神经节封闭术（基本弃用）：1903年，Schosser率先应用三叉神经周围支封闭术治疗三叉神经痛。通过注射的药物直接作用于三叉神经，使之变性，造成传导阻滞，而得以镇痛。常用的封闭药物为无水乙醇和甘油。周围支封闭操作简单，但疗效不能持久，一般可维持3～8个月，很少超过1年。半月神经节封闭术操作相对较复杂，可引起神经性角膜炎等并发症，总有效率为72%～99%，早期复发率为20%，5～10年复发率达50%。

（2）半月神经节经皮射频热凝治疗（基本弃用）：这是一种安全、简单、患者易于接受的治疗方法，疗效可达90%。其理论依据是可选择性破坏三叉神经内的痛觉纤维，而保留触觉纤维。其方法是在X线或CT引导下将射频针电极插入半月神经节内，通电后逐渐加热至65～75℃，对靶点进行毁损，持续60秒。此法适用于高龄者、不能耐受手术的患者或拒绝开颅手术的患者。

（3）微血管减压术（micro-vascular decompression，MVD）：是目前原发性三叉神经痛首选的手术治疗方法，该术式确切有效，但有一定的复发率。1967年由Jannetta教授首次提出。手术适应证：经影像学检查确认三叉神经为血管压迫者；其他治疗效果差，愿意接受手术者。压迫三叉神经产生疼痛的血管称为"责任血管"。

微血管减压术的方法：全身麻醉下，于患侧耳后、发际线内行4cm的纵行直切口，颅骨开孔，直径约2cm，于显微镜下进入小脑脑桥角区，对三叉神经走行区进行探查，将所有可能产生压迫的血管、蛛网膜条索都"松懈"开，并将这些血管以聚四氟乙烯（如Tefflon）垫片与神经根隔离，一旦责任血管被隔离，产生刺激的根源就消失了，三叉神经核的高兴奋性就会随之消失，恢复正常。绝大多数患者术后疼痛立即消失，并保留正常的面部感觉和功能，不影响生活质量。

常见的责任血管如下。

1）小脑上动脉（75%）：可形成一向尾侧延伸的血管襻，与三叉神经入脑干处接触，主要压迫神经根的上方或上内方。

2）小脑前下动脉（10%）：一般小脑前下动脉从下方压迫三叉神经，也可与小脑上动脉一起对三叉神经形成夹持压迫。

3）基底动脉：随年龄增长及受血流动力学的影响，基底动脉可向两侧弯曲而压迫三叉神经根，一般多弯向较细小的椎动脉一侧。

4）其他少见的责任血管：如小脑后下动脉、变异血管（如永存性三叉动脉）、脑桥横静脉、外侧静脉及基底静脉丛等。

责任血管可以是一支也可以是多支，既可以是动脉也可以是静脉。

3.三叉神经痛的立体定向放射治疗 立体定向放射外科（stereotactic radiosurgery，SRS）主要包括射波刀治疗和伽马刀治疗，目前已经成为顽固性三叉神经痛的治疗方法之一。SRS主要适用于药物治疗无效或不耐受药物的患者、不能手术或拒绝手术的患者、其他方法治疗无效或复发的患者。

SRS治疗顽固性三叉神经痛的损伤小，精度高，微创。有学者回顾了既往28年治疗的共1250例三叉神经痛患者。其中503例患者采用SRS治疗顽固性三叉神经痛，449例患者（89%）在平均1个月内疼痛缓解，1年后，73%患者疼痛完全消失，80%患者疼痛得到控制。193例患者接受了重复的SRS治疗。重复治疗的患者在1年后，26%的患者疼痛消失，78%的患者疼痛得到控制。结果证实，SRS能达到60%～90%的疗效而损伤较小，是高龄、手术风险高三叉神经痛患者的选择之一。

三叉神经痛初次治疗的疗效很好，但3～5年后约有50%的患者出现复发，需要再次治疗。重复使用SRS治疗疗效尚可，但是容易出现面部麻木。而射波刀采用非共面治疗，疗效更佳。笔者观察了23例射波刀治疗复发性三叉神经痛的病例，随访3～13年，结果显示疗效与初次治疗相当。

Taich等采用SRS治疗263例三叉神经痛患者，随访时间超过6个月。并对结果进行统计学分析，寻找与疗效相关的因素。263例患者中，229例（87%）表现为典型的三叉神经痛，31例（12%）为不典型三叉神经痛，4例（2%）为继发性三叉神经痛。143例（54%）患者既往接受过治疗。大部分患者接受85Gy（52%）或90Gy（42%）的治疗剂量。79%患者在平均2.5个月得到症状改善，平均疼痛缓解时间为2.5个月。多变量分析，发现典型三叉神经痛、既往接受治疗及年龄＞70岁的患者效果好，其中，典型三叉神经痛患者的疼痛改善持续时间长。处方剂量＞85Gy和既往接受过SRS的患者治疗后容易出现面部麻木。笔者认为，85Gy的单次治疗、4mm的等中心SRS和针对背部神经根入路的患者疗效好。典型三叉神经痛、年龄＞70岁和既往接受过其他治疗的患者接受SRS治疗更容易获益。

当然，Wang等对微血管减压术（MVD）和SRS治疗三叉神经痛疗效进行了比较研究，发现前者的疗效略优于后者。在观察的764例三叉神经痛患者中，340例患者（164例MVD患者、168例SRS患者和8例RFA患者）为初治患者，随访时间＞1年。MVD和SRS两组比较发现，MVD组患者更年轻（平均年龄63岁比72岁，$P < 0.001$）。平均随访时间分别为MVD组（59±35）个月和SRS组（59±45）个月，其中约38%接受MVD或SRS的患者随访5年以上。即刻或短期（＜3个月）的术后疼痛缓解率（BNIPI评分为1分）为MVD组96%和SRS组75%。MVD组患者1年、5年和10年的疼痛缓解率分别为83%、61%和44%，而SRS组分别为71%、47%和27%。MVD组的疼痛复发时间为94个月（57～131个月），SRS组为53个月（37～69个月）（$P = 0.006$）。多变量分析发现，术前症状持续时间短的患者MVD效

果好，而术后出现感觉变化者SRS的效果好。尽管MVD较SRS疼痛的缓解时间长，但MVD仍有许多限制条件，需要医师在治疗方案选择上权衡利弊。

（段学章）

二、脑动静脉畸形

脑动静脉畸形（cerebral arterio-venous malformation，AVM）是一种先天性局部脑血管发生学上的变异导致的疾病。在病变部位脑动脉和脑静脉之间缺乏毛细血管，致使动脉与静脉直接相通，形成动静脉之间的短路，导致一系列脑血流动力学紊乱。临床上常表现为反复的颅内出血、部分或全身性癫痫发作、短暂性脑缺血发作和进行性神经功能障碍。其也是引起颅内自发性蛛网膜下腔出血的第2位病因。

脑动静脉畸形发生率为动脉瘤的1/7～1/4，男性为女性的2倍，年龄高峰为20～39岁，平均年龄为25岁，60岁以上者不足5%。因此，60岁以上的脑出血和蛛网膜下腔出血应首先考虑高血压和动脉粥样硬化等病因。

（一）病因

一般认为脑动静脉畸形是胚胎期血管生成的调控机制发生障碍所致。链球菌感染后动静脉畸形、动静脉畸形切除后新发的动静脉畸形、颅内外同时发生的动静脉畸形，以及星形细胞瘤、少突胶质细胞瘤、胶质母细胞瘤、血供丰富的恶性脑膜瘤和转移癌伴发动静脉畸形等报道提示，除先天性因素外，后天性的特殊情况如能引发病理性脑血管生成也有可能成为脑动静脉畸形的病因。

动静脉畸形由一团畸形血管（血管巢）组成，内含直接相通的动脉和静脉，两者之间无毛细血管；多见于皮质和白质交界处，呈锥形，基底部面向脑皮质，尖端指向白质深部或直达侧脑室壁；有一支或多支增粗的供血动脉，引流静脉多扩张、扭曲、含鲜红的动脉血；病理特征显示畸形血管团之间间杂变性的脑组织，邻近脑实质常有脑萎缩甚至缺血性坏死。

（二）临床分型

目前最常用的动静脉畸形分级方法是由 Spetzler 和 Martin 于 1986 年提出的，按照动静脉畸形所在区是否有明显的神经学功能、引流静脉的模式和动静脉畸形血管团的最大直径为主要指标，制订了 6 级方案。

1. 位于功能区（感觉、运动、语言功能、视觉、丘脑和下丘脑、内囊区、脑干、小脑脚和小脑深部各核团）者记 1 分，否则列为"静区"记 0 分。

2. 引流静脉中有部分或全部导入深静脉者记 1 分，否则记 0 分。

3. 血管畸形的大小： < 3cm 记 1 分，3 ～ 6cm 记 2 分，> 6cm 记 3 分。

将上述三项得分相加，总分最低者为 1 级（1 分），最高者为 5 级（5 分）；位于脑干、下丘脑不能手术切除者为 6 级。

（三）临床表现

1. **出血** 多发生于年龄较小者，可表现为蛛网膜下腔出血、脑内出血或硬膜下出血，常于体力活动或情绪波动后突然出现剧烈头痛、呕吐、意识丧失、颈项强直和 Kernig 征阳性。

2. **癫痫** 可见于 40% ～ 50% 的患者，约 50% 为首发症状，多见于较大的、有大量"脑盗血"的动静脉畸形者，以部分性发作为主，可呈继发性全身扩散型，具有 Jackson 癫痫的典型特征。

3. **头痛** 约 60% 的患者有长期头痛史，多局限于一侧，出血时头痛的性质发生改变。

4. **进行性神经功能障碍** 主要表现为运动或感觉性瘫痪（见于 40% 的患者，10% 为首发症状），主要原因为"脑盗血"引起的短暂性脑缺血发作、较大的动静脉畸形引起的脑水肿或脑萎缩及出血引起的脑损害或压迫。

5.智力减退 多为巨大型动静脉畸形因严重的"脑盗血"引起的弥漫性缺血和脑发育障碍，也可由反复癫痫发作和长期服用抗癫痫药引起。

6.颅内杂音 见于较大、较表浅的动静脉畸形。

7.眼球突出 见于某些患者，特别是颞叶前端动静脉畸形有较大引流静脉导入海绵窦时。幕下动静脉畸形的临床表现较幕上者隐匿，除自发性蛛网膜下腔出血外较少有其他症状。

（四）检查

1.头部CT检查 见局部不规则低密度区，病变内钙化、新鲜的出血、血肿，血肿吸收或脑梗死后所遗留的空洞；增强后呈不规则高密度（相当于动静脉畸形的部位）。

2.数字减影血管造影（DSA） 最具有特征性。动脉期摄片可见一团不规则扭曲的血管团，有一根或数根粗大、显影较深的供血动脉，引流静脉早期出现于动脉期摄片上，扭曲扩张、导入静脉窦，病变远侧的脑动脉充盈不良或不充盈。

3.头部MRI 检查可见颅内血管团、供血动脉和引流静脉均因"流空效应"而显示为黑色。

（五）诊断和鉴别诊断

有自发性蛛网膜下腔出血或脑内出血的青年患者，特别是曾有局限性或全身性癫痫发作者应怀疑此病。本病需要与以下疾病鉴别。

1.海绵状血管瘤 是年轻人反复蛛网膜下腔出血的常见原因之一，DSA常为阴性；CT见蜂窝状的不同密度区伴钙化灶，可略增强，周围脑组织轻度水肿，很少有占位效应，无粗大的供血动脉或扩张、早期出现的引流静脉；需术中行病理而与隐匿性动静脉畸形鉴别。

2.癫痫 栓塞的脑动静脉畸形常有顽固性癫痫，可有偏瘫和小脑共济失调，因DSA阴性常误诊为癫痫；但常在蛛网膜下腔出血后发病，CT除脑局灶性萎缩形成的大片低密度区外，还可见小片钙化影混杂于低密度区周围。

3.胶质瘤 血供丰富的胶质瘤可引起蛛网膜下腔出血，DSA也可见动静脉交通和早期出现的静脉，但尚可见明显的占位效应，无增粗、扩大的供血动脉，引流静脉不扩张、纤曲；且发展快、病程短、常有颅内高压和神经功能缺失症状，CT和MRI可明确。

4.颅内转移瘤 绒毛膜上皮癌和黑素瘤等脑转移者可有蛛网膜下腔出血，且DSA可见丰富的血管团和早期出现的引流静脉；但颅内转移瘤发病年龄大、病程短、进展快、血管团多呈不规则的血窦样、病灶周围水肿明显伴血管移位、可发现原发灶。

5.脑膜瘤 血管母细胞型脑膜瘤可与本病有类似的临床和DSA表现，但占位迹象明显，无增粗的供血动脉和扩张的引流静脉，供血血管呈"抱球状"包绕于瘤的周围，CT见明显增强的肿瘤、边界清楚、紧贴于颅骨内面、与硬膜黏着、可有颅骨受侵。

6.血管网状细胞瘤（血管母细胞瘤） 多呈囊性，小的瘤结节位于囊壁上；血供多围绕于瘤的四周；CT见低密度的囊性病变，增强的瘤结节位于囊壁一侧；可伴红细胞增多症和血红蛋白异常增高。

7.颅内动脉瘤 是蛛网膜下腔出血的第一位病因，根据典型临床表现和DSA可明确。

8.静脉性脑血管畸形 少见，位于四叠体部位或第四脑室附近者可阻塞导水管或第四脑室而引起梗阻性脑积水，脑血管造影可见一根粗的静脉带若干侧支，CT为能增强的低密度病变。

9.烟雾病（Moyamoya病） DSA见颈内动脉和大脑中动脉有闭塞，大脑前动脉、大脑后动脉有逆流现象，脑底部有异常血管网，未见回流静脉。

（六）治疗

1.治疗原则 脑动静脉畸形的主要危害为出血和"盗血"，均可引起严重的后果，最理想的治疗方法是手术全部切除病灶；对低级别的动静脉畸形尽量说服患者接受全切术；但级别较高者因病变范围过于广泛或部位险要而必须权衡手术利弊、慎重对待，抽搐或轻度的局灶性神经功能障碍均不是手术指征，病变反复出血才为手术指征。

2.非手术治疗

（1）非手术治疗适用于3级以上的动静脉畸形、未出血的其他病例和因故暂不适合手术的病例。

（2）内容包括调节日常生活（避免情绪激动、禁烟酒、疏通大便、改善睡眠、降低血压、卧床4～6周），控制癫痫，对症治疗和防止再出血。

3.手术治疗

（1）动静脉畸形全切术：为最理想的首选治疗方案，术前应明确主要的供血动脉和引流静脉的数目、部位、来源、大小和对侧参与供血的情况；术前腰穿置管以便术中控制颅压；手术切口足够大以便显露主要的供血动脉；必要时术中临时阻断供血动脉并静脉滴注脑保护剂；充分利用动静脉畸形周围的脑软化灶和胶质增生带；遵循先切断动脉，再切断小静脉，最后是大的主要引流静脉的顺序，每切断一根血管后必须用双极电凝牢固焊封。大的脑动静脉畸形术后易发生正常灌注压突破综合征，应引起重视。

（2）供血动脉结扎术：适用于3～4级和4级以上、不能手术切除又常有出血的动静脉畸形患者的姑息性手术，或作为巨大动静脉畸形切除术中的前驱性手术；结扎后巨大动静脉畸形范围可明显缩小，但仍有其他脑动脉再供血而导致出血的可能。

4.介入治疗 人工栓塞术和血管内手术（脱离球囊导管、电解可脱弹簧圈）适用于不能手术切除者，以及作为巨大动静脉畸形切除前的准备。

5.放射治疗及放射外科治疗

（1）适应证：手术切除困难或风险较大者；患者年龄较大或伴有其他系统疾病而难以耐受手术者；手术未成功或术后有较大残留者；患者拒绝手术者。

（2）放射治疗方法及效果：立体定向放射外科（stereotactic radiosurgery，SRS）以射波刀（Cyber knife，CK）或伽马刀（Gamma knife，GK）为代表，也包括某些型号的直线加速器，原理是在体外将治疗射线聚焦于病灶部位，达到治疗目的，从治疗精度而言，射波刀略高于伽马刀和直线加速器。

SRS是一种有效的、非侵入性的治疗方法，发射出的光子或质子聚焦病灶使畸形血管内皮细胞增殖，脑动静畸形血管巢闭合，进而消除进一步出血风险，治疗过程中尽量避免治疗相关的不良反应。一般而言，SRS治疗脑动静畸形的临床血管闭合率在80%左右，对患者认知功能影响较小。肿瘤体积小（<30cm³）、分级低、局部治疗剂量高和治疗梯度下降快者易取得良好的疗效。SRS治疗后并发症包括出血、癫痫、迟发脑囊肿等，血管闭合不完全者出现并发症的风险高，风险与病史、既往手术史和放射治疗史相关，与年龄和性别无关。

SRS治疗脑动静畸形后，可能出现短暂的或不可逆的两种副作用。动态MRI研究显示，约30%的患者发展为治疗区域毗邻部位的影像学改变。3%～11%的患者发生放射治疗不良反应。研究发现，脑动静畸形解剖位置、肿瘤大小、治疗的边缘剂量12Gy范围的大脑体积是治疗后放射治疗不良反应发生的预测因素。H.Kano等评估了755例的脑动静畸形患者，给予单次的SRS治疗，进行了2年的随访，其中87例患者（12%）既往接受过手术切除，128例患者（17%）进行过栓塞治疗，SRS治疗的平均靶体积为3.6cm³（范围为0.1～26.3cm³）。平均的边缘剂量为20Gy（范围为13～27Gy），结果55例患者（7%）发生了系统性的放射治疗不良反应。平均随访75个月，累计的1年、2年、3年、5年的急性辐射暴露（acute radiation exposure，ARE）

发生率为3.2%、5.8%、6.7%和7.5%。与ARE发生有关的因素包括脑动静畸形体积大、边缘剂量高、大于12Gy的治疗体积，高Spetzler-Martin分级和基于放射外科的评分高。与大脑的其他部位比较（4%～8%），系统性ARE发生率较高的部位包括脑干（22%）和丘脑（16%）。19例患者（3%）有ARE相关的持续性不可逆的新发神经缺陷，其中1例患者死亡。1年、2年、3年和5年的不可逆系统性ARE发生率为0.8%、1.9%、2.1%和2.8%，5年累计不可逆系统性ARE发生率为丘脑9.1%、脑干12.1%、其他部位1.4%。

对于较大的脑动静畸形（体积$\geqslant$12cm^3），单一阶段的SRS治疗疗效低，风险高，因此有学者采用分阶段治疗的方法，能够提高脑动静畸形的闭合率。Kano等采用分阶段SRS治疗，他们的两阶段治疗间隔时间平均为4.5个月（范围为2.8～13.8个月），第1阶段的平均治疗体积是11.6cm^3（范围为4.3～26cm^3），第2阶段是10.6cm^3（范围为2.8～33.7cm^3）。两个治疗阶段的平均边缘剂量为16Gy（范围为13～18Gy）。两阶段SRS治疗后，患者血管闭合率用MRI和血管造影进行评估，平均随访82个月（0.4～206个月），平均的血管闭合率为3年4%、4年13%、5年23%和10年27%。多变量分析发现，仅仅受量$\geqslant$20Gy体积覆盖范围与血管闭合率相关。当边缘剂量$\geqslant$17Gy和20Gy SRS体积包括$\geqslant$63%总靶体积时，血管造影显示5年血管闭合率达61%，10年达70%。因此，分阶段SRS治疗较大体积的脑动静畸形，边缘剂量可以>17Gy，加上非共面技术，可以使$\geqslant$63%的内部脑动静畸形治疗剂量>20Gy。

也有学者针对微手术（microsurgery）和SRS治疗脑动静畸形的疗效比较做过研究。笔者针对脑动静畸形患者，采用1:1的比例采用两种治疗方法，回顾性地分析了两种治疗方法的疗效。主要目标是脑动静畸形的闭合率，没有出现新的永久性神经系统缺陷。配对患者每组59人，SRS组的临床（92个月比12个月，$P<0.001$）和影像学（85个月比11个月，$P<0.001$）资料的随

访更完善。两组的主要结果都达到了69%。微手术组的闭合率高于SRS组（98%比72%，$P = 0.001$），但是新出现的永久性神经损伤也高（31%比10%；$P = 0.011$）。治疗后出血率，SRS高于微手术组（10%比0，$P = 0.027$）。因此，对于脑动静畸形治疗，微手术和SRS两种治疗方法效果相当，虽然微手术的闭合率高，但神经损伤率也高。

N.Ironside等回顾了27个临床研究包括4826例患者，1456例患者有癫痫发作，平均随访时间为（48±7）个月，治疗后癫痫的控制率（消失或减轻）达73.1%，完全控制率达55.7%。

（3）疗效和并发症：Friedman等进行多变量分析显示，低Spetzler-Martin分级，治疗高剂量和陡峭的治疗剂量梯度有助于治疗成功，相反，治疗失败通常与脑动静畸形体积大、治疗剂量低和高Spetzler Martin分级相关。SRS的并发症包括出血、短暂的脑放射反应（脑水肿、放射性脑炎、脑功能障碍）、永久性脑功能障碍和放射性脑坏死等。

（七）预后

1.出血率　儿童动静脉畸形趋向于发展增大，出血率也增高；动静脉畸形初次出血后第1年有6%的再出血率，以后每年有2%的再出血率。射波刀治疗在脑动静畸形闭塞前前期不能明确有降低出血的风险。

2.癫痫发生率　以癫痫为首发症状者占17%～40%；发作以局限性者为多，一般与动静脉畸形的部位和类型密切相关，位于颞叶和额叶的癫痫发生率高于幕上的其他部位，额叶以全身性为多，顶叶以局限性为多；手术是患者术后发生癫痫的最重要危险因素。

3.自发血栓形成　极为罕见，单根回流静脉阻塞为动静脉畸形闭塞的主要原因；需注意动静脉畸形虽已闭塞，但仍有可能发生出血，故仍有手术的必要。

4.神经精神障碍　多数动静脉畸形患者在40岁之前出现症

状，以出血、癫痫最为常见，可见短暂进行性或永久性神经功能障碍、心力衰竭、脑积水和智力减退甚至痴呆。

5.手术预后 死亡率在2%以下，致残率低于10%。

（段学章）

第九节 颅内肿瘤射波刀治疗的并发症及处理

颅内肿瘤放射治疗中最常见的并发症为放射性脑水肿、放射性脑病、放射性脑坏死、放射性脊髓损伤、骨髓抑制及张口困难等。

一、放射性水肿

放射性脑水肿（radiative cerebral edema，RCE）是各种颅内肿瘤放射治疗后的常见并发症，多发生在放射治疗后3个月至2年，可发生于各个反应期。急性RCE患者在放射治疗即刻至10小时内出现头痛、恶心、呕吐等脑水肿颅内压增高表现；慢性RCE患者一般在治疗后3～10周开始出现，大部分表现为头痛、呕吐，部分患者伴有不同程度的神经缺失症状，如偏瘫、面瘫等。

1.头痛 由脑水肿引起的颅内压增高所致。脑肿瘤术后的患者在放射治疗后头痛症状再次出现或加重，并呈搏动性，常提示颅内压增高，以夜间、清晨尤甚，且在咳嗽、弯腰、低头时加重。因此应加强巡视、密切观察患者的生命体征、瞳孔、意识的变化，去除一切诱发颅内压增高的因素，如指导患者保持大便通畅，切忌用力排便，便秘者及时给予缓泻剂，保持病室安静，避免情绪激动。当患者出现头痛时，应立即通知医师，给予氧气吸入，快速输注20%甘露醇和静脉注射地塞米松。另外给患者抬高床头15°～30°，有利于颅内静脉回流，也可降低颅内压，缓解头痛。

2.恶心、呕吐 脑部病变引起的呕吐多与饮食无关，呕吐多发生于清晨或体位变动时，呕吐呈喷射状，常伴有头痛，呕吐后头痛有所减轻。而放射治疗所致呕吐与饮食有一定关系，常有恶心感，为非喷射性呕吐。因此，放射治疗期间应注意观察患者呕吐性质及与头痛关系。患者出现呕吐时应保持呼吸道通畅，避免发生窒息，可使用脱水剂或止吐药，呕吐后及时漱口；饮食上应以清淡为主，忌辛辣和刺激性食物。

3.癫痫 放射治疗后由于脑水肿，功能区神经元异常兴奋，从而导致癫痫发作，癫痫发作时应控制抽搐，给予脱水、吸氧、保持呼吸道通畅等处理。肢体活动状态是反映脑水肿的一个重要指标，通过与患者握手、肢体伸直、屈曲的活动，观察其肢体活动变化。

二、放射性脑病

放射性脑病发生在放射治疗后10个月至7年，表现为记忆力下降、脑神经损害征、一侧肢体无力，或伴有头痛，甚至精神异常如多语、表情呆滞、语无伦次等。放射性脑病的治疗手段主要为糖皮质激素、脱水剂、神经营养药、脑细胞活化剂、抗凝剂、扩血管药物、免疫调节剂等药物治疗及针灸、高压氧治疗，必要时进行手术。

三、放射性脑坏死

放射性脑坏死是迟发性放射性脑损伤的一种形式，是头颈部肿瘤、颅内肿瘤和脑内动静脉畸形放射治疗后的最严重并发症。颅内肿瘤放射治疗后产生的脑坏死可发生在放射治疗后10个月至10年，但是70%的脑坏死发生在放射治疗后1～3年。放射性脑坏死患者，如果出现进行性神经功能障碍，需长期依赖激素治疗，CT和MRI显示有广泛脑水肿和占位效应，可行手术切除坏死组织。当肿瘤复发与放射性脑坏死难鉴别，病灶有占位效应时，应积极手术切除病灶。

四、放射性脊髓损伤

放射性脊髓损伤多在放射治疗结束后3个月左右出现。早期患者表现为低头时触电感并向四肢远端放射，又称Lhermitt征；晚期患者以颈段脊髓横贯性损伤为主，表现为肢体无力到完全瘫痪，痛觉、触觉减退，大便干结或二便失禁。

五、骨髓抑制

放射治疗期间应每周查血常规1～2次，以便及时发现骨髓抑制情况。如白细胞降低则可给升白细胞药物口服，当白细胞降至2.0×10^9/L时，应将患者隔离安置在单人房间，每日应用紫外线消毒病房2次，限制探视，可给予皮下注射重组人粒细胞集落刺激因子或加以预防性抗感染治疗；监测体温，每4小时1次，及时发现感染征象；指导患者保持口腔、会阴清洁，防止口腔和皮肤感染。

六、放射性口炎、放射性皮炎

每日检查患者口腔黏膜和放射野皮肤的情况，及时发现放射性口炎和放射性皮炎。放射治疗期间指导患者保持口腔清洁，用含氟牙膏和软毛牙刷刷牙，必要时用口灵（复方茶多酚含漱液）含漱，每日3次；避免进食过热、过硬的食物，劝告患者戒烟酒。保持放射野皮肤清洁，忌用肥皂或冷热水清洗放射野皮肤，避免抓挠或使用有刺激性的药物或化妆品，外出时打遮阳伞。

对脑组织放射性损伤进行治疗及采取积极的预防措施将会使放射性脑损伤减少到最小程度，早期治疗效果好且症状有望改善或部分恢复，有手术指征者应及时采取正确的手术治疗。此外，正确有效的预防措施在防止放射性脑损伤时也具有十分重要的意义。

（车金萍）

第七章

骨继发性恶性肿瘤

第一节　骨继发性恶性肿瘤诊治现状

骨继发性恶性肿瘤是指原发肿瘤的肿瘤细胞经血行播散到骨所致的可持续生长的转移灶，以癌多见，少数为肉瘤。近年来，随着癌症治疗手段的进步及生存期的延长，骨转移的发生概率随之增加。骨组织是恶性肿瘤远处转移的第三好发器官，仅次于肝及肺，20%～95%的癌症患者在病程中将发生骨转移。其中转移癌可分为溶骨型、成骨型和混合型3种类型。溶骨型转移癌多见于肺癌及乳腺癌，而前列腺癌、结肠癌、鼻咽癌及膀胱癌多引起成骨型转移癌。混合型转移癌同时有骨质增生及骨质破坏，常见于乳腺癌、前列腺癌及肝癌。就发病部位而言，以躯干及四肢的近心端为高发，四肢的远心端为低发，肢端者极少见。早期多数为单发，也可为多发。发生在脊柱的转移肿瘤，以腰椎最多，胸椎次之，颈椎最少。乳腺癌、肺癌和肾癌多转移到胸椎；前列腺癌、宫颈癌、直肠癌多转移到腰椎；而鼻咽癌、甲状腺癌多趋向于颈椎转移。此外，肺癌、肝癌、乳腺癌也容易向骨盆和股骨上端转移（表7-1）。

表7-1　尸体解剖证实的各骨转移癌的发生率

原发肿瘤	研究数量（个）	转移癌的发生率（%）	
		中位分布	范围
乳腺	6	73	47～85
前列腺	7	68	33～85
甲状腺	4	42	28～60
肾脏	3	35	33～40
支气管	5	36	30～55
食管	3	6	5～7
胃肠道	4	5	3～11
直肠	3	11	8～13

一、发病机制

随着"转移前微环境"概念的出现，我们对于原发肿瘤在转移癌生长中的作用有了新的认识。在模型系统中，发现原发肿瘤释放的因子可直接将骨髓中的造血祖细胞迁移至将要转移的特定的部位并聚集，为随后肿瘤细胞的种植准备好"土壤"，创造适宜的微环境。这个模型支持一个观点，即转移的开始是一个早期事件，可能早于原发灶被临床检测出来，而并非与肿瘤高负荷有关。其精确特征仍有待证实，但前列腺癌的模型提供了令人信服的证据——肿瘤细胞占据了造血干细胞的微环境。一旦建立起这种微环境，肿瘤细胞可在周围骨微环境的调控下潜伏数年。

常见于骨盆及脊柱转移的另一机制：Batson静脉系统位于硬脊膜和脊椎周围。其没有静脉瓣，同时与上下腔静脉有直接关系，又能独立成为系统；当胸腔、腹腔压力增加时，就会出现血流缓慢、停滞甚至逆流，为通过的癌细胞制造停留和繁殖的机会。故骨转移癌常为多发，极少为单发。

二、临床表现

骨转移瘤最常出现的症状及体征有全身消耗症状、转移灶局部的疼痛、压迫症状、病理性骨折等。以局部疼痛及病理性骨折而就诊者居多。约40%的患者有原发恶性肿瘤的病史及体征，多数患者无原发肿瘤病史及体征，首发症状即为转移的症状，造成诊断上的困难，如肝癌、甲状腺癌、肾上腺肿瘤及肾癌等常无原发症状。

1.疼痛　是早期的主要症状，一般在开始时较轻，呈间歇性，随着病情进展，疼痛可逐渐加重，且由间歇性发展为持续性。因为治疗方案不同，所以确定疼痛是因潜在肿瘤而产生的还是因机械因素而产生的非常重要。肿瘤疼痛往往为持续性疼痛，夜间尤其严重；相反，机械性疼痛是随着载荷的增加而加重的，如脊柱的转移瘤会在坐、站、走时加重，休息时缓解，当对邻近神经、血管造成压迫、侵犯时，疼痛之后会出现无力、麻木，然后出现直肠/膀胱功能障碍。

2.肿胀或肿块　多发生于疼痛出现之后，若肿瘤发生于骨膜下或浅表位置，疼痛出现较早，甚至伴有可触及的肿胀及变形；如其穿破到骨外，则可产生位置相对固定的软组织肿块，并短时间内迅速增大。

3.功能障碍　随着肿瘤进展，疼痛、肿胀将导致功能障碍，可伴有不同程度的肌肉萎缩。

4.压迫症状　转移至脊柱的肿瘤很快就会出现压迫症状，包括脊髓马尾或神经根的压迫症状，背痛是脊髓压迫最常见的首发症状。疼痛可有2种情况：脊柱局部痛或根性疼痛，根性疼痛的发生率与肿瘤的位置相关，最常见的部位为颈椎（79%）和腰骶部（90%），胸椎相对少见（50%）。与此同时以瘫痪为首发症状的也高达50%。转移至骨盆者可引起直肠、膀胱的压迫症状，如大小便功能障碍。位于肢体的也可引起血管和神经干的压迫症状。

5.病理性骨折 Staley统计骨转移癌患者中病理性骨折的自然发生率接近5%。骨转移癌对骨质的破坏引起骨承重能力下降，导致最初骨小梁中断、微骨折发生，进而出现骨完整性的破坏。肋骨骨折和椎体塌陷最为常见，然后最严重的并发症是长骨骨折和肿瘤压迫硬膜囊。病理性骨折常发生于溶骨性病变和负重骨，最常发生于股骨近端。预防性内固定是高骨折风险病灶的首选治疗，然后通过放射治疗控制肿瘤的生长，避免骨质进一步破坏。如患者不适合进行手术，则应首选放射治疗并避免负重。

6.高钙血症 主要表现为神经系统、肾、胃肠功能失调，严重者可导致脱水、氮质血症、精神呆滞、昏迷、心律失常。高钙血症是骨转移癌的致死原因之一，西方人常见。血钙增高的主要原因如下。

（1）患者极度虚弱，蛋白降低，血中游离钙升高。

（2）骨折与肿瘤病灶可释放钙离子。

（3）乳腺癌雌激素治疗可以增加血钙。

（4）长期卧床脱钙。

（5）病灶内类甲状旁腺激素分泌升高。

静脉给予双膦酸盐联合补液治疗是高钙血症的主要治疗措施，可使70%～90%的患者血钙降至正常，进而症状缓解、生活质量改善。唑来膦酸是适用于治疗这种转移癌急症的最有效的双膦酸盐。

7.全身症状 肿瘤进展到后期由于肿瘤的消耗、毒素的刺激和痛苦的折磨，可出现一系列全身症状，如失眠、食欲缺乏、精神萎靡、进行性消瘦、恶病质、骨髓抑制等。

三、诊断与鉴别诊断

大多数患者在出现转移时均已有明确的原发肿瘤病史，只有3%～4%的患者原发病灶并不明确，其中85%的患者最终可使用由Rougraff等提出的综合性检查策略来鉴别，如图7-1所示。

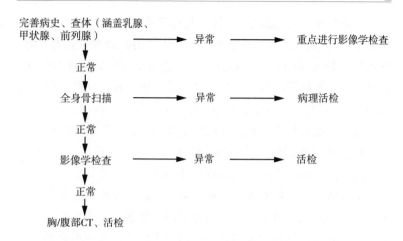

图7-1 Rougraff描述的不明原发灶的骨转移癌的诊断策略

（一）诊断

1.影像学检查

（1）X线检查：可判断骨肿瘤的位置、肿瘤对宿主骨的影响、宿主对肿瘤的反应、肿瘤组织的密度等。转移性骨肿瘤分为溶骨型、成骨型和混合型3种，前者最多，形成虫蛀样或地图样骨质缺损，边界不清，边缘不规则，周围无硬化。溶骨区内可见残留骨小梁、残留骨皮质，无骨膜反应。少数病例有骨皮质肿胀。成骨型破坏常可见斑点状、片状致密影，甚至为象牙质状，骨小梁紊乱、增厚、粗糙，受累骨体积可增大。混合型骨转移则兼有成骨型和溶骨型两种X线表现。X线检查虽是骨转移癌诊断最基本、最主要方法，但敏感度仅有44%～50%。

（2）CT扫描：可显示骨破坏和软组织肿块病灶，但是，当转移灶的骨破坏或骨质破坏和软组织征象不明显时，CT扫描可能不易发现这些病变，导致检查的假阴性结果，特别是骨皮质骨破坏＜50%时，但其敏感度及特异度均高于X线检查，敏感度为82%～100%，特异度为73%～100%。

（3）MRI扫描：由于MRI扫描的成像原理是氢离子的改变，

当肿瘤在骨髓腔内生长时，即使没有明显的骨组织破坏，也会因骨髓内占位性病变显示信号的异常，诊断为骨转移癌。因此，MRI扫描比CT扫描更具有优越性，比CT扫描及骨扫描更早诊断、敏感性高，而且能更好地了解肿瘤范围，特别是立体定向放射治疗要求精确定治疗靶区时对治疗的帮助作用更大。

MRI扫描还是骨转移癌引起的脊髓压迫症更佳的诊断手段，它不仅能确定肿瘤病变范围、位置，还能了解肿瘤压迫脊髓的程度。

（4）骨扫描：对于骨转移性肿瘤的诊断非常重要，可以早期发现病灶及病损的数目和范围，可用于早期筛查全身病灶，但可能存在假阳性。肾癌骨转移和多发性骨髓瘤在放射性核素扫描中常表现为冷区，另外，有效的放射治疗后转移癌病灶的核素浓聚会降低。因其易受病变局部物质代谢水平等因素影响，对于骨代谢不活跃的转移瘤、治疗后的骨转移瘤患者，骨扫描可作为首选检查，MRI、CT、PET/CT是其必要的补充手段。

（5）^{18}F-FDG PET/CT：作为一项新兴技术，^{18}F-FDG PET/CT在骨转移癌的诊断过程中正逐渐发挥更重要的作用。^{18}F-FDG是葡萄糖类似物，通过肿瘤细胞膜上过度表达的葡萄糖转运蛋白摄取进入肿瘤细胞，由于^{18}F-FDG去磷酸化速度慢，陷入肿瘤细胞，在肿瘤细胞内聚集，呈高代谢改变。PET/CT 是在患者不改变体位的情况下，同时以CT 采集患者的解剖图像，以PET 采集患者的代谢图像，并将两者完美地融合在一起的检查方法，自2001 年推向市场后，以极高的敏感性和特异性得到认可。近年由于硬件探测器的改进，密度分辨率达到4mm，检查速度大幅缩短。由于诊断剂量CT、呼吸门控、高分辨重建、双时相检查等技术的应用，诊断质量不断提高，PET/CT已成为肿瘤患者诊断和治疗随访过程中必不可少的检查。^{18}F-FDG PET/CT的优势是既可探测骨转移灶，也可探测软组织病。文献报道对骨转移灶探测的敏感度为62% ～ 100%，特异度为96% ～ 100%。

2.实验室检查

（1）常规检查：这类患者除一般的常规检验可出现血红蛋白

降低、血红细胞减少、红细胞沉降率增快、血浆蛋白下降、白蛋白/球蛋白（A/G）比值倒置等表现外，还应进行碱性磷酸酶（ALP）、酸性磷酸酶（ACP）、乳酸脱氢酶（LDH）、血钙、血磷等项检查。约10%的乳腺癌、肺癌、肝癌和肾癌的骨转移癌患者会出现血钙升高、血磷降低。前列腺癌骨转移时酸性磷酸酶升高，在成骨型转移瘤形成时会出现碱性磷酸酶升高。

（2）骨髓检查：有骨转移时，骨髓涂片可找到肿瘤细胞。

（3）尿液检查：尿内儿茶酚胺增高，其代谢产物3-甲氧基-4-羟基-苦杏仁酸（VMA）和同型香酸（HVA）也增多。

（4）肿瘤标志物：近年来，肿瘤标志物检测、肿瘤放射免疫显像和聚合酸链反应（PCR）在骨转移瘤中应用增多，对于诊断原发癌及肿瘤的微转移也有较大帮助。目前国内外常用的如下：甲胎蛋白对于诊断原发性肝癌及骨转移有益，癌胚抗原用于诊断结肠癌、小细胞肺癌、乳腺癌、胰腺癌、甲状腺髓样癌及其转移，CA19-9作为胰腺癌的标志物，如与CEA联合应用则检测胰腺癌的阳性率可高达90%。CA125为卵巢癌的相关抗原，前列腺特异性抗原用于诊断前列腺癌，鉴别转移性腺癌的性质。CA72-4与CEA及CA19-9联合检测利于胃癌及骨转移的检出。

3.病理检查　活检是最确切的诊断方法，其方法包括经皮穿刺、抽吸、取芯等。单一的病灶以直接挖取病灶组织为主要方法，多发性病灶则应该考虑从相对较易取得病变组织的部位着手。很多单发性的骨肿瘤病变，应该尽量地将活体组织检查同肿瘤组织的手术清除结合起来。有时，肿瘤部位很深或周围结构非常紧凑，如脊柱椎体的转移性肿瘤，也要充分考虑活体组织检查操作本身的风险和操作后的并发症，采用其他的组织检查方法如穿刺活检也不失为一种较好的诊断方法。

（二）鉴别诊断

转移性骨肿瘤与原发肿瘤的鉴别，病灶在四肢骨及脊柱者，原发肿瘤的表现较明显，较易鉴别。在骨盆的肿瘤，特殊表现较少，鉴别较难。单一病变时与骨的原发肿瘤相鉴别，如尤因肉瘤。活检是诊断肿瘤的可靠手段，也是鉴别诊断的主要手段，对于骨转移肿瘤常采用穿刺活检。找寻原发肿瘤：如能找出原发肿瘤，则骨转移瘤的诊断确立，即使未找到原发肿瘤，只要经活检排除了原发肿瘤，则转移瘤的诊断也能成立（表7-2）。

表7-2　骨转移瘤的常见类似疾病的临床、影像学及生化特点

诊断	临床特点	影像学特点	生化特点
骨转移癌	普遍疼痛 常多发 多累及中轴骨	骨扫描很少完全正常 平片可见溶骨型或成 　骨型病灶 骨折或椎弓根破坏 CT/MRI可见软组织 　肿块	碱性磷酸酶水平升高 尿骨吸收标志物水平 　升高 高钙血症
退行性病 　变	年龄大 肢体出现疼痛、无力 病史长	累及脊柱可见示踪剂 　摄取对症性升高 平片可诊断	常正常
骨质疏松 　症	老年女性 未出现骨折或椎体坍 　塌时无明显疼痛	如无骨折或椎体压 　缩，骨扫描正常 平片可见弥漫性骨质 　疏松	血清指标常无异常 尿指标稍高 无高钙血症
骨Paget 　病	年长 常有骨畸形 因血流增多，局部发热 颅骨常被累及、增大	MRI可见骨髓正常 骨扫描可见广泛病变 平片可见硬化性骨膨 　大	碱性磷酸酶水平显著 　升高 尿羟脯氨酸排泄升高 高钙血症罕见
骨折	外伤史 胸部照射常可见自发 　性肋骨骨折	骨扫描核素浓聚 肋骨病灶齐聚均一， 　不是随机分布 平片没有骨折、周围 　骨质破坏的证据	多数情况下正常

（郭　冰）

第二节　骨继发性恶性肿瘤的射波刀治疗

一、射波刀治疗适应证及禁忌证

（一）适应证

1.既往常规放射治疗（总剂量不超过45Gy）或手术治疗失败者；或手术后有影像学可见的肿瘤残留或术者认为复发危险性较高的患者。

2.患者拒绝手术或基础疾病不允许手术的患者。

3.病理性骨折风险较低者。

4.骨盆肿瘤未累及髋臼，无明显功能障碍者。

5.对放射治疗反应敏感的肿瘤。

6.承重骨存在骨转移，无疼痛表现，但影像学检查显示有明显骨质破坏者。

（二）禁忌证

1.硬膜外脊髓或马尾压迫、具有严重的或进行性发展的神经压迫症状、影像学资料显示脊髓受压超过25%、脊髓不稳定而易引起神经症状者。

2.肿瘤距马尾5mm内（相对禁忌证）。

3.不能平卧并耐受治疗的患者。

4.既往同一水平行SBRT（相对禁忌证）。

5.射波刀治疗前30日内行系统性放射性核素治疗。

6.射波刀治疗前90日行体外照射。

7.患有放射治疗禁忌的硬皮病或结缔组织病。

二、射波刀治疗靶区勾画及处方剂量

首先要确认所治疗病灶的体积、位置及与脊髓的关系，单纯依靠CT难以准确勾画出肿瘤和需要保护的脊髓等器官时，可通过MRI与CT图像融合来辅助进行靶区勾画。大体肿瘤靶区（GTV）为影像检查所示肿瘤范围，在GTV的基础上外扩1～3mm为计划靶区（PTV）。当病灶与脊髓邻近时，调整PTV的范围，使其不与脊髓重叠；同时勾画出脊髓、食管、直肠等重要器官。尽管对骨转移癌的放射治疗技术和剂量与分割进行了许多临床研究，但最佳的技术和剂量与分割仍在探讨之中。骨转移瘤的射波刀治疗采用少次数、大分割剂量放射治疗方式。一般采用25～30Gy/（5～10）Fx，这种方法快速、方便，适合于行动不便者。美国放射治疗及肿瘤学会（ASTRO）2016年更新发布了骨转移姑息性放射治疗指南中指出，对于骨转移引起的疼痛缓解，单次8Gy、5次20Gy、6次24Gy及10次30Gy，其疼痛缓解是等效的。

三、射波刀治疗期间的常见不良反应和并发症的预防及处理

最常见的不良反应是放射性脊髓病，其次是椎体压缩性骨折和暴发性疼痛等。

（一）放射性脊髓病

放射性脊髓病又称放射性脊髓炎，多见于鼻咽癌、食管癌、甲状腺癌、纵隔肿瘤、脊椎肿瘤放射治疗期间，正常的脊髓将受到不同剂量的射线照射，为了控制或达到治愈肿瘤的目的，放射治疗必须要求达到一定的剂量强度，这样放射性脊髓炎就不可避免地发生了。1941年Ahltotn首次描述此病，其发生和严重程度与放射治疗的照射部位及照射剂量密度相关，一般来说发病率为1%～10%，最高的发生率偶见报道可达25%，如表7-3所示。

表7-3 在1～5次分次SBRT时放射性脊髓炎发生可能性为
1%～5%的P_{max}实际计量预测值

	1分次P_{max}限值（Gy）	2分次P_{max}限值（Gy）	3分次P_{max}限值（Gy）	4分次P_{max}限值（Gy）	5分次P_{max}限值（Gy）
1%可能性	9.2	12.5	14.8	16.7	18.2
2%可能性	10.7	14.6	17.4	19.6	21.5
3%可能性	11.5	15.7	18.8	21.2	23.1
4%可能性	12.0	16.4	19.6	22.2	24.4
5%可能性	12.4	17.0	20.3	23.0	25.3

注：P_{max}最大点剂量

1.致病性因素与相关因素 其发病与多种因素有关，如照射剂量、治疗时间、分隔次数、照射部位的大小及个体放射敏感性差异等。Lambert等提出，导致放射性脊髓炎的重要致病性因素如下：①分隔次数少；②疗程短；③剂量大；④脊髓照射长度增加等。在总量相同的情况下，单次6～8Gy的大剂量分割照射比5次20Gy、6次24Gy及10次30Gy的多次小剂量照射的危险性大。

2.脊髓的放射性耐受 目前已形成的共识是脊髓受到均一照射45Gy剂量时发生放射性脊髓病的概率不超过0.5%。对单次放射治疗而言，脊髓的耐受量尚未明确，一般认为，单次照射剂量不超过8～10Gy相对安全。RTOG97-14研究显示，伴疼痛症状的椎体转移瘤行8Gy/Fx和30Gy/10Fx 2种分割方式，放射性脊髓炎的发生率均为0。再次照射的患者，放射性脊髓炎的发生率取决于前后两次放射治疗的等效生物剂量（BED）之和。Niedir等计算两次放射治疗脊髓BED值的研究显示，两次放射治疗脊髓的BED之和＜135.5Gy，单次放射治疗脊髓的BED值不高于98Gy，且两次放射治疗间隔＞6个月，患者放射性脊髓炎的发生率低。

无论是在肿瘤中还是在周围危险器官，立体定向放射治疗形成的剂量分布不均匀，因此对于安全剂量的界定有待进一步探索。

3.临床表现

（1）潜伏期症状：放射性脊髓病的发生与进行放射治疗之间具有一定的间隔时间，一般称其为临床潜伏期。其时间长短与临床类型直接相关，治疗后3个月内出现临床症状者为早期短暂型，其余则称为慢性进展型，该类型患者症状出现时间一般为3个月至5年，平均为18个月。对于原发肿瘤被较为满意地控制而且已经获得数年以上生存时间的患者，病变多数呈现渐进性进展。放射性脊髓病的症状一旦出现，临床上常难以逆转，因此更加强调对潜伏期症状的重视。

1）感觉障碍：常见患者在潜伏期出现手足麻木感或针刺感、蚁爬感，这些感觉经常自颈部沿着脊柱向肢体放射。部分患者在进行颈部屈伸运动时可以有触电感（Lhermitte征），其中多数患者可以恢复到正常，一部分患者可以呈现渐进性发展，出现受累的脊髓节段上缘以下支配区域的痛觉和温度觉的障碍，而深部的感觉一般没有改变。

2）疼痛：多数为颈部或肩背部的疼痛，偶尔也可以出现肢体疼痛。

3）运动障碍：受累的脊髓节段以下的脊髓所支配的肢体出现上运动神经元损伤的体征，表现为轻重不等的痉挛性瘫痪，也称硬瘫，如肌张力增强、腱反射亢进及出现病理性反射阳性的结果。瘫痪的肌肉一般不出现萎缩，生物肌电检测经常无变性反应。此外，受累的脊髓节段所支配的肢体也可以出现前角受累的下运动神经元损伤的体征，如出现迟缓性瘫痪-肌张力降低、肌肉萎缩、腱反射减弱或消失、肌束震颤、电测验具有变性反应。

4）自主神经功能紊乱：主要是潜伏期的晚期患者出现膀胱、直肠的功能紊乱或发生障碍。

（2）早期反应：以低头触电感（Lhermitte征）为特征性表现，这是一种表现特殊的主观症状，并可以伴有感觉障碍的短暂性、轻型放射痛。即当患者做屈颈动作时出现从颈部沿着背部脊椎向下肢或四肢放射的麻木感、针刺感或触电感，头复位时症状即可消失。动作越迅速而有力，触电感越强烈。在此期间，患者多无其他神经系统的异常体征，其为放射治疗早期反应。一般患者在放射治疗后1～10个月出现，可以维持2～4个月，早期临床表现一般为一过性，经过适当的休息及药物治疗以后上述症状多数在3～6个月可以自行消失，一般不会留下后遗症，极少数的患者可以在以后发展为持续性脊髓损伤。

（3）晚期反应

1）疼痛及功能障碍：大部分患者病情呈慢性进行性发展，常从一侧下肢的麻木无力或疼痛开始，向同侧上肢延伸，并向对侧肢体发展，最后出现四肢痉挛性瘫痪；同时可有直肠和膀胱括约肌的功能障碍（大小便潴留或失禁）及感觉性共济失调，而一般浅感觉损害较轻，即呈不完全或完全性脊髓横贯性损伤。如出现括约肌障碍则提示预后不良。

2）脊髓半侧横贯损害综合征：部分患者表现为不同程度的同侧运动和深感觉障碍，对侧浅感觉（痛温觉）障碍，也可出现综合痛温觉障碍呈双侧性，而运动障碍呈单侧性或反之，或两者均在同侧。曾接受放射治疗的患者，在照射区域查出此综合征，应首先考虑放射性脊髓炎，但在判断此综合征病变水平时，应记住痛温觉感觉纤维是在脊髓内上升2～4个节段后再交叉到对侧的解剖特点，所以病变水平应定在痛温觉障碍水平的上方2～4个节段。

4.预防与治疗

（1）预防：由于是放射性的神经损伤，本病在治疗上一般可以选择的方法不是很多，因此临床上更加重视对本病的预防。①对有希望通过根治性放射治疗治愈的患者，如放射野有部分或全部通过脊髓，则应尽力改进放射治疗技术，把脊髓的受量限于正常耐受量以下；②控制照射剂量，缩小脊髓照射长度，采取合适的分割次数，对放射性脊髓炎的预防有重要作用；③在颈部必须多野照射的前提下，应注意不犯理论或技术的错误，设置固定头部的防护支架可以保护脊髓。

（2）治疗：内科保守治疗措施中，目前尚无明显有效的治疗措施在临床上得以确证，因此，本病的治疗基本上采取对症、增加组织供氧、改善微循环等治疗措施，部分与放射性脑病的治疗相同。①糖皮质激素：对早期、初发性病例的效果相对较为满意；②神经代谢活化剂：可改善神经的血液循环，提供神经细胞能量，增加氧化代谢，激活神经细胞呼吸；③血管扩张药、氧自由基清除剂、中医中药等治疗。

（二）椎体压缩性骨折

因为正常骨组织被肿瘤组织所代替，所以椎体转移易发生病理性骨折。虽然溶骨型病变比成骨型病变看似更脆弱，但其实两者都有增加骨相关事件发生的风险。放射治疗常被用于治疗骨转移癌，其本身也会增加骨折发生的风险。尽管其照射靶区包括整个椎体、肿瘤和正常骨组织，但是常规姑息治疗剂量被认为风险很低。大部分脊椎压缩性骨折都有确定的风险因素，其中最重要的影响因素是分次剂量，处方剂量≥20Gy，实际上是这种单次放射治疗方案的剂量应用问题。因此，建议在脊柱转移瘤放射治疗时应尽量避免单次剂量≥20Gy，特别是有压缩性骨折危险因素的患者。

（三）暴发性疼痛

暴发性疼痛定义为放射治疗过程中或治疗结束后短时间内发生的短暂疼痛加重。在暴发性疼痛相关危险因素方面，无论剂量学的因素还是肿瘤特异性的因素都不是预测暴发性疼痛的相关因子，只有KPS评分和受累的部位有预示作用。地塞米松及甲泼尼龙对于暴发性疼痛治疗有效，治疗可维持至放射治疗剩余疗程结束或结束后5～10日。

四、典型病例

患者，男，58岁，2015年3月在笔者所在医院诊断为原发性肝癌，2015年12月行肝移植，2018年3月出现颈背部疼痛，PET/

CT提示第1胸椎两侧椎板及棘突骨质破坏，代谢增高，考虑恶性肿瘤转移。2018年5月8日开始针对第1胸椎转移灶行放射治疗，总计划共6次，总剂量为34.5Gy。图7-2为治疗前后胸椎MRI对比。

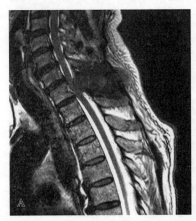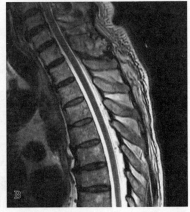

图7-2　射波刀治疗患者胸椎转移灶

A.患者治疗前MRI影像；B.患者治疗后6个月MRI影像

（郭　冰）

第八章

肾脏恶性肿瘤

第一节 肾脏肿瘤的诊治现状

肾脏恶性肿瘤包括原发于肾脏的恶性肿瘤和其他部位肿瘤转移到肾脏的继发性恶性肿瘤。原发性肾恶性肿瘤最主要的是肾癌，又称肾细胞癌、肾腺癌等，是指起源于肾小管上皮细胞的最常见的肾脏实质性恶性肿瘤，占恶性肿瘤的1%～3%，占原发性肾恶性肿瘤的85%左右，为泌尿系统第2位肿瘤。肾癌的高发年龄段为60～65岁，其男女比例为1.5∶1。其常为单侧发病。长期吸烟、体重超重、高血压、环境因素、职业暴露、激素及遗传因素都与肾细胞癌的发生有关。

一、病理分型

2016年WHO分型中肾癌包含3种组织学类型：透明细胞癌（ccRCC）、乳头状细胞癌（1型和2型）、嫌色细胞癌（chRCC），其他类型包括集合细胞癌和不常见肾肿瘤（如与终末期肾病相关肾癌、获得性囊性相关肾癌、乳头状腺癌、遗传性肾癌、血管平滑肌脂肪瘤等）。2017年EAU肾细胞癌指南将肾癌分为局限性肾癌、局部进展性肾癌、进展性/转移性肾癌、复发性肾癌。

二、临床表现

肾癌患者的临床表现复杂、多变，这些临床表现有些是肾肿瘤本身直接导致的，有些可能是由肾癌细胞所分泌的激素或转移灶所产生的。由于健康体检越来越普及，来医院就诊的多数肾癌患者通常是由影像学检查无意中被发现。

在临床中，早期肾癌通常缺乏临床表现。当经典的肾癌三联征，血尿、腰痛和腹部包块都出现时，约60%的患者至少已达T3期；当出现左侧精索静脉曲张时，提示可能合并左肾静脉瘤栓。因此早期诊断肾癌具有重要意义。

肾癌患者副瘤综合征发生率约为30%。副瘤综合征临床表现不是由原发肿瘤或转移灶所在部位直接引起，而是由肿瘤分泌的产物间接引起的异常免疫反应或其他不明原因引起的机体内分泌、神经、消化、造血、骨关节、肾脏及皮肤等发生病变，并出现相应的高血压、红细胞沉降率增快、红细胞增多症、肝功能异常、高钙血症、高血糖、神经肌肉病变、淀粉样变性、溢乳症、凝血机制异常等临床表现。出现副瘤综合征的患者预后更差。

同时，肾脏恶性肿瘤的转移灶也可引起症状，部分肾癌患者是以转移灶的临床表现为首发症状就诊，如骨痛、骨折、咳嗽、咯血等。体格检查发现颈部淋巴结肿大、继发性精索静脉曲张及双下肢水肿等，后者提示肿瘤侵犯肾静脉和下腔静脉可能。在转移性肾癌患者中，常见的转移脏器及转移发生率依次为肺转移（48.4%）、骨转移（23.2%）、肝转移（12.9%）、肾上腺转移（5.2%）、皮肤转移（1.9%）、脑转移（1.3%）、其他部位转移（7.1%）。

三、诊断与鉴别诊断

（一）诊断

1.临床症状及体征　如患者有典型的无痛性血尿、腰痛及腹部肿块三联征，应进一步检查。

2.影像学检查　包括腹部X线片、静脉肾盂造影、超声、CT、MRI、PET/CT、核素骨显像、肾动态显像等。

3.细胞学检查　如肿瘤侵犯肾盂，可能在尿沉渣中查到癌细胞。

4.病理检查 可行肿瘤穿刺活检或通过手术取得标本进行检查，此为确诊依据。

（二）鉴别诊断

本病需和多囊肾及肾血管瘤、肾结核、肾结石、肾炎、先天性孤立肾及错构瘤等疾病相鉴别。

四、病理分期

目前肾癌的分期采用AJCC的TNM分期标准（第7版，2010）。

1.原发肿瘤（T）

Tx：原发肿瘤不能评估。

T0：无原发肿瘤证据。

T1：肿瘤局限于肾脏且最长直径≤7cm。

　　T1a：肿瘤局限于肾脏且肾脏最长直径≤4cm。

　　T1b：肿瘤局限于肾脏且4cm＜肾脏最长直径≤7cm。

T2：肿瘤局限于肾脏且最长直径＞7cm。

　　T2a：肿瘤局限于肾脏且7cm＜肾脏最长直径≤10cm。

　　T2b：肿瘤局限于肾脏且肾脏最长径＞10cm。

　T3：肿瘤侵犯至大静脉或肾上腺或肾周组织，但未超过肾（Gerota）筋膜。

　　T3a：肿瘤直接侵犯肾上腺或肾周和（或）肾窦脂肪但未超过肾（Gerota）筋膜。

　　T3b：肿瘤大体侵犯至肾周静脉或其包含肌层的分支段或横膈膜以下的下腔静脉。

　　T3c：肿瘤大体侵犯至横膈膜以上的下腔静脉或下腔静脉壁。

　T4：肿瘤侵犯范围超过肾筋膜（Gerota fascia）。

2.区域淋巴结（N） 包括肾门淋巴结、腹主动脉旁淋巴结及腔静脉旁淋巴结。

Nx：区域淋巴结无法评估。

N0：无区域淋巴结转移。

N1：有区域淋巴结转移。

3.远处转移（M）

Mx：远处转移无法评估。

M0：无远处转移。

M1：有远处转移。

4.肾癌的临床分期

Ⅰ期：T1N0M0。

Ⅱ期：T2N0M0。

Ⅲ期：T1 ～ 2N1M0，T3N0 ～ 1M0。

Ⅳ期：T4，任何N，M0 任何T，任何N，M1。

五、肾癌的治疗

肾癌患者通过影像学检查的结果确定肿瘤的临床分期（cTNM），利用辅助检查评估患者对治疗的耐受能力，根据临床分期并结合患者的耐受力，选择恰当的治疗方式，如手术（根治性肾切除术、保留肾单位手术），介入（栓塞治疗、消融治疗等），放射治疗（如立体定向放射治疗、三维适形放射治疗、调强放射治疗等），化疗（长春碱、吉西他滨、卡培他滨等），靶向药物及中医中药等治疗。

（一）治疗原则

1.Ⅰ～Ⅲ期患者　首选手术治疗，术后可予观察或放化疗综合治疗。

2.有孤立转移灶的Ⅳ期患者　如有可能，则行肾脏加转移灶切除或采取精确放射治疗（如射波刀治疗）。

3.伴有多发转移的患者　可行姑息性放射治疗。

4.无法手术切除或术后残存者　可行放射治疗。

5.复发转移和不能切除的和（或）转移性肾细胞癌　可行靶向治疗、免疫治疗等。

（二）手术治疗

对于局限性和局部进展性肾癌患者而言，外科手术仍然是首选的可能使患者获得治愈的治疗方式。对于晚期肾癌患者，应以内科治疗为主，根据患者自身情况，可考虑同时采取减瘤性质的肾切除术，同时鼓励转移病灶也可在充分评估后采取手术切除。

1.根治性肾切除术　1963年Robson等建立了根治性肾切除术（radical nephrectomy，RN）的基本原则，并确立了根治性肾切除术作为局限性肾癌外科治疗的"金标准"。经典的根治性肾切除术切除范围包括患肾、肾筋膜、肾周脂肪、同侧肾上腺、从膈肌脚至腹主动脉分叉处淋巴结及髂血管分叉以上输尿管。当前观念已发生变化，不推荐术中常规行肾上腺切除和区域淋巴结清扫。

（1）根治性肾切除术适应证：①局限性肾癌，无明确转移者；②肾静脉、下腔静脉瘤栓形成，无远处转移者；③肿瘤侵犯相邻器官，无远处转移，术前估计肿瘤可彻底切除者。

（2）根治性肾切除术的禁忌证：①晚期肾癌，全身广泛转移者；②肿瘤侵犯相邻器官，估计手术无法切除局部肿瘤者；③有严重出血性疾病者；④心、脑、肝、肺及循环系统有严重疾病，估计不能耐受麻醉和手术者。

2.保留肾单位手术　根治性肾切除术后患者仅剩一侧肾脏，可能会导致肾功能下降，增加慢性肾功能不全和透析的风险。慢性肾功能不全会增加患者发生心血管事件的风险，从而增加总体死亡率。对于局限性肾癌患者，如技术上可行，临床分期为T1a的肾癌患者，推荐行保留肾单位手术（nephron sparing surgery，NSS）。对于T1b期甚至T2期患者，也可考虑行保留肾单位手术。手术中需要切除的肿瘤周围正常肾实质的厚度并非一个关键性的问题，只要保证最终手术标本切缘阴性。尽管肾部分切除术后会增加肿瘤局部复发的风险，但患者肿瘤特异性死亡率与根治性肾切除术相似。对于肾部分切除术的可行性，肿瘤的位置（外生型还是内生型）比肿瘤大小更为重要。肿瘤过大或位置过深，会增加肾脏手术时的热缺血时间，而且术后出血和尿漏的并发症风险也随之上升。因此，保留肾单位手术适应证也在一定程度上取决于外科医师的经验和手术技巧。

保留肾单位手术适应证：①绝对适应证，先天性孤立肾、对侧肾功能不全或无功能者及双侧肾癌患者，根治性肾切除术将会导致肾功能不全或尿毒症者；②相对适应证，肾癌对侧肾存在某些良性疾病，如肾结石、慢性肾盂肾炎或其他可能导致肾功能恶化的疾病（如高血压、糖尿病、肾动脉狭窄等）患者；③可选择适应证，临床分期T1a期（肿瘤≤4cm）或T1b期（肿瘤≤7cm），肿瘤位于肾脏周边，单发的无症状肾癌，对侧肾功能正常者可选择实施保留肾单位手术。

3.静脉癌栓的处理　肾癌患者中约有10%伴随肾静脉或下腔静脉癌栓，肾癌静脉瘤栓的分级法常采用美国梅奥医学中心的五级分类法（表8-1）。因为静脉癌栓的外科手术治疗伴随较大的风险及并发症，所以术前需要进行全面的评估，制订详细的治疗方案，并且需要有经验的团队进行手术。

表8-1　美国梅奥医学中心瘤栓五级分类法

分级	标准及内容
0级	瘤栓局限在肾静脉内
Ⅰ级	瘤栓侵入下腔静脉内，瘤栓顶端距肾静脉开口处≤2cm
Ⅱ级	瘤栓侵入肝静脉水平以下的下腔静脉内，瘤栓顶端距肾静脉开口处>2cm
Ⅲ级	瘤栓生长达肝内下腔静脉水平，膈肌以下
Ⅳ级	瘤栓侵入膈肌以上下腔静脉内

静脉癌栓的程度与生存预后的关系目前尚无明确定论。一

项纳入422例病例的回顾性研究结果显示，伴有下腔静脉癌栓患者的生存预后差于癌栓局限于肾静脉的患者。另一项研究显示，癌栓侵犯肾静脉管壁的预后差于无管壁侵犯的患者。Blute等报道，没有远处转移及淋巴结转移的静脉癌栓肾癌患者，未进行术后辅助治疗的情况下，中位生存时间为3.1年，5年生存率为59%。

（三）靶向治疗和免疫治疗

自2005年索拉非尼被批准用于转移性肾癌的治疗以来，转移性肾癌的治疗进入了靶向治疗时代。至今美国FDA已先后批准了十余种药物及方案用于转移性肾癌的治疗。这些药物根据作用机制的分类：①抗VEGF/VEGFR途径，主要包括舒尼替尼、培唑帕尼、索拉非尼、阿昔替尼、卡博替尼、仑伐替尼、贝伐珠单抗等；②抑制mTOR途径，包括依维莫司和替西罗莫司；③免疫检查点抑制剂，包括伊匹单抗；④程序性死亡受体抑制剂，包括纳武单抗；⑤其他，包括细胞因子（白介素-2和IFN-α）及化疗药（吉西他滨和多柔比星）。化疗主要作为具有肉瘤样分化的转移性肾癌患者的治疗，集合管亚型和髓质亚型也考虑化疗。

目前已被批准的分子靶向药物有舒尼替尼、西罗莫司、培唑帕尼、阿昔替尼、索拉非尼、卡博替尼、替沃扎尼及白介素-2、IFN-α。联合用药方案包括贝伐单抗＋IFN-α、纳武单抗＋伊匹单抗（适用于中高风险晚期透明细胞癌为主肾细胞癌），仑伐替尼＋依维莫司（适用于晚期非透明细胞为主型肾细胞癌及晚期透明细胞为主型肾细胞癌的二线治疗），贝伐单抗＋厄洛替尼（适用于部分进展性肾乳头肾细胞癌，包括肾细胞癌相关性肾细胞癌患者），贝伐单抗＋依维莫司（适用于部分进展性乳头状肾细胞癌，包括肾细胞癌相关性肾细胞癌患者）。

第二节　肾脏肿瘤的射波刀治疗

由于肾脏及泌尿系位置深，病程进展隐匿，当出现血尿、腹部包块等症状时，病期已较晚。据报道，肾细胞癌确诊时25%的患者已失去手术机会，即使能手术，约70%肿瘤向肾外浸润，20%肾蒂处已有淋巴结转移，预后较差。因此，积极探索肾癌的非手术治疗已具有非常重要的临床意义。

过去认为肾癌对放射线抗拒，相关的回顾性分析结果也显示原发性肾癌放射治疗后局部控制率相对较低。射波刀利用X射线非共面照射技术，可以在靶区外形成非常陡的剂量梯度，从而最大限度地保护肿瘤周围正常组织，因而可以在不增加放射治疗并发症的前提下采用单次大剂量照射，降低了因肿瘤对常规分割照射敏感性低而局部疗效差的影响。研究表明，在离体动物实验中，经放射治疗的肾癌细胞，在裸鼠体内的接种率明显下降。也有研究表明，放射治疗能有效地激活树突状细胞而引发更强的抑制肿瘤效果。临床试验也表明放射治疗对因肾细胞癌转移而出现的症状有较好的疗效。文献资料表明，α/β比值在$2.6 \sim 6.92$时放射线对肾癌细胞有更强的杀伤作用。在A498肾细胞癌株上，以48Gy/3Fx为照射剂量后，肿瘤的大小减小了约30%。进一步的组织学证实，治疗4周后已经没有活跃的有丝分裂细胞。

此外，在最新的NCCN治疗指南中，转移性肾癌的立体定向放射治疗被作为ⅡA级推荐，作为局部治疗，可明显缓解疼痛症状，提高生活质量。同样，最新的欧洲泌尿外科学会在关于肾癌的治疗指南中指出，立体定向放射治疗可用于转移性肾癌，尤其是骨转移或脑转移（证据等级为Ⅲ级，推荐等级为Ⅲ级）。

一、适应证

1.原发肾脏肿瘤无法切除或患者因其他原因不能耐受手术或不愿受术者。

2.原发肿瘤巨大和（或）周围浸润固定或肿瘤血供丰富静脉怒张者，术前放射治疗可使肿瘤缩小、血管萎缩以增加切除率。

3.原发肾脏肿瘤切除不彻底，瘤床有肉眼残留或切缘有镜下肿瘤残留。

4.局部晚期肿瘤，包括肾周脂肪浸润或肾上腺侵犯，单纯肾静脉或下腔静脉侵犯。

5.晚期肾癌无法手术切除，而由于肿块较大造成严重的压迫症状、剧痛及血尿不止者。

6.术后复发者。

二、禁忌证

1.全身情况

（1）严重的心力衰竭、肺衰竭、肝衰竭、肾衰竭者。

（2）存在严重的全身感染、败血症、脓毒血症未控制者。

（3）白细胞低于$3.0×10^9$/L，中度或重度贫血没有得到纠正者。

（4）晚期肾癌有明显恶病质者，如消瘦、脱水、营养状况极差。

2.肿瘤情况

（1）出现全身广泛转移者。

（2）过去曾进行过放射治疗，皮肤或局部组织器官受到严重损害，不允许再行放射治疗者。

三、肾脏恶性肿瘤射波刀治疗的具体措施与处方剂量

1.金标植入

（1）了解患者病史，明确病变部位及检验结果符合植入金标的标准，由医师告知术中风险并签署知情同意书。

（2）结合医学影像阅片行金标植入术。

2.定位　患者采取仰卧位，双手抱肘置于额上，真空体膜固定体部。进行CT平扫及MRI扫描，范围为肝脏上缘至L_4椎体下

缘，层厚为1mm。

3.靶区勾画与处方剂量　GTV根据CT基准图像结合辅助图像（CT增强、MRI等）勾画，PTV在GTV的基础上外扩3～5mm。由于应用射波刀治疗肾癌的技术还未成熟，因此对于处方剂量没有明确的统一规定，只是一些回顾性研究和前瞻性研究可供参考。

早期的一些回顾性研究发现，8例原发性肾癌患者接受射波刀治疗，给予根治剂量分别为32Gy/4Fx、40Gy/4Fx、45Gy/3Fx，随访时间为37个月，有5例患者存活，且未出现明显毒性症状；另一项回顾性研究显示，16例原发性肾癌不适合手术患者接受射波刀治疗，剂量为30～40Gy/5Fx，中位随访时间为19个月，所有患者均获得局部控制，且所有症状如疼痛、血尿均明显缓解。Correa等对11例不能手术的转移性肾癌研究中，给予25～40Gy/5Fx的剂量，随访3.9年，只有1例患者出现恶心、腹泻症状，中位总生存期为20.4个月。

对于一些前瞻性研究，一项对于20例原发性肾癌或转移性肾癌患者，有学者尝试26Gy/1Fx或42Gy/3Fx照射剂量的 I 期研究，12例患者出现毒性反应如疲劳、恶心等，8例患者无明显症状。一项19例患者的 I 期研究，分别给予4个剂量等级（24Gy/4Fx、32Gy/4Fx、40Gy/4Fx、48Gy/4Fx）后发现，4例患者出现治疗相关性毒性（1例为十二指肠溃疡、2例肾功能逐渐恶化、1例尿失禁），3例患者出现部分反应，12例患者病情稳定。一项 II 期研究30例射波刀治疗原发性肾癌或转移性肾癌的患者，给予32～45Gy/（2～4）Fx，随访52个月，局部控制率为98%，反应完全和部分应答率为21%和58%，考虑到此项研究中转移性的原发性肾癌与局部原发肾癌的混合研究，此项结果很难与其他研究比较。

还有一些研究发现肾癌术后放射治疗剂量为45～50Gy，5～9Gy/Fx。对肉眼或镜下残留者，可局部加量10～15Gy，使总剂量达50～60Gy。对不能手术的肾癌患者，常给予

30～40Gy，5～8Gy/Fx，以缓解疼痛、出血等症状。

还有一些正在进行的研究，Ⅰ期研究（NCT02811250）给予24Gy/4Fx、NCT00807339和NCT00458484给予60Gy/3Fx，旨在寻找最大耐受剂量。Ⅱ期研究（NCT02853162-ARREST、NCT02613819-FAS-TRACK Ⅱ、NCT02141919和NCT01890590），旨在研究射波刀在非手术患者中的有效性和安全性。还有，射波刀联合纳武单抗或伊匹单抗的研究（NCT03065179-RADVAX试验和NCT02781506）也在进行中。

四、肾脏恶性肿瘤射波刀与手术联合治疗

回顾性资料显示辅助放射治疗对肾细胞癌是有益的。术前放射治疗使肿瘤边界退缩，完全切除率提高，减少肿瘤细胞术中播散，使远处转移率降低。在鹿特丹研究中，提到了术前放射治疗对T3期肿瘤可提高其完全切除率，术前给予45Gy的照射，可使其不能完全切除的病例转化成可完全切除的病例。美国梅奥医学中心对11例局部晚期肾癌患者进行术前常规放射治疗，总剂量为45～50.4Gy，所有患者的疾病无进展时间为15～50个月，75%的患者无疾病进展时间为29个月，对肿瘤控制有着较好的疗效。

早期的一些回顾性资料显示肾癌术后放射治疗也取得不错的疗效。Rafla报道一组肾癌根治术后接受放射治疗的病例，其5年生存率为57%，较单纯手术组的37%明显提高，同时其局部复发率也从25%降至7%。此外，Stein回顾并比较56例行术后放射治疗联合手术和91例单纯手术的疗效，前者5年总生存率、10年总生存率均高于后者，同时就肿瘤分期而言，术后放射治疗联合手术较单纯手术可明显延长疾病复发时间，尤其是T3N0M0患者。

五、肾癌远处转移的姑息性治疗

肾癌的好发转移部位为脑和骨骼。4%～11%的晚期肾癌患

者在病程中会出现脑转移，若不接受脑转移灶的治疗，中位生存期为1～2个月。30%～40%的晚期肾癌患者会出现骨转移，并出现溶骨性破坏，导致病理性骨折、骨痛，以及脊柱压缩性骨折引起脊髓压迫。

全脑照射适用于颅内多发转移灶，即颅内病灶多于4个，且病灶较大（多个病灶直径＞3cm）、一般情况欠佳的患者。美国MD Anderson肿瘤中心分析了119例肾癌脑转移全脑放射治疗后的效果，中位生存期仅为4.4个月，其他相关研究也证实单纯接受全脑放射治疗后总生存时间为4～7个月。因此，对于肾癌脑转移灶，一般选用手术治疗或立体定向放射治疗，或在全脑放射治疗的基础上联合立体定向放射治疗。众多研究表明，联合立体定向放射治疗和全脑放射治疗较单纯全脑放射治疗可显著延长肿瘤无进展时间，降低肿瘤远处转移发生率，但未能明显延长总生存时间。

对于骨转移灶的肾癌患者而言，其生存期较长，因此有效的放射治疗对于提高患者生活质量具有重要意义。Dibiase等证实，姑息性照射有效率与剂量相关。生物有效剂量＞50Gy（$\alpha/\beta=10$）可明显提高治疗有效率。

此外，射波刀对于转移性肾癌和预期寿命较长、年老患者不能耐受化疗及对于一些三维适形放射治疗或调强放射治疗不敏感的肿瘤具有较好的效果。

六、肾脏恶性肿瘤射波刀治疗的并发症

肾癌患者射波刀治疗的并发症发生率与放射总量、分割剂量和放射技术有关。肾癌放射治疗的不良反应及并发症与其他上腹部肿瘤的放射治疗相似，主要是急性反应，如具有自我限制性的急性恶心和疲劳，接着是放射性皮炎和肠炎。报道的严重毒性包括肾毒性、十二指肠溃疡和皮肤毒性，然而所有这些毒性的发生率是很低的（低于5%的患者）。

七、问题与展望

肾癌的立体定向放射治疗，可以较好地减少周围组织的放射损伤，达到提高放射治疗疗效的目的，尤其是局部晚期肿瘤，此方法可以减少肿瘤的局部复发率、延长生存期。肾脏为腹膜后器官，周围围绕着肝、肠道、脊髓等重要组织器官，如何最大限度地避免放射治疗并发症、提高放射治疗的疗效，是目前需要解决的问题。更多更新的分子靶向药物或某些中医药是否有放射治疗增敏的作用，或者如何与放射治疗相结合，仍需要进一步探讨与研究。

（梁　燕）

第九章

淋巴结继发性恶性肿瘤

第一节　淋巴结继发性恶性肿瘤治疗现状

恶性肿瘤淋巴结转移为常见的转移途径，淋巴系统遍布全身，且全身的淋巴都处在不断循环之中，故全身都可能出现淋巴结转移灶。腹部常见的转移灶位于腹膜后淋巴结。胸部常见的转移灶位于纵隔淋巴结、肺门淋巴结等。也有部分患者出现颈部淋巴结转移。转移性淋巴结的治疗手段多样，如外科手术、化疗、放射治疗、靶向治疗等都是有效的治疗手段。射波刀对淋巴结转移瘤的治疗与控制，可以从以下几方面使患者受益：①腹膜后淋巴结压迫导致疼痛，可通过放射治疗缩小肿瘤减少疼痛。②淋巴结压迫气管、食管等部位，姑息放射治疗可使压迫症状缓解。③由于多数病灶位于气管、胃肠及大血管周围，且部分病灶中多个淋巴结融合成团并且侵犯周围血管，使得外科手术治疗面临挑战，难度较大，有一定比例的手术相关病死率。另外，由于淋巴结位置的限制，外科手术很难做到完全切除。放射治疗为这部分患者提供了治疗的机会。

药物治疗（包括化疗、靶向治疗等）是有效的治疗手段，不但针对进展的淋巴结转移灶，同时对亚临床病灶产生治疗与控制的效果。但有两方面的问题：①部分患者接受药物治疗后出现严重的不良反应（如消化道反应、骨髓抑制等）无法耐受，使得这部分患者无法再接受此类治疗，其能接受的治疗方法局限；②部分患者仅接受药物治疗后淋巴结控制不明显或周期化疗后出现耐药，更换药物后治疗效果仍不理想，此时可以行放射治疗作为补救治疗。

Rosanana Yeung等报道了18例不同病种的患者出现淋巴结转移，行SBRT治疗的回顾性研究，其中包括4例肝癌、7例结直肠癌、4例胰腺癌、1例食管癌、1例胆囊癌与1例肺癌。给予处方剂量31～60Gy/（4～10）Fx，其中44%的患者接受的是35Gy/5Fx的分割方式。结果提示1年的局部控制率为94%，1年无疾病进展生存率和1年总生存率分别为39%和89%，并且未出现3级以上毒副作用。Ciro Franzese等对结直肠癌术后淋巴结转移的患者行VMAT-SBRT治疗，共35例患者（47处淋巴结复发）入组，其中75%的患者接受了处方剂量45Gy/6Fx的分割方式。结果也提示没有3级及以上毒副作用发生，1年、2年和3年的局部控制率分别为85.3%、75.0%和75.0%。1年、2年和3年的存活率分别为100%、81.4%和81.4%。中位无疾病进展生存期为16个月，1年、2年和3年的无疾病进展生存率分别为69.4%、33.3%和19.4%。Chul Won Chol等对30例宫颈癌/宫体癌伴腹主动脉旁淋巴结转移的患者进行了射波刀治疗，4例患者在常规体外放射治疗27～45Gy后给予SBRT推荐剂量，其余患者仅行SBRT放射治疗。4年总生存率为50.1%，4年局部控制率为67.4%，4年无疾病进展生存率为45.0%，中位无疾病进展时间为32个月。1例患者在治疗后20个月出现3级以上并发症而住院治疗。以射波刀为代表的立体定向放射治疗淋巴结的疗效确切，并发症发生率低。

第二节 淋巴结继发性恶性肿瘤的 射波刀治疗

一、适应证和治疗要求

（一）适应证

1.不能（高龄、有心脏或其他基础疾病）或不愿接受其他治疗的患者。

2.伴有淋巴结压迫症状的患者，可急诊行姑息性射波刀治疗缓解症状。

3.经多学科会诊后可与其他治疗联合或序贯治疗的患者。

4.其他治疗未得到控制后的补救治疗。

（二）治疗要求

1.白细胞、血小板、血红蛋白处于正常范围（如患者有肝硬化基础，白细胞、血小板可适当放宽）。

2.无进行性感染，如考虑发热，则排除感染因素，需将体温控制在38℃以下。

3.患者一般情况好，ECOG评分0～1分。

4.肝肾功能及凝血功能正常。

5.病灶应距气管、食管、胃肠道一定距离，如为姑息性治疗，病灶与食管、胃肠道关系密切，建议常规行胃肠镜检查。

6.病灶与皮肤有一定距离。

7.患者能够维持平卧位30～60分钟。

二、追踪方式

（一）金标追踪

病灶与脊柱距离远，受呼吸影响大，需采用金标追踪。

1.金标植入术　由于淋巴结与血管关系密切，可采用超声引导下金标植入术。植入时需注意保持2颗金标间有一定距离，避免金标与金标距离太近，造成相互影响，导致弃用。

2.贴金标　患者淋巴转移瘤位于皮下，可行表面贴金标追踪。粘金标要求：①建议表面贴4～5颗金标；②每2颗金标间距离≥2cm；③金标布局时应在肿瘤周围，呈菱形或平行四边形粘贴，肿瘤位于菱形/平行四边形中央；④贴金标后，需用医用敷料粘贴固定，避免金标移位或掉落。

（二）脊柱追踪

病灶靠近脊柱，呼吸幅度造成的影响小，可采用脊柱追踪。

三、具体措施

（一）完善相关检查与化验

1.治疗前常规检查　治疗部位的增强MRI和（或）增强CT、肺部CT、必要时行颅脑MRI或CT、PET/CT以明确病灶范围。如病灶与食管胃肠道关系密切，则建议行胃肠镜检查。

2.治疗前常规化验　血常规、生化系列、凝血功能、肿瘤标志物检测（原发病灶的特异性标志物）、甲状腺功能五项、乙肝血清标志物五项、丙型肝炎抗体检测、尿便化验、梅毒及艾滋病相关化验。

（二）金标植入术

具体植入过程见金标植入部分。如植入金标的针道经过胃肠或胰腺等部位，需根据术中情况给予适当时间的禁食水或应用抑制胰液分泌的药物等。

（三）体膜制作

体膜制作具体见体位固定部分。

（四）CT/MRI定位

对于淋巴结定位，CT定位、MRI定位各有优势。如采用MRI定位，定位前应反复训练患者呼吸，如呼吸幅度较大或常规屏气时间不够，辅助MRI定位图像与基准CT平扫融合性差，并且容易出现伪影，则对靶区勾画造成干扰。如采用辅助CT增强图像定位，也需要训练呼吸。辅助CT增强与基准CT平扫定位通过金标融合，融合效果较好。但如肿瘤与周围脏器距离近或分界不清，增强CT可能也无法确定肿瘤范围，还需结合MRI或其他检查协助靶区勾画。

（五）靶区勾画与处方剂量

1.靶区勾画　根据定位的影像，以CT平扫为基准图像，以增强/非增强MRI或增强CT为辅助图像进行融合。在影像图上确认大体的肿瘤范围，并进行靶区勾画。SBRT的GTV（gross tumor volume）即为CTV（clinical target volume）。PTV（plan target volume）是在CTV（GTV）的基础上，根据肿瘤具体情况，常规外扩3～5mm，对与正常组织重叠部分进行避让与修回。肿瘤确认之后，需在基准图像上再次确定靶区范围。并在CT基准图像上勾画正常组织（甲状腺、食管、胃肠道、肝脏、脊髓、十二指肠、双侧肾脏等）。

2.处方剂量　淋巴结的处方剂量目前无统一标准。国内外文献也并未根据病种不同而给予不同的剂量分割方式，均常规给予处方剂量35～60Gy的总剂量，国外常给予次数为3～5次。国内根据肿瘤位置，常给予3～10次的分割方式。如病灶距胃肠道距离较近，则单次剂量可适当降低。

（六）同步其他治疗

为增加放射治疗的敏感度，部分患者在治疗过程中可考虑同步增敏化疗，可请肿瘤内科会诊，并共同探讨制订同步化疗增敏方案。

另外，近些年来免疫治疗兴起，也有文献报道免疫治疗与放射治疗联合应用的临床试验取得了令人鼓舞的效果，相信在不久的将来，可以将此方案应用于临床，为患者带来更多的获益。

（七）治疗过程中的注意事项

1.患者行射波刀治疗的过程中，应常规化验血常规、肝肾功能、凝血功能等指标。对于骨髓抑制的患者，需常规应用升白细胞、升血小板治疗。血红蛋白＜90g/L的患者，明确贫血原因后，应给予积极对症治疗，对于纠正不明显或重度贫血的患者，可给予输血治疗。

2.治疗中及治疗后应注意对皮肤的保护，尤其是颈部淋巴结这类与皮肤关系密切的转移灶，嘱患者治疗过程中及治疗后避免对照射区域皮肤的刺激。

3.治疗过程中饮食应以清淡为主，避免生冷硬和辛辣刺激性食物。如患者出现恶心、腹部不适症状，在排除消化道出血、溃疡等因素外，可给予对症、止吐治疗，严重者可予以补液支持、营养治疗。并复审计划，查看食管、胃肠道剂量，如有调整空间，需重新制订计划。

（唐子淋）

第十章

射波刀治疗患者的临床护理

第一节 射波刀治疗的护理常规

恶性肿瘤是一类严重危害人类生命健康的常见病。2017年中国城市癌症报告，每日约1万人确诊癌症，平均每分钟就有7人。2016年北京市肿瘤新发病例46 870例，平均每小时5.4人被确诊为癌症，与2015年相比，北京市恶性肿瘤发病率增长4.84%。放射治疗是利用放射线对肿瘤组织和其他疾病进行治疗的方法，放射治疗、手术、化疗称为恶性肿瘤治疗的三大手段，放射治疗与手术治疗所不同的是放射治疗不开刀、不麻醉、不出血，在去除肿瘤的同时还能保存完整器官、功能和达到美容效果。临床上65%～75%的恶性肿瘤患者在疾病的不同时期因为不同的治疗目的而接受放射治疗。尤其是随着影像学和放射治疗技术的不断进步，以射波刀为代表的立体定向放射治疗逐渐应用，使放射治疗更加精准，正常器官损伤更小，而患者在围治疗前后的护理对治疗效果也同样重要。

一、射波刀治疗前护理

（一）心理护理

向患者及其家属介绍射波刀的相关知识、大致的治疗程序、治疗中可能出现的不良反应及注意事项等，消除患者焦虑情绪和恐惧心理，以使其积极配合治疗。可备有放射治疗知识宣传手册，方便患者阅读参考。也可以找肿瘤生存者以身讲解，消除患者及其家属的焦虑、恐惧心理。

（二）身体准备

1.评估全身状况　一般情况较差者尽快调整，如纠正贫血、脱水、电解质紊乱等。如有感染，须先控制感染后再行治疗。如有伤口，应妥善处理，一般应待伤口愈合后再开始放射治疗。

2.口腔预处理　头颈部肿瘤放射治疗不可避免地要包括牙、牙龈、锁骨等，故放射治疗前必须要做好口腔的预处理，及时治疗照射范围内的患齿，充填龋齿，拔除短期内难以治愈的患牙和残根。如有严重的牙龈炎，要积极对症处理。避免诱发放射治疗并发症。

3.摘除金属物质　放射治疗中金属物质可形成次级电子，使其相邻的组织受量增加，出现溃疡且不易愈合。因此，接受头颈部照射的患者在放射治疗前应摘除金属牙套，气管切开的患者将金属套管换成塑料套管或硅胶管，避免造成损伤。

二、金标植入前后护理

（一）金标植入前健康教育

由于患者及其家属对射波刀治疗知识缺乏了解，护士应协助医师做好健康教育，介绍射波刀治疗的先进性及对治疗的效果，金标植入的意义、手术方法、术后注意事项及如何让患者更好地配合，存在的风险及术后出现的不良反应，使其对金标植入有所了解，能有效应对不良反应。

（二）金标植入术后护理

金标植入术后平卧、制动6小时，卧床休息24小时，监测生命体征，每30分钟1次，连续测4次后如无异常，改为每小时1次，共测6次。穿刺部位拔针后局部点状垂直按压5分钟以上。密切观察有无气胸，穿刺点有无渗血、渗液等情况，做好交接班。

三、射波刀治疗中护理

（一）饮食指导

接受放射治疗后患者会出现恶心、呕吐、食欲缺乏，头颈部患者会出现口干、味觉改变、口咽疼痛等口腔黏膜反应，从而影响进食；加上放射治疗后消耗增加，使患者体重下降，可加重全身反应，严重者可导致治疗中断。资料表明，放射治疗患者体重减轻7kg者预后差。科学合理的饮食可促进组织修复，提高治疗效果。放射治疗患者饮食方面应注意以下几点。

1.饮食种类丰富多样，搭配合理，保证高蛋白、高热量、高维生素、低脂饮食，可选择瘦肉、海产、新鲜果蔬等。不要盲目忌口。

2.饮食以清淡、无刺激、易消化食物为主，多吃煮、炖、蒸等易消化的食物，忌过热食物，忌油腻、辛辣食品。

3.根据放射治疗反应进行饮食调整。可少食多餐，保证足够营养和水分摄入。

（1）治疗的7～10日，饮食应清淡，尽量避免酸、甜等增加唾液分泌的食物和饮料，减少唾液分泌，减轻腮腺急性反应症状。

（2）口干、味觉改变症状出现时，建议食用含水量高、易消化的软食或半流食，饮水或汤类以协助咀嚼与吞咽。

（3）口腔黏膜反应严重引起进食疼痛者，可将新鲜水果或蔬菜榨汁后饮用，可将肉松或鱼、肉等切碎放入粥或面片中食用。重度口腔黏膜反应不能进食时，可采用鼻饲或静脉营养，以保证足够的营养，促进机体恢复。

（4）腹泻患者给予少渣、低纤维饮食，避免产气食品，如豆类、牛奶、糖、碳酸类饮料。

（5）鼓励患者多饮水，每日3000ml以上，以增加尿量，促进体内毒素排出。

（二）生命体征监测

体温38℃以上者，报告医师暂停治疗，注意监测血常规的变化。放射治疗可使造血系统受到影响致使外周血象下降，尤其大范围照射如颅骨、脊柱、骨盆、肋骨等，均可抑制血细胞的生成，造成骨髓抑制，使白细胞和血小板锐减，导致出现严重感染，患者在放射治疗期间每周查1次血常规，及时监测血细胞的变化，并观察有无发热等症状，及早对症治疗，以保证放射治疗顺利进行。

（三）照射野皮肤的保护

在射波刀治疗过程中，照射野皮肤会出现放射治疗反应，其程度与放射源种类、照射剂量、照射野的面积及部位等因素有关。如护理不当，可人为加重皮肤反应。因此，护理人员应做好健康宣教，使患者充分认识皮肤保护的重要性，并指导患者掌握照射野皮肤保护的方法。

1. 充分暴露照射野皮肤，避免机械性刺激，建议穿柔软、宽松、吸湿性强的纯棉内衣，避免纽扣和金属亮片等装饰物。颈部有照射野时，要求衣领柔软或低领开衫，以减少刺激、便于穿脱。

2. 照射野区域皮肤，可用温水软毛巾温和地清洗，禁用碱性肥皂清洗；不可涂乙醇、碘酒及对皮肤有刺激性的药物；局部禁贴胶布，禁用冰袋和暖具。

3. 避免皮肤损伤，如剃毛发则用电动剃须刀以防止损伤皮肤造成感染。

4. 保持照射野皮肤清洁干燥，特别是多汗区皮肤，如腋窝、腹股沟、外阴等处。

5. 外出时防止暴晒及风吹雨淋。

6.每日涂抹皮肤保护剂3次,照射前后30分钟及睡前各涂抹1次,以降低放射性皮炎的发生率。可使用赛肤润、九尔、三乙醇胺乳膏、3M液体敷料等。

第二节 各部位放射治疗的护理要点

一、头颈部放射治疗护理要点

对头颈部放射治疗患者应注意保持口腔清洁,预防口腔黏膜反应及喉头水肿引起的呼吸困难。

1.保持口腔清洁 头颈部放射治疗患者,保持口腔清洁非常重要。由于射线的影响,唾液分泌减少,口腔自洁能力下降,容易发生龋齿及口腔感染,从而诱发更严重的放射治疗并发症或后遗症。因此,应指导患者注意保持口腔清洁,如每日用软毛牙刷刷牙,建议用含氟牙膏,餐后睡前使用硼砂漱口液漱口,清除食物残渣,预防感染和龋齿发生。

2.张口功能锻炼 指导和督促患者进行张口功能锻炼,预防放射治疗性张口困难。张口功能锻炼是预防放射治疗后颞颌关节纤维化的重要方法。通过被动张口、支撑、搓齿、咬合等动作,活动颞颌关节和咀嚼肌群,防止颞颌关节强直和咀嚼肌萎缩。

张口锻炼方法如下。

(1)鼓水运动:每日餐后口含温开水或淡盐水,鼓腮与吸吮交替,1～3分钟。

(2)叩齿运动:上下齿相互叩击,200次/日,每次20～30下,再以舌头舔舐内外牙龈3～5圈,起到坚固牙齿、锻炼咀嚼肌的目的,预防颞下颌关节功能障碍、粘连和牙龈萎缩。

(3)鼓腮运动:闭住口唇向外吹气并鼓腮,2～3次/日,每次20下。同时以手心轻轻按摩两腮及颞颌关节,改善血液循环,促进组织软化。

(4)弹舌吞咽:微微张口,舌在口腔内弹动,发出"嗒嗒"

声，2次/日，每次20下，防止舌、口腔黏膜及咬肌退化。

（5）张口运动：口腔大幅度张开再闭合，3～4次/日，每次2～3分钟。

（6）颈部旋转：以顺时针和逆时针缓慢地旋转颈部，2次/日，每次练习10下。有严重高血压或颈椎病患者慎做。

（7）鼓膜按摩：以双手示指扣住外耳道，进行压、松运动，2次/日，每次练习10下，以改善听力、防止鼓室粘连。

3.其他对症处理　依据患者病情进行相应处理。

（1）眼、鼻、耳可使用滴剂预防感染，保持照射部位清洁舒适。

（2）根据需要进行鼻咽冲洗、上颌窦冲洗，保持局部清洁，提高放射敏感度。

（3）气管切开的患者保持呼吸道通畅，观察有无喉头水肿并备齐急救物品。

二、脑部射波刀治疗期间护理要点

脑部射波刀治疗期间注意观察有无颅内压增高症状，预防癫痫发作。

三、胸部射波刀治疗期间护理要点

肺癌、食管癌照射后局部黏膜反应较重，疼痛和吞咽困难暂时加重，应做好宣教并指导饮食，注意观察有无食管穿孔。肺癌患者放射治疗期间，注意预防感冒，以免诱发放射性肺炎。

四、腹部射波刀治疗期间护理要点

肝癌、胰腺癌照射前患者需禁食2～4小时，照射1小时后可进食清淡、易消化的温热软食。腹腔、盆腔照射前应排空大小便，以减少膀胱、直肠的反应，注意观察放射性直肠炎及放射性膀胱炎的症状。如出现膀胱刺激征则指导患者多饮水，严重者暂停放射治疗。

五、放射性肠炎的护理要点

放射性肠炎是盆腔、腹腔及腹膜后肿瘤放射治疗常见的放射性损伤。按急性放射性损伤分级标准评估患者。放射治疗期间注意观察患者大便的颜色、性状、量和次数，保持大便通畅，忌食粗纤维和刺激性食物。

六、全身反应的观察

放射治疗期间，部分患者出现疲劳、虚弱、食欲缺乏、恶心、呕吐、睡眠障碍等全身症状，在对症处理的同时，注意营养饮食，家属配合烹制美味食品以增加食欲；提供安静休养环境，睡眠障碍者可药物助眠；给予精神鼓励，使患者增强信心，主动配合治疗。同时，应注意观察患者是否存在机体免疫力下降的表现，若出现带状疱疹病毒感染等症状，应给予相应处理。措施包括抗病毒、营养神经、增强机体免疫力、保持皮肤清洁、加强营养等。

七、心理护理

由于放射治疗反应的出现，通常患者心理负担会加重。要加强护患之间的沟通，根据患者的具体情况，有针对性地做好阶段性健康指导，使患者对放射治疗的每一阶段出现的不良反应有所了解，从而不会产生惊慌、恐惧等，并掌握应对方法。

（杨　晓）

参考文献

安建立，韩孝宇，沙俊峰，等，2018. 肝动脉化疗栓塞术序贯微波消融治疗单发直径大于 5 cm 原发性肝癌的临床研究［J］. 肝胆胰外科杂志，30（03）：21-26＋31.

樊庆胜，陈信义，2015. 介入栓塞治疗肝癌合并下腔静脉和右心房瘤栓效果观察［J］. 人民军医，58（1）：58-59.

范毓泽，孙静，李欢，等，2016. 射波刀治疗原发性肝癌合并恶性梗阻性黄疸的临床研究［J］. 肝癌电子杂志，3（3）：31-34.

郭维博，杨婧，2018. 吲哚菁绿清除试验在肝病中的临床应用［J］. 昆明医科大学学报，39（12）：196-198.

黄凯鹏，2018. 内外引流和外引流对高位梗阻性黄疸的疗效比较研究［D］. 郑州：郑州大学.

黄龙，祁亮，黎功，2015. 原发性肝癌合并门静脉及下腔静脉癌栓调强放疗的疗效及预后分析［J］. 临床肝胆病杂志，31（6）：891-894.

康静波，温居一，张新红，等，2016. 射波刀联合贝伐珠单抗治疗复发高级别脑胶质瘤的疗效与安全性分析［J］. 转化医学杂志，12（6）：348-351.

李广欣，陈海英，李景喆，等，2016. 原发性肝癌合并门静脉和下腔静脉癌栓的调强放疗疗效分析［J］. 中国肿瘤临床，43（20）：898-901.

李欢，孙静，王卉，等，2017. 射波刀治疗原发性肝癌肺转移 10 例临床分析［J］. 传染病信息，（04）：46-48.

李欢，孙静，张弢，等，2017. 射波刀治疗复发性肝癌患者的效果及预后分析［J］. 临床肝胆病杂志，33（11）2337-2340.

李秋萍，林毅，2016. 肿瘤全程关护［M］. 北京：科学出版社：131-139.

李祎萍，2016. 两种防护喷剂用于预防放射性皮炎的效果比较［J］. 实用临床医药杂志，20（2）：146-147.

林郁清，周益君，史定妹，2016. 视频宣教结合回授法在头颈部肿瘤放疗患者口腔功能锻炼中的应用［J］. 中华护理杂志，51（9）：1090-1092.

芦东徽，唐隽，周俊平，等，2015. 三维适形放射治疗联合经皮肝动脉化疗栓塞不同序贯顺序治疗原发性肝癌伴门静脉癌栓的临床对照［J］. 中华肝脏病杂志，23（3）：1007-3418.

司增梅，钱晟，刘嵘，等，2016. 微波消融同步联合TACE治疗大肝癌和巨块型肝癌的临床疗效分析［J］. 复旦学报（医学版），43（5）：563-568.

汤寅，朱晓斐，赵宪芝，等，2018. 立体定向放射治疗高龄胰腺癌患者的疗效及安全性分析［J］. 中华胰腺病杂志，18（2）：95.

王绿化，朱广迎，2016. 肿瘤放射治疗学［M］. 北京：人民卫生出版社：202-204.

徐慧军，段学章，何卫平，等，2016. 肝脏肿瘤射波刀治疗中金标利用率统计与弃用原因分析［J］. 中华临床医师杂志（电子版），（1）：135-137.

徐慧军，段学章，林俊杰，等，2016. 射波刀脊柱追踪精度检测与评估［J］. 生物医学工程与临床，20（1）：26-29.

徐慧军，段学章，徐飞，等，2016. 射波刀脊柱追踪仰卧与俯卧位照射精度的对比［J］. 中国辐射卫生，25（2）：133-135.

于金明，殷蔚伯，李宝生，2016. 肿瘤精确放射治疗学［M］. 济南：山东科学技术出版社：9.

余海滨，2019. 肝动脉化疗栓塞联合超声引导下射频消融治疗乏血供大肝癌的临床效果［J］. 中国当代医药，26（5）：92-94.

张爱民，常小云，李文刚，等，2019. 射波刀治疗局部进展期及合并远处转移胰腺癌的效果分析［J］. 临床肝胆病杂志，35（1）：143-146.

张春盈，孙淑君，郑有合，等，2007. 益气活血汤并直线加速器照射治疗脾功能亢进的疗效观察［J］. 光明中医，22（6）：51-52.

张火俊，居小萍，2016. 射波刀精准放疗［M］. 上海：第二军医大学出版社：9.

张耀军，陈敏山，2017. 小肝癌的多学科治疗策略［J］. 中国癌症防治杂志，9（6）：423-426.

中华人民共和国卫生和计划生育委员会医政医管局，2017. 原发性肝癌诊疗规范（2017年版）［J］. 中华消化外科杂志，16（7）：635-639.

中华医学会消化内镜学分会ERCP学组，中国医师协会消化医师分会胆胰学组，国家消化系统疾病临床医学研究中心，等，2018. 中国经内镜逆行胰胆管造影术指南（2018版）［J］. 临床肝胆病杂志，（12）：2537-2554.

周黎强，余春慧，苗涛，2018. 辅助免疫治疗与肝细胞癌患者生活质量及预后的相关性［J］. 临床医学研究与实践，3（19）：34.

Abou-Alfa G K, Meyer T, Cheng AL, et al, 2018. Cabozantinib in Patients with Advanced and Progressing Hepatocellular Carcinoma［J］. N Engl J Med, 379（1）：54-63.

Ahmed KA, Caudell JJ, Elhaddad G, et al, 2016. Radiosensitivity Differences Between Liver Metastases Based on Primary Histology Suggest Implications for Clinical Outcomes After Stereotactic Body Radiation Therapy［J］. International Journal of Radiation Oncology, Biology, Physics, 95（5）：1399-1404.

Ahmed SI, Javed G, Uneeb SN, et al, 2018. Role of Radiosurgery In Arteriovenous Malformations［J］. Journal of Ayub Medical College, Abbottabad: JAMC, 30（3）：449-457.

Albertsen PC, 2017. 10-Year Outcomes after Monitoring, Surgery or Radiotherapy for Localized Prostate Cancer［J］. New England Journal of Medicine, 72（3）：470.

B Peters ML, Miksad RA, 2017. Cabozantinib in the treatment of hepatocellular carcinoma［J］. Future Oncology, 13（22）：33.

Barr JC, Ogilvy CS, 2012. Selection of Treatment Modalities or Observation of Arteriovenous Malformations［J］. Neurosurgery Clinics of North America, 23（1）：63-75.

Bernstein MB, Krishnan S, Hodge JW, et al, 2016. Immunotherapy and stereotactic ablative radiotherapy（ISABR）: a curative approach［J］. Nature Reviews Clinical Oncology, 13（8）：516-524.

Berti A, Ibars G, Wu X, et al, 2018. Evaluation of CyberKnife Radiosurgery for Recurrent Trigeminal Neuralgia［J］. Cureus, 10（5）：e2598.

Bezjak A, Paulus R, Gaspar LE, et al, 2016. Primary Study Endpoint Analysis for NRG Oncology/RTOG 0813 Trial of Stereotactic Body Radiation Therapy（SBRT）for Centrally Located Non-Small Cell Lung Cancer（NSCLC）［J］. International Journal of Radiation Oncology*Biology*Physics, 94（1）：5-6.

Brooks ED, Chang JY, 2019. Time to abandon single-site irradiation for inducing abscopal effects［J］. Nat Rev Clin Oncol, 16（2）：123-135.

Bruix J, Qin S, Merle P, et al, 2017. Regorafenib for patients with hepatocellular carcinoma who progressed on sorafenib treatment (RESORCE): a randomised, double-blind, placebo-controlled, phase 3 trial [J]. The Lancet, 389 (10064): 56-66.

Buckner JC, Shaw EG, Pugh SL, et al, 2016. Radiation plus procarbazine, ccun, and vincristine in low-grade glioma [J]. New Englan J Med, 374(14): 1344-1355.

Bugoci DM, Girvigian MR, Chen JC, et al, 2013. Photon-based fractionated stereotactic radiotherapy for postoperative treatment of skull base chordomas [J]. Am J Clin Oncol, 36 (4): 404-410.

Cainap C, Qin S, Huang WT, et al, 2015. Linifanib versus sorafenib in patients with advanced hepatocellular carcinoma: Results of a Randomized Phase III trial [J]. J Clin Oncol, 33 (2): 172-179.

Chen CJ, Ding D, Wang TR, et al, 2019. Microsurgery Versus Stereotactic Radiosurgery for Brain Arteriovenous Malformations: A Matched Cohort Study [J]. Neurosurgery, 84 (3): 696-708.

Chen JC, Chuang HY, Hsu FT, et al, 2016. Sorafenib pretreatment enhances radiotherapy through targeting MEK/ERK/NF-κB pathway in human hepatocellular carcinoma-bearing mouse model [J]. Oncotarget, 7 (51): 85450-85463.

Chen W, Zheng R, Baade PD, et al, 2016. Cancer statistics in China, 2015 [J]. Ca Cancer J Clin, 66 (2): 115-132.

Chen Z, Takehana K, Mizowaki T, et al, 2018. Five-year outcomes following hypofractionated stereotactic radiotherapy delivered in five fractions for acoustic neuromas: the mean cochlear dose may impact hearing preservation [J]. International Journal of Clinical Oncology, 23 (4): 608-614.

Choy W, Terterov S, Ung N, et al, 2015. Adjuvant Stereotactic Radiosurgery and Radiation Therapy for the Treatment of Intracranial Chordomas [J]. J Neurol Surg B Skull Base, 77 (1): 38-46.

Conti A, Pontoriero A, Midili F, et al, 2015. CyberKnife multisession stereotactic radiosurgery and hypofractionated radiotherapy for perioptic meningiomas: intermediate-term results and radiobiological considerations [J]. SpringerPlus, 4 (37): 1-8.

Dassoulas K, Schlesinger D, Yen CP, et al, 2009. The role of Gamma Knife surgery in the treatment of skull base chordomas [J]. Journal of

Neuro-Oncology, 94（2）: 243-248.

El-Khoueiry AB, Sangro B, Yau T, et al, 2017. Nivolumab in patients with advanced hepatocellular carcinoma（CheckMate 040）: an open-label, non-comparative, phase 1/2 dose escalation and expansion trial［J］. Lancet, 389（10088）: 2492-2502.

El-Khoueiry AB, Sangro B, Yau T, et al, 2017. Nivolumab in patients with advanced hepatocellular carcinoma（CheckMate 040）: an open-label, non-comparative, phase 1/2 dose escalation and expansion trial［J］. Lancet, 389（10088）: 2492-2502.

Feenstra DJ, Seleci M, Denk N, et al, 2018. Indocyanine green molecular angiography of choroidal neovascularization［J］. Experimental Eye Research, 180: 122-128.

Franzese C, Fogliata A, Comito T, et al, 2017. Stereotactic/hypofractionated body radiation therapy as an effective treatment for lymph node metastases from colorectal cancer: an institutional retrospective analysis［J］. The British Journal of Radiology, 90（1079）: 20170422.

Galldiks N, Kocher M, Langen KJ, 2017. Pseudoprogression after glioma therapy: an update［J］. Expert Review of Neurotherapeutics, 17（11）:1109-1115.

Gkika E, Schultheiss M, Bettinger D, et al, 2017. Excellent local control and tolerance profile after stereotactic body radiotherapy of advanced hepatocellular carcinoma［J］. Radiation Oncology, 12（1）: 116.

Goodman BD, Mannina EM, Althouse SK, et al, 2016. Long-term safety and efficacy of stereotactic body radiation therapy for hepatic oligometastases［J］. Pract Radiat Oncol, 6（2）: 86-95.

Goody RB, Brade AM, Wang L, et al, 2017. Phase I trial of radiation therapy and sorafenib in unresectable liver metastases［J］. Radiother oncol, 123（2）: 234-239.

Hanna GG, Murray L, Patel R, et al, 2017. UK Consensus on Normal Tissue Dose Constraints for Stereotactic Radiotherapy［J］. Clinical Oncology, 30（1）: 5-14.

Haseltine JM, Rimner A, Gelblum DY, et al, 2015. Fatal complications after stereotactic body radiation therapy for central lung tumors abutting the proximal bronchial tree［J］. Practical Radiation Oncology, 6（2）: e27-33.

Heimbach JK, Kulik LM, Finn RS, et al, 2018. AASLD guidelines for the treatment of hepatocellular carcinoma [J]. Hepatology, 67 (1): 358-380.

Hellerbach A, Luyken K, Hoevels M, et al, 2017. Radiotoxicity in robotic radiosurgery: proposing a new quality index for optimizing the treatment planning of brain metastases [J]. Radiation Oncology, 12 (1): 136.

Herrera FG, Bourhis J, Coukos G, 2017. Radiotherapy combination opportunities leveraging immunity for the next oncology practice [J]. CA Cancer J Clin, 67 (1): 65-85.

Hiniker SM, Rangaswami A, Lungren MP, et al, 2016. Stereotactic body radiotherapy for pediatric hepatocellular carcinoma with central biliary obstruction [J]. Pediatric Blood & Cancer, 64 (6): e26330.

Hwang WL, Pike LRG, Royce TJ, et al, 2018. Safety of combining radiotherapy with immune-checkpoint inhibition [J]. Nature Reviews Clinical Oncology, 15 (8): 477-494.

Im JH, Yoon SM, Park HC, et al, 2016. Radiotherapeutic strategies for hepatocellular carcinoma with portal vein tumour thrombosis in a hepatitis B endemic area [J]. Liver International, 37 (1): 90-100.

Inoue HK, Sato H, Suzuki Y, et al, 2014. Optimal hypofractionated conformal radiotherapy for large brain metastases in patients with high risk factors: a single-institutional prospective study [J]. Radiat Oncol, 9: 231.

Ironside N, Chen CJ, Ding D, et al, 2018. Seizure Outcomes After Radiosurgery for Cerebral Arteriovenous Malformations: An Updated Systematic Review and Meta-Analysis [J]. World Neurosurgery, 120: 550-562.

Jiang B, Veeravagu A, Lee M, et al, 2012. Management of intracranial and extracranial chordomas with CyberKnife stereotactic radiosurgery [J]. Journal of Clinical Neuroscience, 19 (8): 1101-1106.

Jun BG, Kim SG, Kim YD, et al, 2018. Combined therapy of transarterial chemoembolization and stereotactic body radiation therapy versus transarterial chemoembolization for ≤5cm hepatocellular carcinoma: Propensity score matching analysis [J]. PLoS ONE, 13 (10): e0206381.

Kaidar-Person O, Price A, Schreiber E, et al, 2017. Stereotactic Body Radiotherapy for Large Primary Renal Cell Carcinoma. Clinical Genitourinary Cancer, 15 (5): e851-e854.

Kalash R, Pifer PM, Beriwal S, et al, 2017. Exceptional Eight-year Response to Stereotactic Radiosurgery Monotherapy for Multiple Brain

Metastases [J]. Cureus, 9 (12): e2001.

Kano H, Flickinger JC, Nakamura A, et al, 2018. How to improve obliteration rates during volume-staged stereotactic radiosurgery for large arteriovenous malformations [J]. Journal of Neurosurgery: 1-8.

Kano H, Iqbal FO, Sheehan J, et al, 2011. Stereotactic Radiosurgery for Chordoma: A Report From the North American Gamma Knife Consortium COMMENTS [J]. Neurosurgery, 68 (2): 379-389.

Kudo M, Finn RS, Qin S, et al, 2018. Lenvatinib versus sorafenib in first-line treatment of patients with unresectable hepatocellular carcinoma: a randomised phase 3 non-inferiority trial [J]. Lancet, 391 (10126): 1163-1173.

Li H, Li J, Cheng G, et al, 2016. IDH mutation and MGMT promoter methylation are associated with the pseudoprogression and improved prognosis of glioblastoma multiforme patients who have undergone concurrent and adjuvant temozolomide-based chemoradiotherapy [J]. Clinical Neurology and Neurosurgery, 151: 31-36.

Li N, Feng S, Xue J, et al, 2016. Hepatocellular carcinoma with main portal vein tumor thrombus: a comparative study comparing hepatectomy with or without neoadjuvant radiotherapy [J]. HPB (Oxford), 18 (6): 549-556.

Liu SH, Murovic J, Wallach J, et al, 2016. CyberKnife radiosurgery for brainstem metastases: Management and outcomes and a review of the literature [J]. Journal of Clinical Neuroscience, 25 (44): 105-110.

Llovet JM, Montal R, Sia D, et al, 2018. Molecular therapies and precision medicine for hepatocellular carcinoma [J]. Nature Reviews Clinical Oncology, 15 (10): 599-616.

Louis DN, Perry A, Reifenberger G, et al, 2016. The 2016 world health organization classification of tumors of the central nervous system: A summary [J]. Acta Neuropathol, 131 (6): 803-820.

Matsuo Y, Yoshida K, Nishimura H, et al, 2016. Efficacy of stereotactic body radiotherapy for hepatocellular carcinoma with portal vein tumor thrombosis/inferior vena cava tumor thrombosis: evaluation by comparison with conventional three-dimensional conformal radiotherapy [J]. Journal of Radiation Research, 57 (5): 512-523.

Mcpartlin A, Swaminath A, Wang R, et al, 2017. Long-Term Outcomes of Phase 1 and 2 Studies of SBRT for Hepatic Colorectal Metastases [J]. International journal of radiation oncology, biology, physics, 99 (2): 388-395.

Mohamed, M, Katz AM, Tejani MA, et al, 2015. Comparison of Outcomes Between SBRT, yttrium-90 radioembolization, transarterial chemoembolization, and radiofrequency ablation as bridge to transplant for hepatocellular carcinoma [J]. Advances in Radiation Oncology, 1 (1): 35-42.

Murovic J, Ding V, Han SS, et al, 2017. Impact of CyberKnife Radiosurgery on Median Overall Survival of Various Parameters in Patients with 1-12 Brain Metastases [J]. Cureus, 9 (12): 1926.

Nakamura M, Nishimura H, Mayahara H, et al, 2017. Investigation of the efficacy and safety of CyberKnife hypofractionated stereotactic radiotherapy for brainstem metastases using a new evaluation criterion: 'symptomatic control' [J]. Journal of Radiation Research, 58 (6): 834-839.

National Comprehensive Cancer Networks (NCCN), 2016. NCCN Clinical Practice Guidelines in Oncology [EB/OL][2016-05-06] .

Niranjan A, Lunsford LD, 2016. Radiosurgery for the management of refractory trigeminal neuralgia [J]. Neurol India, 64 (4): 624-629.

Niyazi M, Brada M, Chalmers AJ, et al, 2016. Estro-acrop guideline "target delineation of glioblastomas" [J]. Radiother Oncol, 118 (1): 35-42.

Oliai C, Bernetich M, Brady L, et al, 2016. Propensity score matched comparison of SBRT versus IMRT for the treatment of localized prostate cancer [J]. Journal of Radiation Oncology, 5 (2): 187-195.

Que J, Kuo HT, Lin L C, et al, 2016. Clinical outcomes and prognostic factors of cyberknife stereotactic body radiation therapy for unresectable hepatocellular carcinoma [J]. BMC Cancer, 16 (1): 451.

Rades D, Huttenlocher S, Šegedin B, et al, 2015. Single-Fraction Versus 5-Fraction Radiation Therapy for Metastatic Epidural Spinal Cord Compression in Patients With Limited Survival Prognoses: Results of a Matched-Pair Analysis [J]. Int J Radiat Oncol Biol Phys, 93: 368-372.

Regine WF, Winter KA, Abrams RA, et al, 2008. Fluorouracil vs Gemcitabine Chemotherapy Before and After Fluorouracil-Based Chemoradiation Following Resection of Pancreatic Adenocarcinoma: A Randomized Controlled Trial [J]. The Journal of the American Medical

Association, 299（9）: 1019-1026.

Rim CH, Kim CY, Yang DS, et al, 2017. Comparison of radiation therapy modalities for hepatocellular carcinoma with portal vein thrombosis: A meta-analysis and systematic review [J]. Radiotherapy and Oncology, 129（1）: 112-122.

Roesch J, Panje C, Sterzing F, et al, 2016. SBRT for centrally localized NSCLC-What is too central? [J]. Radiation Oncology, 11（1）: 157.

Rueß D, Pöhlmann L, Hellerbach A, et al, 2018. Acoustic neuroma treated with stereotactic radiosurgery: Follow-up of 335 patients [J]. World Neurosurgery, 116: e194-e202.

Ryu S, Yoon H, Stessin A, et al, 2015. Contemporary treatment with radiosurgery for spine metastasis and spinal cord compression in 2015 [J]. Radiation Oncology Journal, 33（1）: 1-11.

Sapisochin G, Barry A, Doherty M, et al, 2017. Stereotactic body radiotherapy versus TACE or RFA as a bridge to transplant in patients with hepatocellular carcinoma. An intention-to-treat analysis [J]. Journal of Hepatology, 67（1）: 92-99.

Seror O, N'Kontchou G, Nault J C, et al, 2016. Hepatocellular Carcinoma within Milan Criteria: No-Touch Multibipolar Radiofrequency Ablation for Treatment-Long-term Results [J]. Radiology, 280（3）: 981.

Seymour L, Bogaerts J, Perrone A, et al, 2017. iRECIST: guidelines for response criteria for use in trials testing immunotherapeutics [J]. The Lancet Oncology, 18（3）: e143-e152.

Shankar S, Kothari G, Muacevic A, et al, 2017. Radiotherapy for renal cell carcinoma: renaissance of an overlooked approach [J]. Nature Reviews, 14（9）: 549-563.

Shiozawa K, Watanabe M, Ikehara T, et al, 2015. Comparison of percutaneous radiofrequency ablation and CyberKnife® for initial solitary hepatocellular carcinoma: A pilot study[J]. World J Gastroenterol,21(48): 13490-13499.

Shui YJ, Yu W, Ren XQ, et al, 2018. Stereotactic body radiotherapy based treatment for hepatocellular carcinoma with extensive portal vein tumor thrombosis [J]. Radiat Oncol, 13（1）: 188.

Sidiqi B, Sheth N, Lee A, et al, 2018. Patterns of stereotactic radiotherapy utilization and fractionation for acoustic neuroma in the United States [J].

Journal of Radiosurgery & Sbrt, 5（3）: 201-207.

Song Y, Yuan Z, Li F, et al, 2015. Analysis of clinical efficacy of CyberKnife® treatment for locally advanced pancreatic cancer [J]. OncoTargets and Therapy, 8: 1427-1431.

Su T S, Liang P, Lu H Z, et al, 2015. Stereotactic body radiotherapy using Cyber Knife for locally advanced unresectable and metastatic pancreatic cancer [J]. 世界胃肠病学杂志（英文版）, 26: 8156-8162.

Su TS, Lu HZ, Cheng T, et al, 2016. Long-term survival analysis in combined transarterial embolization and stereotactic body radiation therapy versus stereotactic body radiation monotherapy for unresectable hepatocellular carcinoma＞5cm [J]. Bmc Cancer, 16（1）: 834.

Taich ZJ, Goetsch SJ, Monaco E, et al, 2016. Stereotactic Radiosurgery Treatment of Trigeminal Neuralgia: Clinical Outcomes and Prognostic Factors [J]. World Neurosurg, 90: 604-612.

Tekatli H, Haasbeek N, Dahele M, et al, 2016. Outcomes of Hypofractionated High-Dose Radiotherapy in Poor-Risk Patients with "Ultracentral" Non-Small Cell Lung Cancer [J]. J thorac oncol, 11（7） 1081-1089.

Van Limbergen EJ, De Ruysscher DK, Olivo Pimentel V, et al, 2017. Combining radiotherapy with immunotherapy: the past, the present and the future [J]. The British Journal of Radiology: 90（1076）: 20170157.

Wada Y, Takami Y, Matsushima H, et al, 2017. The Safety and Efficacy of Combination Therapy of Sorafenib and Radiotherapy for Advanced Hepatocellular Carcinoma: A Retrospective Study [J]. Internal Medicine, 57（10）: 1345-1353.

Wahl DR, Stenmark MH, Tao Y, et al, 2015. Outcomes After Stereotactic Body Radiotherapy or Radiofrequency Ablation for Hepatocellular Carcinoma [J]. J Clin Oncol, 34（5）: 452-459.

Walle T, Martinez Monge R, Cerwenka A, et al, 2018. Radiation effects on antitumor immune responses current perspectives and challenges [J]. Therapeutic Advances in Medical Oncology, 10: 1758834017742575.

Wang DD, Raygor KP, Cage TA, et al, 2017. Prospective comparison of long-term pain relief rates after first-time microvascular decompression and stereotactic radiosurgery for trigeminal neuralgia [J]. Journal of Neurosurgery, 128（1）: 68-77.

Wang K, Guo WX, Chen MS, et al, 2016. Multimodality Treatment for Hepatocellular Carcinoma With Portal Vein Tumor Thrombus: A Large-Scale, Multicenter, Propensity Mathching Score Analysis. Medicine (Baltimore), 95 (11): e3015.

Wang SJ, Haffty B, 2018. Radiotherapy as a New Player in Immuno-Oncology [J]. Cancers, 10 (12): 515.

Wang Y, Deng W, Li N, et al, 2018. Combining Immunotherapy and Radiotherapy for Cancer Treatment: Current Challenges and Future Directions [J]. Frontiers in Pharmacology, 9: 185.

Wild AT, Yamada Y, 2017. Treatment Options in Oligometastatic Disease: Stereotactic Body Radiation Therapy-Focus on Colorectal Cancer [J]. Visceral Medicine, 33 (1): 54-61.

Yao E, Chen J, Zhao X, et al, 2018. Efficacy of Stereotactic Body Radiotherapy for Recurrent or Residual Hepatocellular Carcinoma after Transcatheter Arterial Chemoembolization [J]. Biomed Res Int, 2018: 1-6.

Ye JZ, Wang YY, Bai T, et al, 2017. Surgical resection for hepatocellular carcinoma with portal vein tumor thrombus in the Asia-Pacific region beyond the Barcelona Clinic Liver Cancer treatment algorithms: a review and update [J]. Oncotarget, 8 (54): 93258-93278.

Yeung R, Hamm J, Liu M, et al, 2017. Institutional analysis of stereotactic body radiotherapy (SBRT) for oligometastatic lymph node metastases [J]. Radiation Oncology, 12 (1): 105.

Yue-Meng W, Li YH, Wu HM, et al, 2017. Portal Vein Thrombosis in Patients With Cirrhosis Undergoing Elective Transjugular Intrahepatic Portosystemic Shunt [J]. Clinical and Applied Thrombosis/Hemostasis, 24 (3): 462-470.

Zappasodi R, Merghoub T, Wolchok JD, 2018. Emerging Concepts for Immune Checkpoint Blockade-Based Combination Therapies [J]. Cancer Cell, 34 (4): 690.

Zhang T, Sun J, He W, et al, 2018. Stereotactic body radiation therapy as an effective and safe treatment for small hepatocellular carcinoma [J]. BMC Cancer, 18 (1): 451.

Zhu AX, Finn RS, Edeline J, et al, 2018, Pembrolizumab in patients with advanced hepatocellular carcinoma previously treated with sorafenib (KEYNOTE-224): a non-randomised, open-label phase 2 trial [J]. The

Lancet Oncology, 19（7）: 940-952.

Zhu, AX, Kang YK, Yen CJ, et al, 2019. Ramucirumab after sorafenib in patients with advanced hepatocellular carcinoma and increased alpha-fetoprotein concentrations（REACH-2）: a randomised, double-blind, placebo-controlled, phase 3 trial [J]. Lancet Oncol, 20（2）: 282-296.

Zuo TY, Liu FY, Wang MQ, et al, 2017. Transcatheter Arterial Chemoembolization Combined with Simultaneous Computed Tomography-guided Radiofrequency Ablation for Large Hepatocellular Carcinomas [J]. Chinese medical journal, 130（22）: 2666-2673.

AAPM TG 101 报告中器官限量

串联器官	阈值之上最大临界体积	单次 阈值剂量(Gy)	单次 最大点剂量(Gy)	3次 阈值剂量(Gy)	3次 最大点剂量(Gy)	5次 阈值剂量(Gy)	5次 最大点剂量(Gy)	损伤(≥3级)
视神经	<0.2cm³	8	10	15.3(5.1 Gy/Fx)	17.4(5.8 Gy/Fx)	23(4.6 Gy/Fx)	25(5 Gy/Fx)	神经炎
耳蜗			9		17.1(5.7 Gy/Fx)		25(5 Gy/Fx)	听力丧失
脑干(不包括髓质)	<0.5cm³	10	15	18(6 Gy/Fx)	23.1(7.7 Gy/Fx)	23(4.6 Gy/Fx)	31(6.2 Gy/Fx)	脑神经病变
脊髓和髓质	<0.35cm³	10	14	18(6 Gy/Fx)	21.9(7.3 Gy/Fx)	23(4.6 Gy/Fx)	30(6 Gy/Fx)	脊髓炎
	<1.2cm³	7		12.3(4.1 Gy/Fx)		14.5(2.9 Gy/Fx)		

续表

	阈值之上最大临界体积	单次		3次		5次		损伤（≥3级）
		阈值剂量（Gy）	最大点剂量（Gy）	阈值剂量（Gy）	最大点剂量（Gy）	阈值剂量（Gy）	最大点剂量（Gy）	
脊髓亚体积（每Ryu治疗面上下5~6mm）	<10%的亚体积	10	14	18（6 Gy/Fx）	21.9（7.3 Gy/Fx）	23（4.6 Gy/Fx）	30（6 Gy/Fx）	脊髓炎
马尾神经	<5cm³	14	16	21.9（7.3 Gy/Fx）	24（8 Gy/Fx）	30（6 Gy/Fx）	32（6.4 Gy/Fx）	神经炎
骶神经丛	<5cm³	14.4	16	22.5（7.5 Gy/Fx）	24（8 Gy/Fx）	30（6 Gy/Fx）	32（6.4 Gy/Fx）	神经病变
食管	<5cm³	11.9	15.4	17.7（5.9 Gy/Fx）	25.2（8.4 Gy/Fx）	19.5（3.9 Gy/Fx）	35（7 Gy/Fx）	狭窄/瘘
臂神经丛	<3cm³	14	17.5	20.4（6.8 Gy/Fx）	24（8 Gy/Fx）	27（5.4 Gy/Fx）	30.5（6.1 Gy/Fx）	神经病变
心/心包膜	<15cm³	16	22	24（8 Gy/Fx）	30（10 Gy/Fx）	32（6.4 Gy/Fx）	38（7.6 Gy/Fx）	心包炎
大血管	<10cm³	31	37	39（13 Gy/Fx）	45（15 Gy/Fx）	47（9.4 Gy/Fx）	53（10.6 Gy/Fx）	动脉瘤
气管/大支气管	<4cm³	10.5	20.2	15（5 Gy/Fx）	30（10 Gy/Fx）	16.5（3.3 Gy/Fx）	40（8 Gy/Fx）	狭窄/瘘

续表

阈值之上最大临界体积		单次		3次		5次		损伤（≥3级）
		阈值剂量（Gy）	最大点剂量（Gy）	阈值剂量（Gy）	最大点剂量（Gy）	阈值剂量（Gy）	最大点剂量（Gy）	
支气管-小气管	<0.5cm³	12.4	13.3	18.9（6.3 Gy/Fx）	23.1（7.7 Gy/Fx）	21（4.2 Gy/Fx）	33（6.6 Gy/Fx）	狭窄伴随肺不张
肋骨	<1cm³	22	30	28.8（9.6 Gy/Fx）	36.9（12.3 Gy/Fx）	35（7 Gy/Fx）	43（8.6 Gy/Fx）	疼痛/骨折
	<30cm³			30（10.0Gy/Fx）				
皮肤	<10cm³	23	26	30（10 Gy/Fx）	33（11 Gy/Fx）	36.5（7.3 Gy/Fx）	39.5（7.9 Gy/Fx）	溃疡
胃	<10cm³	11.2	12.4	16.5（5.5 Gy/Fx）	22.2（7.4 Gy/Fx）	18（3.6 Gy/Fx）	32（6.4 Gy/Fx）	溃疡/狭窄
十二指肠	<5cm³	11.2	12.4	16.5（5.5 Gy/Fx）	22.2（7.4 Gy/Fx）	18（3.6 Gy/Fx）	32（6.4 Gy/Fx）	溃疡
	<10cm³	9		11.4（3.8 Gy/Fx）		12.5（2.5 Gy/Fx）		
空肠/回肠	<5cm³	11.9	15.4	17.7（5.9 Gy/Fx）	25.2（8.4 Gy/Fx）	19.5（3.9 Gy/Fx）	35（7 Gy/Fx）	肠炎/肠梗阻
结肠	<20cm³	14.3	18.4	24（8 Gy/Fx）	28.2（9.4 Gy/Fx）	25（5 Gy/Fx）	38（7.6 Gy/Fx）	结肠炎/狭窄

续表

	阈值之上最大临界体积	单次		3次		5次		损伤（≥3级）
		阈值剂量（Gy）	最大点剂量（Gy）	阈值剂量（Gy）	最大点剂量（Gy）	阈值剂量（Gy）	最大点剂量（Gy）	
直肠	<20cm³	14.3	18.4	24（8 Gy/Fx）	28.2（9.4 Gy/Fx）	25（5 Gy/Fx）	38（7.6 Gy/Fx）	直肠炎/狭窄
膀胱壁	<15cm³	11.4	18.4	16.8（5.6 Gy/Fx）	28.2（9.4 Gy/Fx）	18.3（3.65 Gy/Fx）	38（7.6 Gy/Fx）	膀胱炎/狭窄
阴茎球	<3cm³	14	34	21.9（7.3 Gy/Fx）	42（14 Gy/Fx）	30（6 Gy/Fx）	50（10 Gy/Fx）	阳痿
股骨头（左侧和右侧）	<10cm³	14		21.9（7.3 Gy/Fx）		30（6 Gy/Fx）		坏疽
肾门/肾血管	<2/3体积	10.6	18.6（6.2 Gy/Fx）			23（4.6 Gy/Fx）		恶性高血压
并联器官								
肺（左和右）	1500cm³	7	无并联组织	11.6（2.9 Gy/Fx）	无并联组织	12.5（2.5 Gy/Fx）	无并联组织	基本肺功能

续表

阈值之上最大临界体积	单次			3次			5次			损伤（≥3级）
	阈值剂量（Gy）	最大点剂量（Gy）		阈值剂量（Gy）	最大点剂量（Gy）		阈值剂量（Gy）	最大点剂量（Gy）		
肺（左和右） 1000cm³	7.4	无并联组织		12.4（3.1 Gy/Fx）	无并联组织		13.5（2.7 Gy/Fx）	无并联组织		局部肺炎
肝脏 700cm³	9.1	无并联组织		19.2（4.8 Gy/Fx）	无并联组织		21（4.2 Gy/Fx）	无并联组织		基本肝功能
肾皮质（左和右） 200cm³	8.4	无并联组织		16（4 Gy/Fx）	无并联组织		17.5（3.5 Gy/Fx）	无并联组织		基本肾功能